健康公平

医疗保障制度改革中的老年福祉

刘晓婷 著

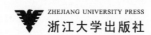
ZHEJIANG UNIVERSITY PRESS
浙江大学出版社

序

　　疾病风险是每一个社会成员面临的基本风险,某些疾病严重影响患者生活质量、导致家庭贫困甚至危及生命。现代社会中,世界各国在发展医疗服务事业并提高药品生产供应能力的同时,都通过建立适合本国国情的基本医疗保障制度,确保每一个社会成员具有购买基本医药服务的能力,并将其作为国民的一项基本权益。在我国,20世纪50年代初建立了面向工薪劳动者的基本医疗保障制度,60年代开始在农村建立合作医疗制度。改革开放以来,我国在医疗保障领域进行了一系列改革探索,建立了一套新的基本医疗保障制度,其中包括医疗救助制度和两项基本医疗保险制度,实现了制度转型和惠及范围之扩展。这一成就,普通百姓有切身感受,国际社会也给予高度赞扬。同时应当看到,由于历史和现实的诸多原因,医疗保障领域还存在许多问题,不平衡、不充分的现象依然存在。刘晓婷博士的专著《健康公平:医疗保障制度改革中的老年福祉》正是关注健康领域的公平性问题,而且聚焦于老年人这个弱势群体,就老年群体的基本医疗保障公平性问题进行系统的研究和深入的思考。

　　2000年前后,我国从整体上进入老年型社会。最近20年来,老年人口持续增加,老年人口在全社会总人口中的比重不断提高。根据人口预测,在未来相当长的一个时期内,我们将处于人口老龄化的"高原"之上。面对规模庞大的老年群体,如何为他们提供有效的健康服务,使每一个老年人能够公平地得到健康服务,是积极应对人口老龄化国家战略中的重要内容,是"健康中国2030"规划纲要提出的重点任务,更是健康老龄化的重大课题之一。众所周知,由于生理机能逐步老化,老年人罹患疾病的可能性高于年轻人,因而他们需要接受更多的医药服务,并且需要耗费更多的医药资源。所以,老年人群的基本医疗保障及其公平性应当受到特别的重视。为此需要讨论三个问题:一是如何让各类老年人能够公平可及地获得其所需要的医疗服务,二是如何让各类老年人都具有购买基本医疗服务的能力,三是如何让罹患同样疾病的老年人能够得到同样的治疗。

事实上,健康领域的公平性一直是学术界讨论的热门话题。然而,由于问题本身的复杂性,学界对此尚未形成比较统一的理解,关于健康公平的含义、健康公平的要件、健康公平的实现途径、实现健康公平需要创造的条件等等,都还没有形成共识。早期,学界关于健康公平性的研究,重点关注基本医疗保障的覆盖面和医疗服务的可及性,后来则发展到医疗服务的经济可承受性。过去的这类研究我们不妨将其概括为基于机会公平的健康公平观。而刘晓婷博士则提出新的观点,认为健康公平不仅仅是机会公平,还应该包括结果公平,即应当把提高全体人民的健康水平、缩小人群之间的健康差距作为健康公平的重要内容。于是,健康公平理论应当是包括机会公平和结果公平的多维理论,这样的公平才是实质性的公平。这一观点更符合社会保障的基本原理,更切合基本医疗保障制度建立的初衷,能够更有效地体现人民群众共享社会发展成果的精神。这是本书对健康公平理论的发展,也是一项重要的学术贡献。

基于这样的理解,作者认为基本医疗保障制度设计应当贯彻"弱者优先"的原则。但现行基本医疗保险制度将工薪劳动者与其他社会成员分为两类,前者享受良好的保障待遇,后者的基本保障待遇较低,这有违基本医疗保障制度公平性的原则,需要尽快改变。为此,应当逐步提高弱势群体基本医疗保险的保障水平,缩小群体之间的基本医疗保险待遇差距。针对现实中存在的影响老年人健康公平的多种因素,作者综合运用量化与质化相结合的研究方法,分析多元主体的经验和理解,从机会公平和结果公平多个维度,揭示医疗保障领域各项改革措施对老年人健康公平的影响机理和结果,并提出了促进老年人健康公平的基本思路和一系列政策建议。不仅如此,作者清晰地意识到,医疗保障制度改革属于需方改革举措,需要有效的供方改革措施配套才能奏效,其中包括医共体建设等。此外,基于失能老人持续增多的事实和趋势,作者认为,老年人健康公平目标的实现,还要求多元主体共同推动,包括医疗服务和长期照护服务等。据此,作者提出了整合照护模式以及相关的体制机制和政策服务体系。

作者把研究问题的场域放在浙江省，这是基于长期以来浙江大学社会保障研究团队的深厚积淀，基于我们对浙江省医疗保障事业发展的持续观察和对相关改革实践的深度参与。浙江是我国经济社会发展较快的省份，也是医疗保障乃至整个健康领域改革发展具有代表性的地区，这里的多项改革探索在全国发挥了引领作用。2003年，浙江省是全国实行新型农村合作医疗制度的四个试点省份之一；2008年，浙江省在全国率先提出基本公共服务均等化行动计划；2009年，浙江部分地区在全国率先探索城乡居民基本医疗保险制度整合；2012年，浙江在全国率先提出"健康浙江"的行动计划；最近，《浙江省医疗保障条例》颁布实施，这是医疗保障领域全国第一部地方综合性法规。本书以浙江为案例的深入剖析，对于解决其他省域乃至全国的老年人健康公平问题，具有积极的借鉴意义。同时应当看到，实现健康公平是一个美好的理想，但还存在诸多制约因素，因而这又是一个长期艰巨而复杂的过程，需要持续不断地努力。对于承担"高质量发展建设共同富裕示范区"职责的浙江省，理应在实现健康公平方面迈出更坚定的步伐，积累更多的经验。

本书的部分内容是刘晓婷博士对其博士学位论文的修改和完善，另一部分是她入职浙江大学以来对健康公平问题持续研究的成果。这本书稿的完成先后经历了十年时间，由此可以看到社会保障领域一位优秀青年学者的成长。作为刘晓婷曾经的导师，我很欣慰地看到，她能够在理论与实践的结合上对老年人健康公平进行系统而深入的研究，她不仅对弱势群体怀有满腔热忱，而且能够理性地分析社会现实中的种种制约因素，并提出切合实际的思路和建议，此谓"热心人冷眼看世界"，这是一位社会保障学者应当具有的品格、素质和能力。

何文炯

2021年6月16日

目　　录

图 目 录

表 目 录

第一章　医疗改革公平性的失守与重塑

推进健康中国建设，已成为实现人民健康与经济社会协调发展的国家战略，也是国家"十四五"规划和 2035 年远景目标纲要的要求，公平公正是"健康中国 2030"规划纲要的主要原则之一。回顾改革开放四十多年来的医疗改革征程，中国医改经历了公平性的失守与重塑。特别是 2009 年新一轮深化医药卫生体制改革以来，国家在宏观战略层面对健康公平的关注不断增强，并在实践层面通过医疗保障制度改革不断提高健康公平。然而，面对人口老龄化和疾病谱改变等新挑战，老年人成为国家推动"共建共享、全民健康"的重点关涉人群之一，改善老年人的健康公平，亦是积极应对人口老龄化国家战略的内在要求，事关国家发展全局，事关百姓福祉，对我国经济社会持续健康发展具有深远意义。

本书采用多元的健康公平理论框架，聚焦医疗保障制度改革中的老年福祉，通过结构与能动者的互动、底层与权威的对话，探索从形式公平到实质公平的中国方案，构建老龄社会"弱者优先"的医疗保障制度体系，逐步缩小人群间健康服务和健康水平的差距，实现全民健康覆盖，促进社会公平的制度目标。

作为本书首章，本章将介绍本书的缘起与背景、研究目标与基本观点，以及本书的组织结构。本章从中国改革开放以来的医疗改革出发，讨论过去 30 多年医疗改革在破坏与重塑"公平性"过程中的成就与挑战，并回答确定研究对象和研究案例的理由，以及如何聚焦并提出健康公平研究的问题。

第一节 健康公平:重建医疗改革的共识

在 2000 年世界卫生组织对其成员国进行的卫生系统筹资与分配的公正性排名中,中国被排在了倒数第 4 位①。2005 年"中国医改基本不成功"②的论断再次引起了舆论哗然。造成以上公平性失守的重要原因之一是 20 世纪 80 年代中期以来,伴随着经济体制转轨而产生的医疗改革的过度市场化导向,其结果损害了公民的健康公平。2003 年"第三次国家卫生服务调查"数据显示,48.9%的被访者有病未医,应住院而未入院治疗的比率高达 29.6%,城市低收入人口无医疗保障的比率高达 76%。在医疗保障改革方面,更是忽略了政府的主导作用,国家降低了对医疗保险的资助力度③。而在医疗服务体制改革举步维艰之时,2009 年开启的新一轮医改则呈现出医疗保障制度改革先行的特征。

从 20 世纪 90 年代起,医疗保险进入了全面建设和去商品化阶段,在医疗保障领域开始通过社会政策变革来改变医疗卫生的不公平状况④。1998 年职工基本医疗保险制度的建立,标志着中国选择并开始走上了社会医疗保险的道路。20 多年来,以医疗保险改革为中心的社会医疗保障制度改革,在诸多社会政策中得到优先发展,率先回归"健康公平"的目标。党的十八大报告也把包括医疗保障制度在内的社会保障体系建设方针从持续 20 年的"广覆盖"改为"全覆盖"——不只是制度全覆盖,而且是人员

---

① WHO. The World Health Report:Health System:Improving Performance[R]. Geneva:World Health Organization,2000.

② 2005 年初,国务院发展研究中心社会发展部与世界卫生组织联合完成一项题为《对中国医疗卫生体制改革的评价与建议》的研究报告,得出了"中国医改基本不成功"的结论,并明确地将问题的根源归结为改革开放以来医疗卫生领域"商业化、市场化的走向违背了医疗卫生事业发展的规律"。数月后,《中国青年报》转载这一报告,随即在全社会范围内引起了医疗改革的大讨论,甚至在政府内部也引起不小震动。2006 年初两会期间,这份报告受到了全国人大代表和政协委员的广泛支持,并成为这一年两会最热门的讨论话题之一,大大加速了医疗改革问题从一项社会议程向政策议程的转变。

③ 胡宏伟,邓大松.新历史学派对我国医疗改革设想的启示[J].天水行政学院学报,2008(1):35-38.

④ 王绍光.大转型:1980 年代以来中国的双向运动[J].中国社会科学,2008(1):129-148,207.

全覆盖,虽只有一字之差,却彰显着党和政府对理念转变的诉求①。党的十九大报告进一步强调要坚持在发展中保障和改善民生,增进民生福祉是发展的根本目的,在发展中补齐民生短板,促进社会公平正义,保证全体人民在共建共享发展中有更多的获得感,不断促进人的全面发展,实现全体人民共同富裕。

国家宏观战略层面对"公平性"的不断强调并逐步推进,是政府加强责任的体现。2005 年"十一五"规划提出,未来中国要"更加注重社会公平,使全体人民共享改革发展的成果",而不再是"效率优先、兼顾公平"的提法。2009 年"新医改"方案提出"到 2011 年基本医疗保障制度全面覆盖城乡居民"的目标,各级政府 3 年内投入 8500 亿元资金(相当一部分用于扩大医疗保险覆盖面和提高补偿标准,尤其是对新型农村合作医疗和城镇居民基本医疗保险的投入占中央财政医疗支出的 50%)。② 2010 年"十二五"规划要求健全城乡居民的基本医疗保障体系,"更加注重保障民生,促进社会公平正义"。2012 年党的十八大报告再次强调"坚持维护社会公平正义"③,逐步建立以权利公平、机会公平、规则公平为主要内容的社会保障体系。④ "加快健全全民医保体系"是社会医疗保障制度改革对健康公平理念的重塑。再到"十四五"规划,把坚持"以人民为中心"作为主要的基本原则,强调促进社会公平,增进民生福祉,不断实现人民对美好生活的向往。与此同时,社会公平被作为实现共同富裕的发展目标,要自觉主动缩小地区、城乡和收入差距,医疗保障制度不仅要覆盖全民,还要统筹城乡、公平统一,要上升到建设健康中国的国家战略层面。

然而,在人们为改革对公平性的重新呼吁感到欣喜之余,不能忽视新医改以来依然存在的深层次不公平,如各项目参保者之间存在较大的待遇差距,以及因待遇差距而导致的医疗服务利用不平等。因此,目前健康公

---

① 何文炯.从"广覆盖"到"全覆盖"——中国社会医疗保险三大关键[J].中国医疗保险,2013(2):11-13.

② 中国政府网综合.关于深化医药卫生体制改革意见|维护人民健康权益[EB/OL].(2009-04-06)[2021-4-20]. http://www.gov.cn/jrzg/2009-04/06/content_1278735.htm.

③ 新华社.国民经济和社会发展第十二个五年规划纲要(全文)[EB/OL].(2011-03-16)[2021-4-20]. http://www.gov.cn/2011lh/content_1825838.htm.

④ 人民网—人民日报.胡锦涛在中国共产党第十八次全国代表大会上的报告[EB/OL].(2012-11-08)[2021-4-20]. http://cpc.people.com.cn/n/2012/1118/c64094-19612151.html.

平在中国依然难以实现，大病风险依然是城乡居民的后顾之忧。英国学者彼得·唐信(Peter Townsend)所描述的"医疗贫困陷阱"在中国医疗改革之后依然存在，一些弱势群体因为无力承担医疗费用而陷入困难的境遇①。新医改实施以来，当初的公平性目标是否实现？弱势群体的健康公平到底得到了哪些改善？这些问题尚缺乏理论与实证研究的检视。医疗保障制度和医疗服务体系的不公平会进一步影响弱势老年人群健康结果的公平性。中国医疗保障制度改革，经历了从健康公平失守到重塑的过程，在此过程中又亟须实现健康公平从国家战略到政策落实的转变。

本书旨在对健康公平进行理论界定，从"弱者优先"的社会正义价值出发，建立"基于结果的健康公平"理论框架，关注具有较高医疗保障需求的老年群体，引入量化和质化相结合的分析方法探讨医疗保障制度改革对老年人健康公平的影响。更为重要的是，本书秉持"底层视角"，针对弱势老年人的医疗保障需求和权益，分析在具体的医疗服务递送过程中，医疗保障制度改革对弱势老年人群机会公平、过程公平与结果公平的影响。本书在重塑健康公平理论框架的基础上，提出未来老龄社会应推动整合照护，提高老年福祉，进而实现"积极应对人口老龄化"和"健康中国"的国家战略目标。

一、医疗改革中的公平性失守

1978年，《阿拉木图宣言》提出了"2000年实现人人享有初级卫生保健"的目标。当年，世界卫生组织赞誉中国只用了世界上1％的卫生资源，却解决了占世界22％人口的医疗保健问题，是发展中国家的典范②。2000年，世界卫生组织在健康报告中，对1997年191个成员国的卫生系统成就和效能进行评估，按照健康水平将中国排在了第61位，而按照整体效能则将中国排在了第144位；在卫生系统筹资与分配的公正性排名中，中国被

---

① Whitehead M. Addressing health inequalities：Building on Peter Townsend's legacy［C］//Walker A, Sinfield A, Walker C. Fighting Poverty, Inequality and Injustice：A Manifesto Inspired by Peter Townsend, 2011：175-192.

② 杜乐勋.医疗卫生绿皮书：中国医疗卫生发展报告［M］.北京：社会科学文献出版社,2006：8-11.

排在了第 188 位(倒数第 4 位)[①]。

　　造成以上公平性失守的主要原因之一是改革开放以来,伴随着经济体制转轨而产生的医疗改革的过度市场化导向,其结果损害了公民的健康公平。20 世纪 80 年代,随着向市场经济体制转轨,医疗改革基本复制了国企改革的模式,医疗卫生服务更为偏重市场化[②]。政府对公共卫生的投入力度不断减弱,卫生的财政支出占 GDP 的比重从 1983 年的 1.3% 降到了 1997 年 0.7% 的最低值[③];而政府财政卫生支出占卫生总费用的比重由 1979 年的 32% 下降至 2003 年的 17%,个人现金卫生支出比重则由 20% 上升为 56%,个人医疗卫生支出比重偏高的状况直到近些年才有所缓解(见图 1.1)。医疗领域过度市场化的结果严重损害了人民的健康公平,"看病难,看病贵"、"因病致贫,因病返贫"的问题长期困扰着中国百姓。于是出现了上文世界卫生组织将中国的健康公平排在如此之后的情况,中国的卫生成就在世界的声誉与 20 世纪 70 年代之前相比大幅下降。

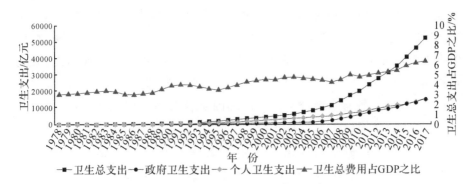

图 1.1　1978—2017 年我国医疗卫生支出的变化情况

图表来源:作者根据中国卫生统计年鉴中的卫生总费用数据绘制。

　　医疗卫生成为受市场化影响的重要社会服务与社会政策领域之一。在受市场化影响以前,从 1949 年到 1984 年,在城镇是以单位保障为主的

---

　　①　WHO. The World Health Report: Health System: Improving Performance[R]. Geneva: World Health Organization, 2000.

　　②　1984 年《关于卫生工作改革若干政策问题的报告》,标志着医改的启动。

　　③　王延中. 构建人人共享的发展型社会保障制度[R]//陈佳贵,王延中. 社会保障绿皮书:中国社会保障发展报告. 北京:社会科学文献出版社,2010:53-104.

包含家属在内的公费医疗和劳保医疗,在农村则是以赤脚医生为服务提供者的农村合作医疗。1965 年,毛泽东主席号召"把医疗卫生工作的重点放到农村去",一大批赤脚医生为农村提供初级卫生服务。1976 年,全国90%的农业生产大队兴办合作医疗。尽管当时医疗保障的水平较低、保障范围较窄,但是在医疗资源分配的公平性方面得到了国际上的赞誉和认可。阿玛蒂亚·森也曾经赞扬毛泽东时代中国的医疗资源分配比印度公平得多①。

　　从 1985 年到 20 世纪末,伴随着市场化、企业所有制改革与农村集体经济解体,公费医疗、劳保医疗、农村合作医疗都显示出了和经济体制改革的不适应性②。国家降低了对社会保障尤其是医疗保险的资助力度,在医疗机构改革方面"给政策不给钱"③,医疗改革的总方向是市场化;改革模糊了医疗卫生的公益性质,忽略了政府的主导作用。医疗领域的市场化浪潮贯穿了 20 世纪最后一个 10 年,其对居民医疗服务利用不公平的影响则一直持续到 21 世纪初。2003 年"第三次国家卫生服务调查"结果显示,48.9%的被访者有病未医,应住院而未入院治疗的比率高达 29.6%,城市低收入人口无医疗保障的比率达 76%,与 1998 年第二次调查相比,无论是两周患病率还是住院率均下降,城乡居民在医疗服务利用方面的差距明显④。造成以上健康领域公平性低的原因是复杂的,但是其中不能忽略的责任,是在泛市场化理念影响下,政府对医疗卫生事业的主导不够、支持不足。因此,医改纠偏亟须强化政府责任,坚持医疗卫生事业的公益性质。正如时任卫生部政策法规司司长刘新明所说,"市场化非医改方向"⑤。

　　根据卡尔·波兰尼《大转型》中的"双向运动"(double movement)理论,市场逐渐摆脱社会的控制并不断扩张,必然会引起社会保护性的反向

　　① 王绍光,何焕荣,乐园.政策导向、汲取能力与卫生公平[J].中国社会科学,2005(6):101-120,207-208.
　　② 宋晓梧.建国 60 年我国医疗保障体系的回顾与展望[J].中国卫生政策研究,2009,2(10):6-14.
　　③ 人民网.聚焦医药卫生体制改革[EB/OL].(2021-4-20)[2021-4-20]. http://politics.people.com.cn/GB/8198/57482/index.html.
　　④ 卫生部统计信息中心.第三次国家卫生服务调查分析报告[J].中国医院,2005(1):7-15.
　　⑤ 马长山.公共政策合法性供给机制与走向——以医改进程为中心的考察[J].法学研究,2012,34(2):20-36.

运动。在这个反向运动中,劳动力、土地和资金摆脱市场的控制,在社会中得到重新整合,从而使个人在社会中的权利和自由得到增强。从 20 世纪 90 年代开始,社会医疗保险改革就是顺应了这种反向运动,医疗保险进入了全面建设和去商品化阶段,在医疗保障领域开始通过社会政策的变革来改变医疗卫生的不公平状况①。1998 年职工基本医疗保险制度的建立,标志着中国选择并开始走上了社会医疗保险的道路。20 多年来,以医疗保险改革为中心的社会医疗保障制度改革,不仅成为中国医疗卫生体制改革的重要组成部分,还在推动医疗体制改革的过程中充当了改革先锋,在诸多社会政策中得到了优先发展,率先回归健康公平的改革目标。特别是在医疗服务体制改革举步维艰之时,2009 年开启的新一轮医改呈现出医疗保障制度先行的特征。

二、健康公平——重建改革共识

2003 年那场突如其来的"非典"疫情将中国医疗卫生体制的弊端暴露无遗,这促使政府反思其本应承担的责任,也进一步推动了全社会对医疗改革中"公平性"的反思,重建社会公平逐步成为改革共识。国家宏观战略层面对"公平性"的不断强调且逐步推进,是政府加强责任的体现。2005 年中共十六届五中全会通过的"十一五"规划建议提出,未来中国要"更加注重社会公平,使全体人民共享改革发展的成果",而不再是"效率优先、兼顾公平"的提法。2009 年"新医改"方案提出"到 2011 年基本医疗保障制度全面覆盖城乡居民"的目标,各级政府 3 年内投入 8500 亿元资金,其中相当一部分用于扩大医疗保险覆盖面和提高补偿标准,尤其是对新农合和城居医保的投入占中央财政医疗卫生支出的 50%。于是,到 2020 年基本实现"人人享有比较公平的健康保障"成为重要的政策目标②。2010 年"十二五"规划要求健全城乡居民的基本医疗保障体系,"更加注重保障民生,促进社会公平与正义"。2012 年,党的十八大报告再次强调"坚持维护社会公平正义",逐步建立以权利公平、机会公平、规则公平为主要内容的社

---

① 王绍光.大转型:1980 年代以来中国的双向运动[J].中国社会科学,2008(1):129-148,207.

② 王延中.构建人人共享的发展型社会保障制度[R]//陈佳贵,王延中.社会保障绿皮书:中国社会保障发展报告.北京:社会科学文献出版社,2010:53-104.

会保障体系。由此可见，促进和维护公平正义是全面深化改革的重要价值取向。"加快健全全民医保体系"是社会医疗保障制度改革对健康公平理念的重塑。

近10多年以来的医疗保险改革，就是在国家宏观战略和政府对公平性的不断强调的背景下逐步推进的。新医改方案明确提出要逐步提高筹资水平和统筹层次，缩小保障水平差距，最终实现制度框架的基本统一。中央和地方财政对医疗改革的投入逐年增加（从2003年到2010年，政府财政投入占公共卫生的比重增加了17%，2009年开始各级财政计划投入医改资金8500亿元，2009—2011年财政实际新增投入12409亿元，增加了3909亿元）[①]。从2013到2017年，全国财政医疗卫生累计支出59502亿元，年均增幅11.7%。其中，2017年全国财政医疗卫生支出14451亿元，占全国财政支出的7.1%，比2013年提高了0.5%。在结构方面，52.2%的财政医疗卫生支出用于供方改革，剩下的财政支出用于加大对医疗保障的支持力度，基本医疗保险覆盖人群超过13亿人，参保率达到95%以上。2013至2017年，各级财政对城乡居民医疗保险补助年均增长10.6%[②]。2012年8月底，《关于开展城乡居民大病保险工作的指导意见》出台，旨在进一步降低"家庭灾难性医疗支出"。在财政医疗卫生投入持续增加和相关政策保障的背景下，家庭灾难性医疗支出的发生率从2010年的14.35%下降到2016年的10.65%，尤其是针对收入最低的人群（家庭人均收入最低的25%人群），家庭灾难性医疗支出的发生率从22.91%下降到16.75%，降幅达6.16个百分点[③]。

医疗保障是劳动力能否成功再生产的制度保障。从以上政策变化及公共财政的支持中，我们看到医疗保障和医疗服务逐渐去商品化、回归基本公共服务的发展理念与趋势，亦看到了政府责任意识的增强。从图1.1可见，自2003年起，政府卫生支出在医疗总费用中的比重逐年提高，而个人卫生支出占比持续下降。然而，在为改革对公平性的重新呼吁感到欣喜

　　①　新华社.《深化医药卫生体制改革三年总结报告》出台[EB/OL]. (2012-06-25)[2021-4-20]. http://www.gov.cn/jrzg/2012-06/25/content_2169562.htm.

　　②　赵祯祺.人大询问：财政医疗卫生资金分配和使用情况如何？[J].中国人大，2019(1)：21-23.

　　③　Yip W, Fu H, Chen A T, et al. 10 years of health-care reform in China：Progress and gaps in universal health coverage[J]. The Lancet, 2019, 394(10204)：1192-1204.

之余,不能忽视新医改以来依然存在的深层次不公平,如各项目参保者之间扩大的待遇差距,因待遇差距而导致的医疗服务利用不平等,以及各方改革主体不同的利益要求与争夺,老百姓依然较高的疾病经济负担,日益激化的医患矛盾等。也就是说,公平性作为改革的共识,不应是宏观战略,它需要被切实贯彻到改革的具体政策实践中。

医改作为一项庞大的系统工程,其推动者涉及卫生健康部门、医疗保障部门、人力资源和社会保障部门、财政部门、发展改革部门、民政部门等诸多部门。部门之间的分歧体现了不同部委对决策层的信念及价值取向的差异,在很大程度上反映了决策者对健康公平目标的理解,以及为实现这一价值而付出的效率损失的担忧程度[1]。政府部门本身利益主体化,主导改革的部门本身并不是中立的,那么他们在利益博弈中很可能忽略百姓的福利,造成不合理的利益剥夺与补偿机制。于是,在过度市场化的负面影响尚未完全消除之时,医疗保障的改革只能在市场与权力的双重压力下艰难前行。因此,健康公平在中国依然任重而道远,大病风险依然是体制外城乡居民的后顾之忧。

回顾中国医疗保障制度改革,我们经历了从健康公平失守到重塑的过程,在此过程中又亟须实现"健康公平"从宏观战略到政策落实的转变。在国家宏观政策层面对公平性的强调与社会保障制度改革对公平性的恢复之际,依然不能够忽略医疗领域的不公平问题,这种深层的体制性矛盾对社会结构产生了影响。于是,重塑医疗福利改革的理论取向,将公平性目标切实贯彻到具体的政策变革中,成为深化医疗福利改革的核心议题。

第二节　聚焦老年人:医保改革中的弱势群体

截至 2019 年底,我国 65 岁及以上的老年人口数达到 17603 万人,占总人口的 12.5%,老年抚养比为 17.8%[2]。我国是世界上人口老龄化速度

---

① 赵德余.政策制定中的价值冲突:来自中国医疗卫生改革的经验[J].管理世界,2008(10):41-52.

② 中华人民共和国国家统计局. 2019 年度人口数据[EB/OL]. (2021-4-20)[2021-4-20]. https://data.stats.gov.cn/easyquery.htm? cn=C01.

最快的国家之一,预计到 2050 年,我国老年人口将达到 4.83 亿人,老龄化水平将升至 34.1%[①]。人口老龄化大大提高了社会对医疗保障的需求,在"未富先老"的情况下老年人的疾病经济负担也快速增加。人口快速老龄化及其带来的疾病谱的改变,导致我国疾病经济负担和医疗服务利用需求的增加,给包括医疗保障制度在内的医疗体系带来直接的冲击和压力。

一、老年人医疗服务需求和医疗经济负担增加

老年人之所以成为医疗保障体系中的弱势群体,是由于其机体功能退化造成较高的患病率,以及退出劳动力市场造成的收入减少。因此,社会医疗保障制度更要考虑对他们的特殊保护。老年人对医疗服务的需求高于其他群体,在对工业化国家和发展中国家的一份大规模抽样调查中发现,老年人口比重可以解释医疗卫生费用和公共年金支出变化的 92%[②]。根据 2013 年第五次国家卫生服务调查的数据,老年人两周患病率为 56.9%,其中城市 66.9%,农村 45.8%;慢性病患病率为 71.8%,其中城市 81.1%,农村 61.6%;16.2% 的老年人患有两种及以上慢性病[③]。慢性病是造成老年人失能失智的主要疾病风险,也是老年人不容忽视的重要疾病特征。根据中国老龄科学研究中心的数据,到 2015 年底,全国部分失能和完全失能的城乡老年人约 4000 万人,占老年人口的 19.5%,其中完全失能人口 1240 万人,占老年人口的 6.05%[④]。根据世界阿尔兹海默症报告的测算,中国是失智人口最多的国家,已达 950 万人[⑤]。

老年人医疗服务需求的增加必然带来医疗服务利用的增加。在第五

---

① 总报告起草组,李志宏.国家应对人口老龄化战略研究总报告[J].老龄科学研究,2015,3(3):4-38.

② 乌日图.医疗保障制度国际比较[M].北京:化学工业出版社,2004:221.

③ 国家卫生计生委统计信息中心.第五次国家卫生服务调查分析报告[M].北京:中国协和医科大学出版社,2013:137-168.

④ 中华人民共和国卫生健康委员会统计信息中心.2013 第五次国家卫生服务调查分析报告[EB/OL].(2015-09-21)[2021-04-20].http://www.nhc.gov.cn/mohwsbwstjxxzx/s8211/201610/9f109ff40e9346fca76dd82cecf419ce.shtml.

⑤ Alzheimer's Disease International. World Alzheimer Report 2015: The Global Impact of Dementia[EB/OL]. (2015-09-21)[2021-04-20]. https://www.alzint.org/resource/world-alzheimer-report-2015.

次卫生服务调查中,两周患病的老年人有 87.3% 到医疗机构就诊,而全人口样本的就诊率为 84.5%。老年人住院率为 17.9%,平均住院天数为12.8天;而全人口样本的住院率为 9.0%,平均住院天数为 11.6 天①。无论是对于社会还是个人而言,医疗服务利用的增加会进一步造成老年人疾病经济负担的增加。2011 年,我国 60 岁及以上老年人口总的疾病经济负担为 8935 亿元,预计到 2050 年为 247638 亿元,将增加 27 倍②。2018 年,我国基本医疗保险基金支出中有 49.15% 资金流向了 60 岁及以上老年人口的医疗服务,其中职工医保基金的 47.74% 用于支付退休职工的医疗费用,城乡居民基本医疗保险基金的 50.8% 用于支付老年参保者的医疗费用③。

另一方面,一些社会结构因素造成了不同老年人群体医疗服务利用和健康结果的不公平,如社会经济地位影响着老年人的求医行为与健康水平④。在中国,除了社会经济地位,城乡户籍差别也是影响老年人医疗服务利用和健康公平性的重要结构化因素⑤。既然保障老年人的健康需求十分重要,那么社会医疗保险制度的作用应该是有利于克服以上结构化因素对老年人医疗服务利用行为和健康结果的影响。从以往的文献中我们可以发现,参加医疗保险有利于提高老年人的医疗服务利用程度,尤其是弱势老年人⑥;但是关于医疗保险能否直接提高老年人的健康水平则存在

---

① 国家卫生计生委统计信息中心.第五次国家卫生服务调查分析报告[M].北京:中国协和医科大学出版社,2013:51-79.

② 总报告起草组,李志宏.国家应对人口老龄化战略研究总报告[J].老龄科学研究,2015,3(3):4-38.

③ 张毓辉,万泉,柴培培,等.我国基本医疗保险基金筹集与配置使用情况分析[J].中国医疗保险,2021(3):18-23.

④ Marmot M. Social causes of social inequalities in health[C]//Anand S, Peter F, Sen A. Public Health, Ethics, and Equity. New York: Oxford University Press, 2006: 37-61.

⑤ i.饶克勤.中国城市居民医疗服务利用影响因素的研究——四步模型法的基本理论及其应用[J].中国卫生统计,2000(2):7-10. ii.王俊,昌忠泽,刘宏.中国居民卫生医疗需求行为研究[J].经济研究,2008(7):105-117.

⑥ i. Decker S L, Rentier D K. How much might universal health insurance reduce socioeconomic disparities in health? [J]. Applied Health Economics and Health Policy, 2004, 3(4): 205-216. ii. Gao J, Raven J H, Tang S. Hospitalisation among the elderly in urban China[J]. Health Policy, 2007, 84(2-3): 210-219.

争议①，这需要进一步从理论和实证两个方面来澄清。

二、人口老龄化对医疗保障制度可持续性和公平性的双重挑战

医疗费用与年龄相关，一般情况下 60 岁及以上老年人群的医疗费用是一般成人组的 3～5 倍②。根据全国社会保险事业管理中心的统计资料，退休人员基本医疗保险基金人均支出是在职参保职工的 4 倍以上。现行的职工基本医疗保险政策规定，退休后的参保者及其原单位不再缴纳医疗保险费，老年参保者仍然可以享受待遇。在职工基本医疗保险内出现缴费人群相对缩小、享受人群相对扩大的趋势，这种趋势被称为"系统老龄化"③。在城乡居民基本医疗保险中，由于参保人员结构的变化，也会带来系统老龄化问题。以现收现付为主要筹资模式的基本医疗保险制度，受到系统老龄化的影响，必然会造成基金支付能力下降，增加制度的可持续性风险。由图 1.2 可见，医保基金支出占收入的比重在近年内呈现上升的趋势，医保基金支付压力增大。以浙江省为例，2020 年职工医保统筹基金当期收不抵支的统筹区达 17 个，城乡居民医保基金当期收不抵支地区达 8 个④。

从公平性的维度来看，中国现行的医疗保障制度还存在深层次矛盾，基本医疗保险制度本身就是建立在城乡户籍差异和职业身份差异的基础之上的。它按照老年人的职业、户籍将其分到职工基本医疗保险和城乡居民基本医疗保险中，部分老年人还继续享受计划经济延续下来的公费医疗制度，而低收入老人以及三无、五保老人享受医疗救助的保护。这种按身份划分的医疗保障制度虽然一直在扩大覆盖范围，但只是对原有制度的"小修小补"，谁没有保险就给予保险。覆盖率方面的公平建立在较低的保

① i. Card D, Dobkin C, Maestas N. The impact of nearly universal insurance coverage on health care utilization: Evidence from Medicare[J]. American Economic Review, 2008, 98(5): 2242-2258. ii. Levy H, Meltzer D. What do we really know about whether health insurance affects health[J]. Health Policy and the Uninsured, 2004: 179-204.

② 总报告起草组,李志宏.国家应对人口老龄化战略研究总报告[J].老龄科学研究,2015,3(3): 4-38.

③ 何文炯,杨一心,刘晓婷,等.社会医疗保险纵向平衡费率及其计算方法[J].中国人口科学, 2010(3):88-94,112.

④ 资料来源:浙江省医疗保障局,内部资料.

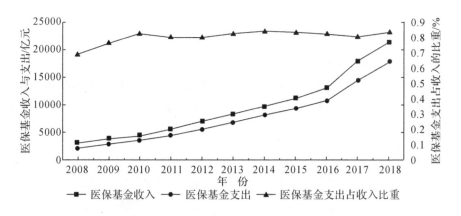

图 1.2　2008—2018 年我国医疗保险基金收入与支出折线图

图表来源：作者根据人力资源和社会保障事业发展统计公报（2008—2018 年）绘制。

障水平基础之上，而医疗服务利用方面的公平却因较高的自付比率而降低[①]。拥有医疗保险只是健康公平的一个方面，不同项目参保老年人之间保障权益的不平等和需要的不被满足，才是更深层次的不公平。例如，基本医疗保险最低缴费年限的设置，本来是为了应对人口老龄化和增加筹资的代际公平性，但事实上却造成了对弱势老年人的制度性排斥，那些没有能力补缴医疗保险费的老年人就无法在退休后享受基本医疗保险待遇[②]。再如，由于筹资水平较低，原新型农村合作医疗的待遇水平低于其他保险项目，这造成了农村居民的医疗费用负担（自付比重）高于城镇居民，农村居民受医疗保障制度保护的程度更低。低保障水平、高自付比率的特征，造成了中国医疗保险穷人补贴富人的现象，因为富人的使用率更高，穷人的实际可及性依然很低，这无疑降低了这一社会保险制度的公平性，贫困老年人依然是医疗福利体系中的弱势群体。

为了提高医疗保障制度的可持续性和公平性，建立健全全民医保制度，"十四五"规划强调，国家要建立健全基本医疗保险稳定可持续筹资和待遇调整机制，完善医保缴费参保政策，实行医疗保障待遇清单制度；完善

①　Wang H，Yip W，Zhang L，et al. Community-based health insurance in poor rural China：The distribution of net benefits[J]. Health Policy and Planning，2005，20(6)：366-374.

②　刘晓婷，杨一心.基本医疗保险最低缴费年限研究[J].中国卫生经济，2010，29(4)：17-20.

基本医疗保险门诊共济保障机制，健全重大疾病医疗保险和救助制度，实行多元复合式医保支付方式；扎实推进医保标准化、信息化建设，提升经办服务水平，健全医保基金监管机制，稳步建立长期护理保险制度，积极发展商业医疗保险。这些举措代表了未来医疗保障制度体系具体的改革方向，希望通过这些举措的落地，切实改善老年人的健康公平，同时积极应对人口老龄化对医疗保障制度的挑战。

第三节 本书的案例：浙江的医改之路

很多人问，为什么选择浙江这一东部沿海经济发达地区作为研究健康公平问题的案例，而不去选择经济和社会发展相对落后的中西部地区？或许那里社会不公平的矛盾更加突出、更亟待解决。的确，中国的区域发展不平衡，东部沿海地区占有较丰富的医疗资源，而西部内陆地区的资源相对匮乏。但是从前文可见，中国的医改乃至整个社会改革，一直以来沿着"效率优先、兼顾公平"的思路前进，东部地区在这一改革路径的指导下，效率大大提高，但公平却依然不足。同时，西部地区的效率发展尚不足够，公平性低亦是一个不争的事实，提高公平性的政策变革更加困难。因此，本书希望通过研究浙江省这样一个医疗体系相对成熟以及医保治理水平较高的地区，来寻求推动实质公平的可能性，为中国未来医疗保障改革的方向作出前瞻性的探索。

一、浙江省医疗保障制度发展与成效

2019 年末，浙江省常住人口 5850 万人，全省年生产总值 62351.74 亿元，城镇居民人均可支配收入 60182 元，农村居民人均纯收入 29876 元①。得益于雄厚的财政实力支持，浙江省对健康领域公平性的推动一直走在全国前列，2009 年新医改以来，在推动医疗改革的实质公平方面率先启动了一些具体的举措，包括提高保障待遇、促进城乡统筹、全面实行门诊统筹、

---

① 浙江省统计局. 2020 年浙江统计年鉴[EB/OL]. (2021-4-20)[2021-4-20]. http://tjj.zj.gov.cn/col/col1525563/index.html.

推进大病保障、进行支付方式改革和经办管理服务能力提升等方面。截至2019年底,浙江省基本医疗保险参保5461.46万人,其中职工基本医疗保险参保2426.61万人,城乡居民基本医疗保险参保3034.85万人,医疗救助支出23.3亿元(见表1.1)。目前,浙江省坚持"努力成为新时代全面展示中国特色社会主义制度优越性的重要窗口"①和"高质量发展建设共同富裕示范区"②的目标,深化医疗保障制度改革,努力建设更加公平、更可持续、更有效率的高质量医疗保障体系。

表1.1　2014—2019年浙江省基本医疗保险参保人员基本情况

项　目	2014年	2015年	2016年	2017年	2018年	2019年
基本医疗保险参保人数/万人	4847.59	4964.14	4993.28	5251.64	5368.70	5461.46
职工基本医疗保险参保人数/万人	1900.05	1992.70	2017.49	2117.44	2277.04	2426.61
城乡居民基本医疗保险参保人数/万人	2947.54	2971.44	2975.79	3134.20	3091.66	3034.85
医疗救助支出/亿元	9.68	10.45	12.38	15.20	20.09	23.3

图表来源:浙江省统计年鉴(2020)中的医疗保险参保人员基本情况(2014—2019年)。

经过20多年的改革发展,浙江省医疗保障制度体系得以建立健全,医疗保障的范围得到拓展,医疗保障待遇持续提高,朝着医保治理现代化目标快速迈进。具体而言,浙江省医疗保障制度改革取得的成就主要体现在以下四方面。

1. 医疗保障水平持续提高

2009年至2011年,浙江省各级政府计划投入医改资金356亿元,其中省级财政投入108亿元。截至2011年4月,浙江省各项医疗保险参保率为92%;所有县(市、区)最高支付限额均达到了全省城镇居民人均可支配收入或农民人均纯收入的6倍以上;职工基本医疗保险政策范围内住院

---

①　2020年4月1日,习近平在浙江考察时,希望浙江省"努力成为新时代全面展示中国特色社会主义制度优越性的重要窗口"。

②　2021年3月12日,中华人民共和国国民经济和社会发展第十四个五年规划和2035年远景目标纲要中提出"支持浙江高质量发展建设共同富裕示范区"。

费用报销率达到 79.6%,城镇居民基本医疗保险和新农合住院费用报销率为 60%;所有统筹地区均实施了门诊统筹制度①,基层医疗卫生机构门诊费用报销率接近 30%,而且所有县(市、区)均实现了统筹区域内医疗费用实时结报②。2012 年浙江省进一步扩大重大疾病的保障范围,把重度精神病、终末期肾病、宫颈癌等多项大病纳入农村大病保障,实际报销比率提高至 90%③。近几年,为了提高慢性病门诊保障水平,浙江省出台了《关于建立健全城乡居民医保慢性病门诊保障制度的指导意见》(浙医保联发〔2019〕7 号),建立全省统一的城乡居民医保慢性病门诊保障制度,得到保障的慢性病病种数量不少于 12 种。该政策将城乡居民医保慢性病门诊治疗扩大到各级定点医疗机构和指定药店,坚持城乡居民医保慢性病保障水平不降低,适当提高城乡居民医保慢性病门诊保障待遇,基层门诊慢性病医疗报销比率不低于 60%;基层设置起付线的,原则上不高于 300 元/年。

2. 医疗保障的城乡一体化程度加强

浙江省所有市全面实现职工和城乡居民基本医疗保险市级统筹,统一主要政策、定点管理和经办流程。例如在省会杭州市提高了统筹层次,率先实现了各保险制度的城乡统筹④,浙江省也率先在全国实现了城乡居民基本医疗保险制度整合。统筹层次提高,加强了制度的整合与城乡一体化进程,在区域内一视同仁地对待相同保险项目的参保者,而且通过"一卡通",使得医疗保险关系在浙江省内实现顺畅转移,即时结算⑤。与此同时,在宁波市、嘉兴市和省本级先行试点的基础上,按照长三角一体化协议框架,将 11 个设区市全部纳入上海异地就医门诊医保直接结算范围,加快推进长三角一体化进程⑥。浙江省于 2016 年底率先启动"最多跑一次"改

---

① 2009 年 12 月 25 日,《浙江省人力资源和社会保障厅、财政厅和卫生厅关于建立基本医疗保险门诊统筹的意见》出台,开始了门诊统筹的试点。

② 数据来源:浙江省医疗改革办公室,内部资料。

③ 浙江日报.更多大病进医保——2012 年浙江省医改政策解读[EB/OL]. (2021-4-20)[2021-4-20]. http://www.gov.cn/gzdt/2012-02/06/content_2059271.htm.

④ 杭州市基本医疗保险市级统筹暂行办法,2010 年 1 月 1 日起实施。基本内容包括:统一基本医疗保障体系、统一基本医疗保险主要政策、建立市级风险调剂基金等。

⑤ 杭州、嘉兴、绍兴、衢州实行了市域范围医保"一卡通",方便省内异地就医。

⑥ 何文炯.浙江省医疗保障发展调研报告[R]//郑功成.中国医疗保障发展报告(2020):新机构、新成就、新挑战与新前景.北京:社会科学文献出版社,2020:308-328.

革。为推动医疗保障领域"最多跑一次"改革,切实提升医保经办服务质量,提高参保人员获得感和满意度,打造医保经办最便捷省份,浙江省医保局出台了《关于深化医疗保障领域"最多跑一次"改革的实施意见》(浙医保联发〔2019〕5 号),推进经办标准化建设,运用大数据和信息化平台优化经办流程、简化经办手续、打通部门壁垒、压缩办理时间,同时推动移动支付和电子病历,力求实现医保办事"零跑腿"。

3. 医保支付机制改革快速推进

为了控制医疗费用的不合理增长,浙江省积极探索医保支付机制改革。例如,杭州市采取了总额预算管理,不是简单的费用总控,而是引入预决算管理的思路,以上年该医疗机构有效服务产生的医疗费为基础确定本年医疗费预算基数。年初下达预算指标,年终进行决算。同时将总医疗费作为管理对象,防止医疗机构选择不同保障待遇水平的患者,个人负担的医疗费部分也纳入管理范围。这样做的目的是既控制医保基金的支出水平,同时也降低参保者的疾病经济负担。总额预算制度确定了医疗费用的分担机制:当年医疗费发生指标低于年初下达的预算指标,医疗机构分享差额部分;高于年初下达的预算指标,超过部分医疗机构和医保基金共同分担。这个做法激发了医疗服务机构参与管理的内在动力,两定机构主动控制医疗费用的不合理增长。与总额预算相配套,杭州市还同时打出了按项目付费、按病种付费、按人头付费的多种支付方式并存的"组合拳"[①]。

此外,为了促进县域医共体供给侧结构改革,同时也为了实现"控基金"和"提质量"的目标,浙江省医疗保障局、浙江省卫生健康委等五部门于 2019 年印发了《关于推进全省县域医共体基本医疗保险支付方式改革的意见》(浙医保联发〔2019〕12 号)。这项改革探索建立总额预算管理下的多元复合式医保支付体系,对住院服务实行病组(DRGs)点数法付费;对长期、慢性病住院医疗服务,结合病组(DRGs)点数法,逐步推行按床日付费;对门诊医疗服务,探索结合家庭医生签约服务,逐步实施按人头付费;探索符合中医药服务特点的支付方式,加快推进医疗服务价格改革,逐步理顺医疗服务比价关系。同年 11 月,浙江省在总结金华市等地实施按疾病诊

---

① 人力资源和社会保障部,社会保险事业管理中心.医疗保险付费方式改革经办管理[M].北京:中国劳动社会保障出版社,2013:25-53.

断相关分组结合点数法的医保支付方式改革经验的基础上,出台了《浙江省基本医疗保险住院费用 DRGs 点数付费暂行办法》,由省级医保部门和卫生健康部门联合颁布 DRGs 标准,各设区市医保部门计算所辖区域 DRGs 点数,各统筹区医保部门计算点值,并与定点医疗机构进行结算。

4. 三医联动协同推进

在药品流通机制改革与公立医院改革方面,浙江省的改革举措也值得关注。自从 2010 年国务院印发《关于公立医院改革试点的指导意见》以来,以"药品零差率"为切入点的公立医院改革成为供方改革的核心环节。2014 年,浙江省在实现全部县级和市级公立医院完成改革的基础上,所有省级医院也加入综合改革的队伍,率先实现了公立医院综合改革全覆盖的目标①。浙江经验是以取消"以药补医"为核心的公立医院改革,公立医院对药品全部实行零差率销售,调整医院的医疗服务收费,增加的费用由医保基金和政府财政补偿(改革内容被概括为"一减、一调、一补")。2011年,浙江省公立基层医疗卫生机构提前一年实施了基本药物制度,所有药品全部实行零差率销售,药品销售价格平均下降 30%。2012 年,浙江省进一步扩大基本药物制度实施范围,所有县(市、区)开始实行以药品零差率为核心的县级公立医院综合改革,所有的村卫生室也继而全部实施药品零差率销售。近年来,浙江省优化公立医院服务价格体系,采取"总量控制、结构调整"的原则,引导医疗机构节省医保基金支出腾挪空间,降低药品费用、检查检验费和耗材费用,提高劳务型医疗服务的价格。随着 2018 年浙江省医疗保障局的组建,新机构探索开展药品和耗材带量采购,以量换价,量价挂钩,实现采购价格的明显下降,也通过区域"抱团采购"的方式提高政府的议价能力。

二、浙江省医疗保障制度在公平性方面存在的问题

尽管浙江省在医疗保障领域的诸多探索走在全国前列,但是在经济社会发展新常态的背景下,依然面临着公平性不足、运行效率不高等问题,制

---

① 刘晓婷,惠文.省级公立医院补偿机制改革对医保基金支出和个人负担的影响[J].公共行政评论,2015,8(5):30-49,186-187.

度的可持续性也受到严峻挑战,尤其是公平性不足的问题,制约了浙江高质量发展建设共同富裕示范区目标的实现。

首先,浙江省内部不同地区之间、不同人群之间的待遇水平依然存在较大差距,医疗保险再分配的目标并未很好地实现,浙江省省管县的财政体制给医保制度统筹层次的提高带来一定难度。其次,包括老年人、流动人口在内的弱势群体的医疗保障依然不足,面对高额医疗费用,医疗保险、医疗救助制度作用有限,尤其是"支出型贫困"问题并未得到有效解决。再者,浙江省的健康扶贫政策、医疗保险制度和医疗救助存在碎片化问题,缺乏有效的衔接与整合,既造成了浪费,又无法形成合力,解决"因病致贫,因病返贫"的问题。

改革需要时间,改革的成效也需要科学的方法来检验,更何况改革对公平性造成的负面效应也需要及时纠偏。例如在改革之后,网友给时任浙江省委书记赵洪祝留言:改革前因有乡村医生自己设立的村卫生室,群众看病非常方便;改革后村卫生室由政府举办,许多村的卫生室反而变没了,群众看病非常不方便。而且,浙江省城乡居民的医疗卫生支出逐年提高,医改多年之后"看病贵"问题依然给患者造成负担。由于公平性不足等问题的存在,我们不禁要问:在改革方案实施之后,是否真正实现了改革之初所提出的"公平性"目标,是否真正促进了健康公平?

第四节　本书的研究目标和基本观点

一、研究问题的提出

本书聚焦社会医疗保障制度改革,并以基本医疗保险改革为重点,探索老年群体健康不公平的解决之道。在社会医疗保障制度改革中,那些城乡分割、区域分割和人群分割的社会医疗保险项目,表面上覆盖了所有群体,但事实上却造成了对无力承担自付费用的弱势群体,以及高流动性群体的排斥,并没有很好地保障其权利,亦未真正实现社会医疗保障的公平和正义目标;另一方面,较低的医疗保障待遇和较高的进入门槛降低了医疗服务的可及性，也弱化了社会医疗保险机制化解疾病风险的效果。

　　然而，目前尚无研究帮助我们评估医疗保险改革的实施效果，也较少有研究关注这些社会政策变化背后对健康公平的实质性影响。这些研究不足将成为本书的出发点和立足点。"公平性"是世界各国医疗保障制度建立和发展的重要目标之一，可是关于什么是医疗保障领域的公平性，关于谁的健康公平，为什么健康公平很重要，以及怎样实现健康公平等问题，在以往的研究中并没有得到深入的讨论。本书基于对老年人群体健康公平的关注，在澄清健康公平相关概念、理论和价值立场的基础上，评估浙江的医疗保障制度改革及其具体举措有没有真正改变影响健康不公平的结构性因素，以及探究相关的重要因素对老年人健康公平的影响机制。

　　由于医疗保障制度改革本身的复杂性，为了尽可能接近社会真实，在评估的过程中，除了采用客观指标评价之外，还需要引入利益相关者的主体经验，包括老年人（医疗保障对象和服务使用者）、相关部门工作人员（政策制定和执行者）以及基层医护人员（医疗服务提供者）。通过对他们的访谈，揭示出以往在医疗保障制度改革中被忽略的因素，这些发现或许就是未来探索全民医保制度所需要的破题之策。

　　基于以上的背景介绍，这里提出本书的主要研究问题："中国的社会医疗保障制度改革是否以及如何影响了老年群体的健康公平"？从这个研究问题出发，健康公平是一种价值选择，是关于弱势群体的医疗服务利用过程与健康结果的平等更为重要的价值主张，而价值选择无法直接通过操作某些变量来进行量化研究。因此，这个研究问题可以被分解成以下两部分，分别使用量化研究与质化研究方法来回答。

　　第一个研究问题是：在基本医疗保险改革的背景下，相关的社会结构、疾病风险与社会网络因素是否以及如何影响老年人的健康水平？医疗保险、医疗服务利用与健康水平之间具有怎样的因果关系？其中，相关的社会结构因素（包括性别、年龄、社会经济地位、户籍等）、疾病风险（包括急症与慢性病）和社会网络因素（如社会支持）是解释变量，健康水平是被解释变量，医疗服务的利用是中介变量，医疗保险是调节变量。

　　第二个研究问题是：什么是健康公平，各利益相关者如何理解健康公平？社会医疗保障制度改革如何影响弱势老年人群体的健康公平？这部分研究问题采用质化研究方法回答,作为量化部分的补充和发展,采用"底层视角",强调弱势老年人对健康公平与政策制定者不同的理解,解释社会医疗保障制度改革对弱势老年人群体接受医疗服务和享受医疗保障过程公平的具体影响。

这个问题之所以重要,是因为健康公平是一个多维度的、连续的概念,既包括机会的公平和结果的公平,也包括过程的公平。根据 Walker 的看法,弱势不是一个静态的概念,有必要研究引发弱势的原因和理解弱势地位是怎样持续的,及其后果是什么[①]。对前者的回答只能解释健康机会与结果公平的影响因素,识别出弱势老年人群体的特征,但是过程对弱势群体的形成非常重要,是本书不能忽略的维度。之所以针对这个问题使用质化的方法来回答,是因为过程的公平或者不公平既是一个动态过程,又是一种主观体验,嵌入在老年人接受医疗服务的经历当中,并不断发展变化。

此外,医疗保障制度不是一个孤立的系统,它受到医疗卫生服务体系、公共卫生体系和药品流通体系等的影响,医疗保障制度改革对老年人健康公平的影响也与"三医联动"密切相关。因此,本书的第三个研究问题是探讨县域医共体供给侧结构改革中的医保支付方式改革对老年人健康公平产生了怎样的影响,弱势老年人是否在改革中得到医疗保障资源的优先分享?

在回答以上三个研究问题的基础上,本书提出了最后一个研究问题:如何应对老龄化社会的挑战,提高老年人的健康公平并改善其健康福祉?整合照护的模式能否为构建健康公平的制度和政策体系提供一个可行路径?

二、研究目标

基于以上研究问题,本书旨在以老年人为目标群体,对近年有关医疗保障制度改革的公平性问题进行理论与实证研究。首先,由于公平性理论讨论的不充分,有关中国社会福利改革的理论取向尚不明确,造成了改革政策"小修小补"的零散化趋势,导致了制度的碎片化问题,缺乏长久稳定

① Walker R. The dynamics of poverty and social exclusion [C]//Room G. Beyond the Threshold: The Measurement and Analysis of Social Exclusion. Policy Press, 1995: 102-128.

的改革规划和制度的顶层设计。其次，由于相关医疗保险、医疗服务利用与健康水平关系的复杂性，只有加强实证研究才能为建立医疗保障制度改革的公平性评价体系奠定基础，而不再仅专注于保险覆盖面这个单一的指标。再者，社会医疗保障制度的变革，很可能成为改变中国社会结构深层次不公平的一个重要举措。比如，城乡居民基本医疗保险打破了户籍制度的限制，从此农村老年人和城市老年人一样享受同样的医疗福利安排，不再因户籍身份而产生差别。具体而言，本书的研究目标主要包含以下四点。

1. "健康公平"理论的界定与发展

目前关于健康公平问题的实证研究较为分散，尚缺乏一个整合的指导性的理论框架；在政策制定过程中虽然将公平性作为政策目标，但是长期以来自由主义观念以及形式公平的思想根深蒂固，实质公平的福利改革观仍然非常模糊。首先，本书采取的是"弱者优先"的社会正义立场，这是一种"底层视角"。采用这一立场来发展健康公平理论的目的不仅在于讨论健康和医疗保障领域的平等观，而且从弱势老年人真正的风险、需求与权利出发，探索保障他们健康权益的"底线公平"。其次，本书中所采纳的"健康公平"不仅是以往实证研究中所采纳的医疗服务可及性的公平，也不仅是健康结果的公平，而是一个包括机会公平、过程公平以及结果公平在内的多维概念，以期描绘一个老年人健康公平的综合图景。此外，健康公平还受整个社会结构的影响，与整体社会正义和社会公平程度密不可分。

2. 从实证研究中识别弱势老年人的社会结构、关系网络与疾病风险特征

健康公平不仅与医疗保险相关，它还与整个经济、社会、政治结构相关。本书力图识别出在社会基本结构中导致健康公平受损的因素，分析什么样的社会结构造成了这些因素的产生，破坏了社会合作的公平系统。如果健康不公平的产生是由于基本社会结构造成的，即牺牲弱势群体的利益而增加少数人的利益，那就是不正义的或者不公平的。一些实证研究已经

揭示了贫穷、收入差距、社会分层等结构化因素与健康不公平相关①。还有研究表明,社会排斥、社会支持网络的缺失等社会心理因素与健康不公平存在一定关系。另外,研究中不能忽略的是老年人疾病特征的变化以及慢性病和失能这一突出问题。因此,本书的目标之一就是探索这类在一般医疗保险研究中缺失的社会心理因素对健康公平性的影响。只有发现老年人健康公平性的影响因素,才能识别出弱势老年人的特征。只有识别出这些弱势老年人的群体特征,才能在未来的改革中针对他们的需要和权利改进政策,提高弱势老年人的健康公平。

3. 通过混合研究方法探索医疗保障制度改革与老年人健康公平的因果关系

因果关系的探索,一是基于研究设计,二是借助研究方法。本书将采用量化与质化结合的混合研究设计,从不同的方法出发探寻医疗保障制度改革与健康公平的关系。在量化研究方法上,多元线性回归分析与结构方程模型将被引入解释医疗保险、医疗服务利用和健康水平之间的因果关系,固定效应模型将被用于分析县域医共体医疗保险支付方式改革对老年人健康公平的影响;质化研究分析弱势老年人在接受医疗服务和享受医疗保障待遇的过程中健康公平的变化,以及通过利益相关者各自主体经验的描述对健康公平进行解读。

4. 探索建立基于健康公平的整合照护模式

在完成以上三个研究目标的基础上,本书重构了健康公平的理论框架。这个理论框架是包括以上提到的社会结构特征、社会关系网络、疾病风险以及其他特征在内的综合性的多维度健康公平理论框架。可以用这个框架来指导老龄社会实现健康公平的路径选择,即整合照护的模式。本书以拓展失能失智老年人统一需求评估为抓手,探讨旨在提高老年福祉的整合照护模式与可行路径。

综上所述,本书希望通过对研究问题的回答,完成健康公平研究视角的转化,从福利经济学"效用最大化"的福利观转换为底层视角"弱者优先"

---

① Marmot M. Social causes of social inequalities in health[C]//Anand S, Peter F, Sen A. Public Health, Ethics, and Equity. New York: Oxford University Press, 2004: 37-61.

的理念。作者亦希望在实证研究中使用混合研究方法，对以往文献中健康公平的社会影响因素进行扩展，并对存在争议的社会医疗保险、医疗服务利用与健康公平之间的因果关系进行重新检视。最后，在医疗保障制度改革对健康公平影响的机制中，探寻健康公平理论框架的完善，并提出实现健康公平的可行路径。

医疗保障制度改革本身是一个非常复杂的问题，不仅涉及基本医疗保险制度的改进、公共财政的支持，还涉及具体的医疗服务提供，本书能做的也许十分有限。首先，作者只是尝试对健康公平作一个带有价值选择的界定，并在实证研究中探讨医疗保障制度改革对老年人健康公平的影响。其次，本书对健康公平的讨论采取了多元的概念框架，不仅关注机会公平，更要涵盖对过程和健康结果公平的考察，最后建立一个多维度的健康公平理论框架。再次，这个分析是分层次的：在微观层面，本书希望发展个人客观的健康公平指标；在中观层面，本书将讨论不同老年人群体之间的公平性差别；在宏观层面，作者通过老年人、政策制定者和基层医疗服务提供者的主体经验，探索医疗保障制度改革与深层社会结构的互动。之所以要加入宏观层次的讨论，是因为较低的服务质量以及不公平的医疗资源配置，或许是影响医疗服务公平性的关键因素，而这又进一步阻碍了健康水平的提高。作者期待通过底层视角与政策制定者对话，坚持以人民为中心，提高共治共享水平，进而提高弱势老年人的健康福祉，实现老年人对美好生活的向往。

三、基本观点

本书从社会正义理论出发，在后实证主义范式的指引下，将"底层视角"作为老年人健康公平研究的价值取向，建立了多维度健康公平的理论框架，采用量化研究与质化研究相结合的方法，评价了医疗保障制度改革在实质公平和形式公平方面的表现。以社会保险为主要制度形态的医疗保障制度体系，虽然通过覆盖面的扩大让更多老年人享受了医疗保障待遇，但是保险覆盖面的扩大并没有消除不同保险项目之间保障权益的不公平，弱势老年人在接受医疗服务和健康结果方面的劣势依然明显。在未来的医疗保障制度乃至整个医疗体系改革中，结果公平的实质公平观应该取代机会公平的福利观,以建立基于权利的全民医保制度。

1. 底层健康公平价值选择的特殊意涵

社会医疗福利体系中公平性的缺失,不仅是实证研究发现的变量关系的不确定性,还是制度背后对公平性的价值选择。政策制定者、基层医生与弱势老年人等利益相关主体的引入,让作者看到了各自对健康公平的理解与主张。与以往不同,近年来的深化医疗卫生体制改革不再建立在意识形态争论基础之上,而是建立在各利益主体差别化的利益要求与分歧的基础之上。对健康公平的理论研究,没有对错之分,一切只因所处的立场不同。例如,在医患关系愈发紧张的当下,基层医生也因遭到不公对待而感到委屈和无奈。在多个利益主体各自的主张中,作者选定了站在弱势老年人的立场来与其他主体对话,其特殊意义在于他们是最弱势的一方,他们的需求和权益更应该被关注,现实中弱势老年人的声音一直很难被政策制定者听到,更不容易在政策制定过程中得到考虑。

本书的健康公平理论框架对社会正义理论的发展在于:社会正义理论强调底层绝对福利地位的提高,而不必考虑其与优势社会阶层的相对差距。但是,在中国医疗保障制度改革的过程中,不仅应该关注弱势老年人自身福利的变化,还要致力于健康权利的平等与相对差距的缩小。这一观点汲取了平等主义的部分主张来发展社会正义理论,即将弱势老年人的健康权利视为基本的公民资格享有,应当采纳提高老年人整体健康福祉的政策改革取向。这就要求政策制定者将对形式公平的关注转向结果导向的实质公平观。

2. 多维健康公平评价的重要性

多维度的公平视角是本书贯穿始终的宗旨,整个研究亦是基于"多维度的健康公平到底是什么"的探索。所谓的健康公平,是对老年人群体在经济地位、健康地位、身份地位、福利地位与社会关系网络这五个维度的多元评价与定位,不再是穷与富、健康与患病、农民与市民、有无保障等二元划分。在这个多维框架中,本书的一个特殊贡献是,在机会公平与结果公平之外,作者发现了过程公平也十分重要,过程公平应更多地关注老年人在接受医疗服务和享受医疗保障待遇的过程中对于因经济地位、身份地位等而受到的不公正对待的体验,这种体验影响着弱势老年人对健康公平的理解和诠释。在方法论层面,除了客观的测量指标之外,老年人对于自己身份地位的主体经验亦是不可忽略的进入渠道。恰恰是通过混合研究方法才得到了如此的理论框架,其中经济地位、社会支持网络与健康地位通过量化研究可以获得,但是身份地位和福利地位则体现了两个方法的结合。

在福利地位维度,量化研究只发现了非职工基本医疗保险参保老年人的相对弱势,质化研究的补充让作者看到了社会救助与其他福利待遇对弱势地位的建构。混合研究方法的运用丰富了福利地位概念:量化研究所指的医疗福利是医疗保险的覆盖面与保险类型,而质化研究又扩展了包括低保、医疗救助在内的医疗保障福利制度。在身份地位维度方面,量化研究仅能考察城乡户籍身份的医疗福利差别,而质化研究补充了普通老年人与离退休干部在接受医疗福利过程中因身份差异带来的不公平对待。此外,这个研究框架还通过健康水平的检视回答了研究问题——量化研究揭示了包括医疗保险在内的相关因素可以影响到健康地位以及变量间的因果链条,但质化研究进一步揭示了对弱势老年人健康地位的影响是如何实现的。具体而言,质化研究的作用在于它遵循对量化研究补充的原则,拓展健康公平的概念维度:这里的公平不只是不同群体老年人健康结果的客观公平,还是不同身份地位老年人的主观公平;不仅是不同经济收入水平家庭的老年人之间医疗服务利用的过程公平,而且是不同福利地位老年人健康资源分配的实质公平。

3. 健康公平社会影响因素的新变化与新发现

本书认为,健康公平之所以与社会正义相关,是因为健康不仅由医疗服务照护系统决定,还与其他社会资源的公正分配密切相连。本书对以往实证研究中健康水平的社会决定因素与社会网络因素进行了拓展。首先,收入水平和收入保障固然是解释健康水平的重要社会经济地位因素,但是疾病的经济负担这一支出因素对老年人群体而言更加不可忽略,而个人和家庭的疾病经济负担可以由医疗保险政策进行调节。其次,户口这一中国社会特殊的结构化因素虽然对城乡老年人口健康水平的直接效应不再显著,但是其依然是影响医疗服务利用的重要指标,进而对健康水平产生间接效应。再次,疾病特征的变化与慢性病、失能对弱势老年人地位的恶化,提示了健康公平不再是基于医疗资源的利用公平,而是基于需要的整体健康结果公平。最后,社会支持对老年人群体健康水平的显著效应是新的发现,一直以个人为单位的社会医疗保险改革主张,得到了来自社会关系网络因素的挑战。这提醒政策制定者打破传统观念,不仅要关心老年人的个人与疾病风险,更要考虑社会关系网络的建立与维护。

4. 医疗保障制度改革及其具体措施对健康公平的重要作用

以往的医疗保险改革主要关注保险覆盖面的扩展,及其对服务利用、健康水平关系的调节作用。本书则认为,医疗保险的保障水平起到了更为关键的调节作用。这一观点,首先是基于结构方程模型与交互作用分析中不同医疗保险项目对医疗服务利用与健康水平二者关系的调节作用差异而得出;其次是基于质化研究中不同保险项目参保老年人对健康公平的理解差异得出。与此同时,医共体医保支付方式改革,这一医保改革的具体举措也证明了不同医疗保险参保老年人的行为和待遇差距。作者对目前多层次的医疗保障制度进行了反思,其中最核心的基本医疗保险制度,需要从机会公平的视角转换为对结果公平与过程公平的倡导,只有全体人民公平地享有同等保障水平的医疗保险待遇,才是全民医保建立的最终目标。另一方面,本书不仅着眼于医疗保障制度改革本身,还将研究拓展到包括医疗服务体系供给侧改革在内的整个医疗体制改革。因为公平的医疗保障制度需要公平的医疗服务质量作为支撑。但由于长期以来市场化对医疗系统的破坏,恢复起来异常艰难。真正的健康公平是建立在三医联动的良性发展基础上的,是一项需要各利益相关者共同努力的集体事业。

四、主要贡献

本书主要的贡献体现在理论发展、方法论运用和政策启示三个方面。在理论发展方面,本书发展了健康公平的理论视角并重构了基于结果公平的理论框架;在方法论运用方面,本书拓展了中国社会医疗保险的实证研究,并尝试运用混合研究方法解释医疗保障制度改革对老年人健康公平的影响;在政策启示方面,本书倡导在未来的医疗保障制度改革中转变福利思想,倡导基于结果公平的社会保障政策改革创新。

1. 理论发展与理论框架创新

虽然健康公平理论在过去 30 多年得到了大发展,但中西方的大部分研究都是考察优势群体与弱势群体在健康方面的系统化差异,没有从理论上清楚地将"健康公平"和"健康平等"加以区别。虽然一些学者界定了健康公平是一种价值取向,是资源分配中系统性的不平等[①],但是关于这种价值取向是什么、系统性不平等又和哪些社会结构性因素有关,并没有在理论上达成共识。本书立足于"弱者优先"的底层视角,将"基于社会正义的平等"作为界定健康公平的基础理论,用健康结果公平取代机会公平,发展了结果导向的健康公平研究,以为社会医疗福利的改革建立理论共识。

中国的社会医疗保险以个人为参保对象,关于社会医疗保险改革的研究也主要围绕个人的社会决定因素展开,忽略了个人之外的家庭、社区、制度等中观和宏观维度的影响。而根据吉登斯的"结构化理论"(Structuration),行动者(agent)和结构(structure)得到了整合,具有二重性(duality)特征,人在社会活动中具有其能动性,同时也受客观存在场景的制约[②]。因此,本书结合能动性和结构,建立拓展性的健康公平理论框架进行解释分析,改变了过去从单一维度出发的研究思路。这里的拓展包括横向和纵向两个面向,在纵向上的层次拓展,是指将个人处于最核心的位置,围绕个人能动性同时还考察其与家庭、社区以及制度的关系,关注在这些层次中社会医疗保障制度改革对不同群体老年人医疗服务可及性、医疗服务利用以及健康结果方面的公平性带来的影响;在横向上的拓展,是指影响老年群体健康结果公平的社会因素,除了经济地位,还包括身份地位、社会网络、疾病风险等,这个框架有利于揭示老年人群体的多重弱势地位。

2. 方法论贡献与突破

首先,本书拓展了中国社会医疗保险改革的实证研究。Yip 等人指出,中国必须作出有关医疗福利改革的独立的、循证的绩效评价,系统地收集数据并分析改革失败或成功的原因,以实现国家的政策目标[③]。但是,

---

① Braveman P, Gruskin S. Defining equity in health[J]. Journal of Epidemiology & Community Health, 2003, 57(4): 254-258.

② Giddens, A. The Constitution of Society: Outline of the Theory of Structuration [M]. Cambridge: Polity Press, 1984: 5-12.

③ Yip W C M, Hsiao W C, Chen W, et al. Early appraisal of China's huge and complex health-care reforms[J]. The Lancet, 2012, 9818(379): 833-842.

目前学界尚缺少评估社会保险改革成效的实证研究,在现有的实证研究中对医疗保险的探讨也停留在保险覆盖面的影响方面,这对提高健康照护可及性、降低经济风险、改善健康水平是远远不够的。社会医疗保险、医疗服务利用与健康水平的因果关系尚未明朗,以新农合为例,一些实证评估表明,新农合可以增加医疗服务利用,但是另一些研究却认为其对降低个人的经济风险并未起到有效的作用[①];医疗保险对健康结果的影响则存在更大的争议。在这些争议背后,亟须补充更多规范的实证经验,而不仅仅是浮于表面、没有证据的理念之争。

其次,混合研究方法的采用,拓展了健康公平的解释机制。在西方文献中,卫生经济学掌握着健康公平研究的话语权,主要采用量化分析方法检验变量之间的统计关系。但是单一的量化研究方法很难获得深入、广泛的信息,容易忽略深层的动机和具体的社会过程;而且由于健康公平问题的复杂性,影响因素众多,因此确立变量之间的因果关系并非易事。所研究的社会现象越复杂,统计分析发挥的作用越有限。于是,作者力求突破量化研究方法的限制,秉持后实证主义的研究范式,采用量化与质化相结合的研究方法,质化研究在量化的基础上发挥补充的优势。在对社会医疗保障制度改革的评估研究中,量化研究方法可以用来检验医疗保险对医疗服务利用和健康结果的影响,为改革是否有效满足了医疗服务需求和改善健康状况提供科学的依据;质化研究又可以发挥以人为本的优势,从研究对象的立场出发,更加深入地分析实现或者背离改革目标的原因。因此,方法论的突破有助于充分发挥主观能动性,通过不同的路径解释健康公平的真实图景。

3. 政策启示

首先,本书为政策制定者转变医疗保障制度改革的福利观点提供了重要启示。虽然公平性目标在现行的医疗卫生改革政策设计中获得了优先性地位,但是政策制定者的观念并没有从"给予"转向"权利",这样的福利观导致了医疗福利政策并不是基于老年人的需要制定的,也没有真正让弱势老年人在资源分配中获得优先分享。本书与政策制定者对话,揭示了他

---

① Wagstaff A, Yip W, Lindelow M, et al. China's health system and its reform: A review of recent studies[J]. Health Economics, 2009, 18(S2): S7-S23.

们所理解的公平性还是"缴费和待遇相对等"的社会保险思路，而作者认为越是支付能力低的老年人越应该从该项制度中获益，"弱者优先"的社会正义思想应该被当作改革的共识。本书通过政策制定者对健康公平的理解，还揭示了不同部门之间的利益分歧，体现了不同部门决策层的信念及价值取向的差异，体现了他们不愿牺牲自身既得利益而推动的增量改革对弱势老年人和基层医护人员的负面影响。

其次，本书所倡导的结果公平，为未来医疗保障制度改革提供了政策创新的可能性。这种健康公平，不仅是全民制度覆盖的形式公平，而且是包括公平的看病过程、医疗保险待遇享受的实质公平，甚至是健康水平的结果公平。这样的公平概念是建立在需求评估基础上的，包括疾病治疗和长期健康照护在内的整合照护服务与资金保障支持。而要实现这样的政策目标，现行的医疗保障政策要向非职工群体倾斜，让城乡居民在制度中得到更多的分享；而且要进一步反思并建立以家庭和社区为基础的老年人整合照护政策和服务体系，最终从总体上提高老年福祉。

第五节　本书的结构安排

本书共七章，遵循层层递进的叙述方式展开。

第一章"导论"部分介绍健康公平研究的重要性，以及为什么讨论社会医疗保障制度改革对老年福祉的影响，并论述作者选择浙江作为本书主要研究案例的原因。

第二章是医疗保障制度梳理，中国的医疗保障制度经历了从传统到现代的转型，并开启了深化改革的新征程。多层次医疗保障制度的建立，也标志着其在促进健康公平方面取得了令人瞩目的成就。但是随着老龄化社会的到来以及经济社会发展进入新常态，医疗保障制度在公平性、可持续性和效率性等方面也遭遇到前所未有的挑战。尤其是区域之间、城乡之间、群体之间医疗服务和保障权益的不平等问题突出，医疗保障制度对家庭灾难性医疗支出的缓解作用有待加强。面向未来，我们仍然需要基于健康公平重新设计医疗保障制度，在促进基本公共卫生服务均等化的基础上，需要进一步加强城乡一体化的制度型医疗保障体系建设，提高包括老年人在内的全民医疗保障权益的公平性,同时通过体制机制的完善以及"三医联动"的协同,促进制度的可持续运行。

第三章是本书的理论分析框架和健康公平的影响因素分析。本书中的健康公平是一个多维度的概念,包括机会公平、结果公平和过程公平;健康公平也是一个价值选择,是基于"弱者优先"的社会正义立场,基于弱势老年人而言的健康公平才是实质公平。在罗尔斯正义论所论述的"正义两原则"中,机会平等原则是基础,差异原则是对弱势群体权益的保护,最大限度地改善社会最底层弱势群体的境遇。在医疗保障制度的改革中,区域分割、城乡分割、群体分割的制度体系,表面上覆盖了各类群体,实现了人群全覆盖的机会公平,却在事实上因弱势群体较低的支付能力而加大了群体之间医疗服务利用的差异,最终并未改善健康结果的公平,公平性不足依然是我国医疗保障制度最严重的问题之一。同时,底线公平理论指出了政府保障社会公平的责任底线和公民实现社会公平的权利底线的同一性,这进一步奠定了本书健康公平研究的底线视角。在实证研究中,健康公平的影响因素可以分为两大类:一是社会结构因素,二是社会网络因素。尤其是社会支持作为社会网络因素,对健康公平具有显著的影响。

在医疗保险公平性的实证研究中,许多文献表明,保险覆盖面的扩大有利于老年人医疗服务可及性的提高和医疗服务利用的增加,进而促进了老年人健康水平的提高。与此同时,还有一些研究揭示了医疗保险制度依然存在的深层次不公平问题,即各项目参保老年人之间存在较为明显的待遇差距,以及因待遇差距而导致的医疗服务利用不平等。厘清医疗保险、医疗服务利用和健康公平之间的关系非常重要,因为医疗保险导致医疗服务利用的增加,如果能显著地改善老年人的健康结果,那么这个医疗保险是对医疗需求的有效回应。然而,中国的社会医疗保险是建立在身份差距基础上的,即使拥有保险,也因为参与不同的保险项目而意味着服务提供、保障水平等福利待遇的差别。因此,扩大保险覆盖面并不是提高健康水平和提高医疗服务利用公平性的唯一途径。

第四章基于第三章建立的理论框架,运用定量的研究方法,分析医疗保险、医疗服务利用和健康公平三者的关系。医疗保险的作用是降低个人疾病负担,提高医疗服务利用的公平性;医疗服务利用公平的最终目标是促进健康结果公平。第四章通过比较分析不同医疗保险项目参保老年人的特征，揭示了不同老年人群体医疗服务利用和健康结果的不公平；通过构建多元线性回归模型和基于结构方程的路径模型，揭示了医疗保险通过影响医疗服务利用进而对健康公平产生间接效应。此外，健康公平还受到经济、社会、政治结构和社会关系网络因素的影响。第四章依据这些影响因素，识别出了弱势老年人的特征，并为未来基于权利的医疗保障制度设计奠定了基础。

如果说第四章的量化分析是微观层面对健康公平的探索，第五章则聚焦于宏观层面：通过老年人、政策制定者和基层医生等主体经验，探索医疗保障制度改革与深层社会结构的互动，这恰恰是在以往社会医疗保障的研究中被忽略的层次。第五章通过质化分析，对健康公平提出了反思，医疗保障制度不仅应该关注机会公平的提高，更应该改善过程和结果公平，才能保障弱势老年人的基本医疗保障权益。第五章进一步对健康公平理论进行了重构，建立了"基于结果的健康公平"这一理论框架，作为对罗尔斯社会正义论的发展，提出了全民医保的角色反思，以及关于建立整合型健康照护服务与费用保障机制体系重要性的政策建议。推动医疗保障制度改革，不仅要实现人群和制度的全覆盖，更要建立公平共享的全民医保制度，更加关注过程和结果的健康公平，这将是未来深化医疗福利体制改革的核心。

医疗保障制度改革对老年人健康公平的影响也与三医联动密切相关，医联体和医共体建设成为我国实现区域内医疗资源共享和提升基层服务能力的积极探索。第六章以县域医共体医疗保险支付方式改革为关注点，尤其是以浙江省推动紧密型县域医共体实践为例，对 11 个地市进行政策评估，并利用 R 县基本医疗保险结算数据，分析医共体医保支付方式改革对老年人健康公平的影响。尽管县域医共体医保支付方式改革在一定程度上控制了成本，提升了效率，然而实证研究的结果却表明其并未兼顾"弱者优先"的正义原则——使弱势群体获得更多的保障资源分享。在大力推动县域医共体医保支付方式改革进行的同时，如何保证不同老年人群体间的健康公平和弱势群体的利益，应该引起足够的重视。

第七章是全书的最后一章，提出了在老龄化社会增进老年人健康公平、提高老年福祉的可行路径。在老龄化社会关注老年人的健康公平问题，不仅需要在医疗保障制度改革中提高弱势老年人群体的医疗健康福利，还要关注老年人的失能失智风险，有效整合医疗和养老服务资源，这已经成为满足老年人多层次、多样化健康养老需求的题中应有之义。推进整合照护的政策与服务体系建设，促进整合照护的体制机制创新，是贯彻落实积极应对人口老龄化的国家战略和"健康中国2030"规划纲要的必由之路。第七章分析了整合照护面临的问题与挑战，以浙江省杭州市江干区医养护一体化服务实践为例，为推进整合照护提供了可借鉴的模式和经验。在整合照护的保障与服务体系建设中，首要环节是统一需求评估工具和系统的建立。第七章基于杭州的调查数据展开分析，提出了部门统一、机构统一、涵盖失能失智逻辑关系的整合照护需求评估标准。在服务模式方面，第七章基于老年社区康复服务需求与影响因素分析，提出了如何通过康复服务体系建设实现整合照护的可行路径。

综观本书，"健康公平"是一个最核心的概念，也是联结各个章节的枢纽。关注弱势老年人健康权益的社会正义福利观和社会公平政策观是本书的立足点和出发点。医疗保险作为实现健康公平的重要政策工具，可以通过公平的政策体系建设来缩小或者消除优势群体和弱势群体之间的系统化差异。然而，在现实中，底层的声音和话语很难被决策者听到，弱势老年人对健康福利的诉求和主体经验就显得十分珍贵。因此，本书通过结构与能动者的对话，运用量化和质化分析相结合的方法，不仅对医疗保障制度改革的公平性作系统的量化评估，还注重为弱势老年人赋权，使他们在健康资源分配中得到实质公平的分享。健康公平目标的实现，需要三个相关系统共同发力：一是在医疗保障制度体系内部具体领域的改革中，关注老年人健康福利差距并加以改进；二是在医疗保障制度体系之外深化医疗服务体系、公共卫生体系、药品流通体系等医疗体系改革；三是建立和完善长期的照护服务体系，并完成整合型照护体系建设。从这个意义上说，健康公平之路任重而道远，只有实现了如上三个体系的各自完备和彼此间的良性互动，才能在老龄化社会真正实现"健康公平"的人本主义理念与愿景。

第二章 基于健康公平的医疗保障制度发展与挑战

我国宪法规定,"中华人民共和国公民,在年老、疾病或者丧失劳动能力的情况下,有从国家和社会获得物质帮助的权利。国家发展为公民享受这些权利所需要的社会保险、社会救济和医疗卫生事业"。也就是说,每个社会成员如果遭受到疾病的侵袭,都有从国家和社会得到物质帮助和医疗服务的权利。在这个宗旨之下,中国经历了从公费医疗、劳保医疗和农村合作医疗的传统医疗保障制度,到社会统筹的、以基本医疗保险为核心的现代医疗保障制度的转变。多层次医疗保障制度的建立,在促进公平性方面取得了瞩目的成就,但也遭受到人口老龄化等社会经济发展新常态带来的诸多挑战。未来,我们将持续推进医疗保障制度领域的深层次改革,建立城乡一体的、公平、有效与可持续的医疗保障制度体系。

第一节 中国特色医疗保障制度体系建设

中国特色医疗保障制度的建设发展以改革开放为时间节点,划分为两个阶段:一是以劳保医疗、公费医疗以及农村合作医疗为基础的初级医疗保障制度体系;二是以职工基本医疗保险、城镇居民基本医疗保险、新型农村合作医疗为核心的社会医疗保险制度体系。具体来看,不同阶段的医疗保障制度体系与当时的经济体制以及社会经济水平紧密相关。中国特色医疗保障制度体系的建设与变革过程,实际也是政府对适合我国国情的医疗保险制度的探索之路。

一、传统医疗保障制度的发展

1. 劳保医疗制度

1951 年由原政务院颁布试行,并于 1953 年修订的《中华人民共和国劳动保险条例》标志着我国劳保医疗制度的建立。劳保医疗制度借鉴了苏联的国有经济与单位责任模式,是一项面向国有企业职工,惠及其家属的保险型医疗保障制度。劳保医疗基金由企业工会和地方工会负责经办,按照"坐地收支、结余上缴、各级调剂"的模式进行管理[①]。筹资和待遇作如下规定:一是企业按月缴纳职员工资总额的 3% 作为劳动保险金;二是职工因疾病或非因工负伤时,所需诊疗费、手术费、住院费及普通药费均由企业行政方面或资方负担;贵重药费、住院的膳费及就医路费由本人负担,对经济存在困难的职工在劳动保险基金项下酌予补助,医院决定患者应否住院或转院医治及出院时间;三是职工因病或非因工负伤停工医疗时,企业根据其停工医疗时间发给病伤假期工资,6 个月以内,企业根据工龄长短给付本人工资的 60%～100%,6 个月以上时,在劳动保险基金项下按月付给本人工资的 40%～60%,至能工作或确定为残疾或死亡时止;四是职工确定为残疾并完全丧失劳动力退职后,对饮食起居需人扶助者在劳动保险基金项下发给本人工资 50%,饮食起居不需人扶助者为 40%;五是职工直系亲属患病时,可在该企业医疗所、医院、特约医院或特约中西医师处免费诊治,企业负担手术费及普通药费的 50%。基于此,企业、政府和国家分别承担了不同的医疗卫生责任,企业负责举办医疗机构,政府建设社区医疗机构,国家设立医学中心,进而形成了严格的分级诊疗秩序。

劳保制度的建立对职工及其家属的基本医疗服务需求提供了保障,促进了职工健康水平的提升。然而,随着制度的运行,内在的弊端逐渐暴露,国家和企业对职工医疗费用的高负担比率,以及监督约束机制的缺失,导致了医疗资源浪费严重,医疗费用快速增长,国家财政负担不断加重,企业职工福利基金出现赤字。为了解决上述问题,1965 年由国家劳动部和全国总工会发布《关于改进企业职工劳保医疗制度几个问题的通知》,转变原

---

① 杨燕绥,廖藏宜.健康保险与医疗体制改革[M].北京:中央财政经济出版社,2018:27-28.

本的国家和企业全额负担医疗费用的模式,实行个人负担和国家保障相结合的方式,以减轻财政和企业负担,然而国家仍在其中承担绝大部分的责任,个人仅增加了挂号费及出诊费等费用。为了有效约束职工的就医行为,减少浪费,我国实行了部分医疗服务的特批和自理制度。

2. 公费医疗制度

1952年原政务院颁布的《关于全国各级人民政府、党派、团体及所属事业单位的国家工作人员实行公费医疗预防的指示》标志着公费医疗制度的建立。其中规定,公费医疗制度的保障对象包括国家机关和事业单位工作人员和离退休人员、大专院校的在校学生以及复员退伍返乡二等乙级以上革命残废军人,经费来源于国家预算拨款,由各级卫生主管部门统筹统支,并按照各单位编制人数按比例分配。从待遇上看,公费医疗制度对包括门诊、住院所需的诊疗费、手术费、住院费,门诊或住院中经医师处方的药费等费用实行全面保障,个人仅需承担住院的膳费、就医路费。1964年,卫生部和财政部对公费医疗人员外地就医政策进行了补充,规定外地就医的路费在经批准的情况下参照差旅费予以报销。

公费医疗制度对国家工作人员、高校大学生和伤残军人的医疗需求予以了充分的保障,然而其在享受范围和报销规则上尚不完善,给国家财政带来了一定负担。1979年国家卫生部和财政部先后下发《关于公费医疗两个问题的复函》和《关于公费医疗几个问题的答复》,以解决公费医疗制度实行过程中存在的问题。这两个政策首先对公费医疗的享受范围进行了明确,规定已开除公职或劳动教养人员不再享受公费医疗待遇,对于易地安置的退休人员,由新居住地方的卫生部门安排其公费医疗。其次进一步规范了报销规则:第一,原不享受公费医疗的行政事业单位的职工,凡是符合国务院退休办法并由民政部门发给退休金的,可以享受公费医疗待遇并由当地公费医疗管理部门报销;第二,高等学校带工资的大学生,一律在学校所在地办理公费医疗;第三,因打架斗殴、交通肇事以及医疗事故等造成伤残的职工,其医疗费用不由公费医疗支付,视情况由肇事者单位或本人负担;第四,施行计划生育手术的费用和手术后遗症的治疗费用纳入公费医疗报销范围。

3. 农村合作医疗制度

农业合作化的推进发展催生了农村合作医疗制度,作为农村地区主要的医疗保障形式,农村合作医疗在提升农民的医疗保障和医药卫生水平上发挥了重要作用。伴随着农业生产合作社的举办,在山西、河南等地陆续出现了保健站。1955 年,山西省高平县米山联合保健站率先建立了"医社结合"的合作医疗制度。由农业合作社、农民群众和医生共同筹办保健站,以社员群众缴纳的"保健费"和生产合作公益金补助为基础形成集体保健制度。其中"保健费"的缴纳标准为每人 2 角钱,农民凭自愿缴纳,参保农民可相应免除挂号费和出诊费,并享受免费的保健服务。保健站坚持预防为主、送医送药上门的原则,并按片区由相应医生负责辖区内村民的预防和治疗工作。

山西省的做法得到了国家肯定并逐渐在全国范围内推广开来,到1962 年农村合作医疗制度的覆盖率已达到 40％以上①。1978 年,合作医疗制度被写入全国第五届人大会议通过的《中华人民共和国宪法》。1979年,原卫生部、财政部和农业部制定下发《农村合作医疗章程(实行草案)》,对合作医疗制度作了进一步规范。到 1980 年,合作医疗制度已覆盖全国90％的行政村。

二、覆盖全民的医疗保障制度体系建立

1. 职工基本医疗保险制度

改革开放后,计划经济时代的保险制度体现了与时代发展的不适应性,为了适应国家经济体制转变以及社会经济发展的需要,同时解决原有公费医疗和劳保医疗制度覆盖面窄、筹集和待遇机制不合理、制度运行效率低以及医疗资源浪费大等内在问题,国家开始寻求医疗保障制度的变革②。1994 年,国务院确定江苏省镇江市和江西省九江市作为职工医疗保险改革试点,探索社会统筹和个人账户相结合的医疗保险模式,标志着我

---

① 张举国. 城乡医疗保障制度统筹发展研究[M]. 北京:中国社会科学出版社,2016:43-44.

② Yip W, Hsiao W C. The Chinese health system at a crossroads[J]. Health Affairs, 2008, 27 (2): 460-468.

国由劳动保险制度向社会医疗保险制度的转变。

　　1996年至1998年,改革试点范围逐步扩大。1996年,"全国职工医疗保障制度改革扩大试点工作会议"上通过了《职工医疗保险改革扩大试点意见》,职工医保试点扩大至40多个城市。试点工作为职工医疗保险制度的形成积累了宝贵经验,推动了制度的逐步完善,更为职工医保制度在全国范围的推行打下了坚实基础。1998年由国务院颁布的《关于建立城镇职工基本医疗保险的决定》(国发〔1998〕44号)标志着职工基本医疗保险制度的开始,其中对医保制度改革的基本原则、目标任务和政策框架进行了明确:第一,医疗保险制度改革的目的是为职工提供更加有效的制度保障;第二,职工基本医疗保险制度改革的重要目标就是建立可持续的医疗保险制度。

　　2000年开始的"三改并举",要求同步推进职工医疗保险制度、医疗卫生体制和药品流通体制的改革,以打破医疗保险制度和医疗卫生服务内在的制度性障碍。随着改革工作的推进,职工医疗保险制度在预期的政策框架下逐步完善,相比传统医保制度,职工基本医保主要有以下几点改变:一是扩大了政策覆盖范围。2010年出台的《社会保险法》中明确规定,职工基本医疗保险的覆盖范围包括城镇所有用人单位(企业、机关、事业单位、社会团体、民办非企业单位)及其职工和退休人员,同时无雇工的个体工商户、未在用人单位参加职工医疗保险的非全日制从业人员及其他灵活就业人员也被纳入在内。二是确定了责任共担的缴费模式。个人和单位共同缴纳职工基本医疗保险费,其中用人单位按照当地工资总额的6%左右缴纳,个人按照本人工资的2%缴费。三是建立了医疗保险统筹基金和个人账户。职工基本医疗保险实行统账结合的模式,个人账户资金由单位缴纳费用的30%和个人缴费构成,职工医保统筹基金则主要由单位缴费构成。个人账户资金归个人使用,可转结和继承,主要用于支付门诊(小额)医疗费用,统筹基金则由社会保险经办机构统筹调剂,用以支付住院(大额)医疗费用。四是扩大了报销覆盖范围和比例。2009年,国务院发布的《医药卫生体制改革近期重点实施方案(2009—2011年)》中提出,要加快推进基本医疗保障制度建设,提高保障水平,逐步提高住院报销比率,扩大门诊报销范围和提高报销比率①。

2. 新型农村合作医疗制度

20 世纪 80 年代以来,农村合作医疗体系全面衰退,参保人员不断减少。到 1998 年,尽管农村居民占总人口的多数,但全国仅约 2.7% 的人口享受合作医疗②。与此同时,农村地区因为缺乏医疗保障,医疗卫生水平迅速下降,"因病致贫"和"因病返贫"问题加剧,给农村居民的健康和生活带来了严重威胁。为有效解决农村居民看病难、看病贵的问题,国家开始探索建立新型农村合作医疗制度。

2002 年,《关于进一步加强农村卫生工作的决定》颁布实施。该文件对于新时期农村卫生工作作了明确指示,确定了目标任务和政策措施。文件要求逐步建立和完善新型农村合作医疗制度,并针对农村贫困人口提供医疗救助,同时强调了在工作推进过程中要加大政府支持力度,针对中西部地区参保农民由财政特别提供医疗补助资金。

《关于建立新型农村合作医疗卫生制度意见的通知》中要求各省、自治区和直辖市自 2003 年起开展新农合试点工作,在积累、总结试点成功经验的基础上,在全国范围内推广。2003 年,新农合制度试点工作逐步开展,按照"个人缴费＋集体扶持＋财政补助"的模式进行筹资③。同年 9 月,中西部试点县 74% 约 4351 万农民参与新型农村合作医疗。2004 年,国务院办公厅转发卫生部等《关于进一步做好新型农村合作医疗试点工作的指导意见》,文件明确新农合互助共济的基本性质,以自愿参加为基本原则,以大病统筹为制度重点,对基金管理等问题作了进一步规定,并指导试点工作的持续推进。同年 6 月,全国有 310 个县(区、市)开展新农合试点工作,覆盖全国 9504 万农村人口。同时,2004 年至 2005 年间,两次试点工作会议的召开助力了新农合试点工作在全国范围内的不断扩大,新农合财政补助范围和标准也逐步提高。

---

① 杨燕绥,廖藏宜.健康保险与医疗体制改革[M].北京:中央财政经济出版社,2018:28-31.

② 杨伟光,韩克庆.中国社会保障学 40 年(1978—2018)[M].北京:中央社会科学出版社,2018:83-106.

③ 向运华,曾飘.城乡居民医保制度整合后的成效、问题及对策[J].决策与信息,2020(4):55-62.

2006 年初,卫生部等七部门联合下发《关于加快推进新型农村合作医疗试点工作的通知》(卫农发〔2006〕13 号),文件对新农合试点工作予以充分肯定,并强调了扩大试点的必要性,对新农合试点工作提出了明确的目标和要求:到 2007 年全国县(区、市)总数中的 60% 要开展新农合试点;2008 年在全国范围基本实行新农合制度;2010 年基本实现新型农村合作医疗制度对农村居民的覆盖。为保证新农合制度有力、快速推广,政策中进一步明确加大中央和地方的财政补助力度,不断完善新型农村合作医疗制度的筹资和监督机制,强化医疗管理能力,推进农村地区卫生服务体系的建设。

3. 城镇居民基本医疗保险制度

为进一步扩大基本医疗保险覆盖面,自 2004 年下半年起,原劳动和社会保障部门开始探索建立城镇居民医疗保险制度,该制度主要面向不属于职工基本医疗保险制度覆盖范围的未成年人和其他非从业城镇居民。

2007 年,国务院决定开展城镇居民基本医疗保险制度试点工作,在具备条件的省份选择一到两个城市进行试点,在筹资机制、管理体制和运行机制三方面摸索并积累经验,逐步建立以大病统筹为主的城镇居民基本医疗保险制度。2008 年,国家总结试点经验并扩大试点范围,2009 年计划试点覆盖全国 80% 的城市,2010 年试点工作在全国范围内全面铺开,并逐步覆盖全体城镇非从业居民。

城镇居民基本医疗保险有明确的报销范围、筹资模式和费用支付机制。第一,城镇居民基本医保基金仅报销参保人在定点医疗机构和药店产生的费用。第二,城镇居民基本医保基金由家庭缴费和财政补助两部分构成,以家庭缴费为主,财政予以适当补助;在政策上,财政补助对需要家庭缴费的重度残疾人、低保对象以及中西部地区予以倾斜。第三,城镇居民基本医疗保险基金的使用坚持以收定支、收支平衡、略有结余的原则;基金重点用于参保居民的住院和门诊大病医疗支出,同时有条件的地区可以逐步试行门诊医疗费用统筹。

第二节　医疗保障制度改革发展的成就

由此,我国基本完成了从计划经济时代的初级医保制度体系向市场经

济时代下的社会医疗保险制度体系的转变。尽管从表面上看,这仅是医疗
保险政策的变化,然而,医疗保险制度实际是涉及政府、医保经办机构、定
点医药机构以及参保人在内的多元主体的复杂系统。城乡居民基本医疗
保险制度的建立,标志着基本医疗保险制度实现人群全覆盖,医疗保障制
度体系经过十多年的发展,在推进公平性方面取得了瞩目的成绩。

一、两制并轨：城乡居民基本医疗保险的建立

2009 年新医改以来,医疗保障制度改革深入推进,我国覆盖城乡全体
居民的基本医疗保障制度框架初步形成,其中职工基本医疗保险、城镇居
民基本医疗保险制度和新型农村合作医疗制度构成了社会医疗保险体系
的核心。然而,我国长期以来的城乡分割二元经济结构与社会结构,导致
了城乡医疗保险制度层面的不公平,城镇居民基本医疗保险与新型农村合
作医疗在筹资机制、待遇标准以及保障范围等方面存在较大差距,城镇医
疗保障水平明显高于农村(新农合和城镇居民医保发展情况见表 2.1)。
为了破解城乡医疗保险制度不公平的困局,提升城乡两地居民医疗保障水
平,增强医疗保障基金互助共济能力,并为未来我国建立全民医保、实现医
疗保险一体化奠定基础,我国开始探索建立统筹城乡的医疗保障制度。

表 2.1　新型农村合作医疗与城镇居民基本医疗保险制度发展状况

年份	新型农村合作医疗				城镇居民基本医疗保险
	参合人数/亿人（参合率）	人均筹资/元	当年基金支出/亿元	补偿受益人次/亿人次	参保人数/万人
2013	8.02 (98.70%)	370.59	2909.20	19.42	29629
2014	7.36 (98.90%)	410.89	2890.40	16.52	31451
2015	6.70 (98.80%)	490.30	2933.41	16.53	37689
2016	2.75 (99.36%)	559.00	1363.64	6.57	44860
2017	1.33 (100.00%)	613.46	754.12	2.52	87359

资料来源：中国卫生健康统计年鉴(2018)。

说明：2016 年开始进行城乡居民基本医疗保险制度整合,所以新农合的参保人数迅速下降。

2012 年,《关于印发"十二五"期间深化医药卫生体制改革规划暨实施

方案的通知》(国发〔2012〕11 号)提出,加快建立统筹城乡的基本医保管理体制,探索整合职工基本医疗保险、城镇居民基本医疗保险和新型农村合作医疗制度管理职能和经办资源,在有条件的地区探索建立城乡统筹的居民基本医疗保险制度。2012 年,党的十八大报告提出,要统筹推进城乡社会保障体系建设,坚持全覆盖、保基本、多层次、可持续方针,以增强公平性、适应流动性、保证可持续性为重点,全面建成覆盖城乡居民的社会保障体系,整合城乡居民基本养老保险和基本医疗保险制度。

2016 年,国务院发布《关于整合城乡居民医疗保险制度的意见》,实现两项强度覆盖范围、筹资政策、保障待遇、医保目录、定点管理、基金管理"六个统一"。2016 年,人社部印发《关于深入学习贯彻全国卫生与健康大会精神的通知》,要求加快推进城乡基本医保整合,2017 年开始建立统一的城乡居民基本医疗保险制度。

为了克服城乡分割的医疗保障制度在实际运行中的弊端,部分地区先于国家要求,开始探索城乡整合的基本医疗保障制度。由于缺乏中央顶层制度设计,各地在整合方式上有诸多创新,具体可以划分为三种模式。一是以东莞为代表的三合一"全统一模式"。东莞于 2008 年 7 月 1 日率先实现了城乡医疗保障的一体化,先将城镇居民基本医疗保险制度和新型农村合作医疗制度整合为城乡居民医保制度,再将其与职工医保归并,建立社会基本医疗保险,实现城乡医保的一体化运行。二是以成都为代表的"三合二"分层保障模式。成都将城居保和新农合合并为城乡居民医疗保险,按照"一个制度、多种费率,待遇与缴费挂钩"的策略实施,建立了职工医保和城乡居民医保两层医疗保障体系。部分以农业人口为主的地区,如重庆,则采取了以新农合为基础的城乡整合模式,建立城乡居民合作医疗制度。三是以湛江为代表的"三合二"二次分保模式。湛江将城镇基本医疗保险制度和新型农村合作医疗制度整合,建立以职工医保和城乡居民医保为主的基本医疗保障体系。不同的是,湛江将城乡居民医保基金的一小部分提取出来,用于商业保险公司的二次投保,将第三方引入医保基金的协同管理。

随后,各地区基于中央工作部署,结合地方实际情况,推动建立统一的城乡居民医保制度。截至 2016 年底,全国已有 20 个省(区、市)出台了具体实施方案或已全面实现整合。2018 年 5 月,国家医疗保障局正式组建,对职工医保、城乡居民医保、新农合和医疗救助实行统一管理,这是全国性医保整合工作的重要一步。2019 年,《关于做好 2019 年城乡居民基本医疗保障工作的通知》(医保发〔2019〕30 号)明确要求,城镇居民医保和新农合未完全整合统一的地区,于 2019 年底前实现两项制度并轨运行,向统一的城乡居民医保制度过渡。截至 2019 年 5 月,全国已有 24 个省份完成了城乡居民医保制度整合工作①。

二、医疗保险支付方式改革

医保支付方式作为医疗保险机构代表参保人对医疗服务提供方进行经济偿付的制度安排,是基本医疗保险管理和深化医改的重要环节,也是调节医疗服务行为、引导医疗资源配置的重要经济杠杆。早在基本医疗保险制度建立初期,我国就开始了支付方式改革的有益探索,伴随社会医疗保险制度的改革和完善,医保支付方式亦得到不断发展。

1999 年,原劳动和社会保障部发布《关于加强城镇职工基本医疗保险费用结算管理的意见》(劳社部发〔1999〕23 号),指出基本医疗保险费用的具体结算方式,应根据社会保险经办机构的管理能力以及定点医疗机构的不同类别确定,可采取总额预付结算、服务项目结算、服务单元结算等方式,也可以多种方式结合使用。

2009 年,中共中央国务院发布《关于深化医药卫生体制改革的意见》,明确指出要强化医疗保障对医疗服务的监控作用,完善支付制度,积极探索实行按人头付费、按病种付费、总额预付等方式,建立激励与惩戒并重的有效约束机制。随后,《医药卫生体制改革近期重点实施方案(2009—2011年)》(国发〔2009〕12 号)进一步指出,鼓励地方积极探索建立医保经办机构与医药服务提供方的谈判机制和付费方式改革,合理确定药品、医疗服务和医用材料支付标准,控制成本费用。

2011 年,人社部出台《关于进一步推进医疗保险付费方式改革的意

---

① i. 向运华,曾飘. 城乡居民医保制度整合后的成效、问题及对策[J]. 决策与信息,2020,520(4):55-62. ii. 新华社.《关于做好 2019 年城乡居民基本医疗保障工作的通知》政策解读[EB/OL].(2019-05-13)[2021-4-20]. http://www.gov.cn/zhengce/2019-05/13/content_5562296.htm.

见》(人社部发〔2011〕63号),明确了推进付费方式改革的任务目标:结合基金收支预算管理加强总额控制,探索总额预付。在此基础上,结合门诊统筹探索按人头付费,结合住院门诊大病保障探索按病种付费。建立和完善医疗保险经办机构与医疗机构的谈判协商机制与风险分担机制,逐步形成与基本医疗保险制度发展相适应,激励与约束并重的支付制度。2012年,原卫计委发布《关于推进新型农村合作医疗支付方式改革工作的指导意见》(卫农卫发〔2012〕28号),要求推进新农合支付方式改革,门诊费用以总额预付为主,住院按病种付费、按床日付费等,鼓励各地参照疾病诊断相关组(DRGs)付费。同年12月,《关于开展基本医疗保险付费总额控制的意见》(人社部发〔2012〕70号)进一步指出,要用两年左右的时间,在所有统筹地区范围内开展总额控制工作。

在进一步深化医药卫生体制改革,实行医疗、医保、医药三医联动的背景下,2016年,人社部发布《关于积极推动医疗、医保、医药联动改革的指导意见》(人社部发〔2016〕56号),提出要全面推进付费总额控制,加快推进按病种、按人头等付费方式,积极推动按病种分组付费(DRGs)的应用,探索总额控制与点数法的结合应用,建立复合式付费方式,促进医疗机构之间良性竞争,激励医疗机构加强自我管理,发挥医保支付对医疗机构和医务人员的激励约束作用。

为更好地保障参保人员权益、规范医疗服务行为、控制医疗费用不合理增长,充分发挥医保在医改中的基础性作用,2017年,国务院办公厅印发《关于进一步深化基本医疗保险支付方式改革的指导意见》(国办发〔2017〕55号),要求进一步加强医保基金预算管理,全面推行以按病种付费为主的多元复合式医保支付方式。各地要选择一定数量的病种,实行按病种付费,国家选择部分地区开展按疾病诊断相关分组(DRGs)付费试点,鼓励各地完善按人头、按床日等多种付费方式。到2020年,医保支付方式改革覆盖所有医疗机构及医疗服务,全国范围内普遍实行适应不同疾病、不同服务特点的多元复合式医保支付方式,按项目付费占比明显下降。2018年,国家医保局发布《关于申报按疾病诊断相关分组付费国家试点的通知》(医保办发〔2018〕23号),要求加快推进按疾病诊断相关分组(DRGs)付费国家试点,探索建立DRGs付费体系,并决定组织开展DRGs

国家试点申报工作。2020 年,中共中央、国务院发布《关于深化医疗保障制度改革的意见》,提出要建立管用高效的医保支付机制,持续推进医保支付方式改革。

三、医疗保障经办管理体制改革

医保经办管理是社会保险经办管理的一部分,医保经办体制改革作为我国医保制度改革的重要一环,在提升医保制度运行效率上发挥了突出作用。我国的社会保险经办机构是在 20 世纪 90 年代初政事分开的社会背景下产生的,其性质是以服务为主并执行一定行政管理职能的事业单位。就医保经办管理而言,其主要负责医保事务经办管理和医保基金经办管理。

1993 年,我国明确提出逐步建立社会主义市场经济体制。据此,各领域进行了一系列重要改革,包括实行政企分开,将企业推向市场。于是,企业从传统"单位保障"的沉重负担中挣脱,国家以"社会统筹"的方式为国民提供基本风险保障。在此背景下,社会医疗保障制度改革展开,传统的单位制及其工会组织无力承担社会统筹下的基本医疗保险服务,亟须一个新的机构代替工会组织落实医疗保险政策,提供医疗保险经办服务。

1993 年,《国务院批转国家体改委关于一九九三年经济体制改革要点的通知》指出,"结合机构改革建立统一的社会保障管理体制,社会保险实行政事分开,社会保险管理部门从宏观上进行政策、制度、标准管理;社会保险经办机构具体承办社会保险业务并承担资金保值、增值责任",明确以社会保险管理部门为社会保险制度、政策的制定者,社会保险经办机构为社会保险服务的提供者,由此奠定了我国医疗保险经办管理体制的基调。经过 20 多年的建设,医保经办管理体制逐步成熟,医疗保险经办机构作为医疗保险的承办主体,在贯彻落实基本医疗保险政策的过程中发挥了重要作用。

目前,社会保险经办机构可以分为中央、省(自治区、直辖市)、市、县(区)等四级。中央设人力资源和社会保障部社会保险事业管理中心,其并不承担具体经办业务,而对地方社会保险经办机构实行业务指导,地方社会保险经办机构具体办理社会保险业务,一般隶属于同级人力资源与社会保障行政部门管理。社会保险经办机构的人员经费和经办社会保险发生的基本运行费用、管理费用,由同级财政按照国家规定予以保障。

据此,参保人和医疗保险经办机构之间形成了委托代理关系,参保人履行缴费义务,委托医疗保险经办机构代为管理医疗保险基金,并在参保人发生医疗费用时,代为向医疗机构购买医疗服务,支付部分医疗费用。随着医疗保险全覆盖和医疗保险待遇水平的提高,医疗保险经办机构逐渐替代患者个人,成为医疗服务的主要购买者。根据《社会保险法》第 74 条以及 2007 年原劳动和社会保障部《关于印发城镇居民基本医疗保险经办管理服务工作意见的通知》,医疗保险经办机构主要职能包括:参保登记、基金管理、费用结算和协议管理。

2018 年国家医疗保障局设立后,将原来分散在人社、卫健、民政、发改等部门的医疗保险、医疗救助、药品和医疗服务价格管理等职责统一划入,形成了统一的医疗保障行政监管体制①。新起点对进一步改革经办管理体制提出了要求,经办管理体制的改革才能真正发挥统一医保行政体制优化资源配置的功能,这也是医保治理现代化的内在要求。

四、医疗救助制度的发展

医疗救助制度是对低收入群体或其他弱势群体的疾病经济风险实施专项救助的制度,是现代医疗保障体系的重要组成部分,是一项救急难、保权益、托底线的医疗保障制度②。改革开放以前,医疗救助并未单独建立,只是以合作医疗和五保制度为依托对生病的群众提供较低水平的救助。自 2003 年起,农村医疗救助制度开始实施,城市医疗救助制度紧随其后,为解决贫困者的医疗保障问题奠定了基础。新医改启动以来,医疗救助体系不断得到完善,制度的针对性、公平性和可及性不断增强。

2003 年,《关于实施农村医疗救助的意见》(民发〔2003〕158 号)提出对患大病的农村五保户和贫困农民家庭实行医疗救助制度,力争到 2005 年,在全国基本建立起规范、完善的农村医疗救助制度。2005 年,《关于建立

---

① 华颖.中国医疗保险经办机制建设与发展报告[R]//郑功成.中国医疗保障发展报告(2020):新机构、新成就、新挑战与新前景.北京:社会科学文献出版社,2020:185-204.

② 王佳.中国医疗救助发展报告[R]//郑功成.中国医疗保障发展报告(2020):新机构、新成就、新挑战与新前景.北京:社会科学文献出版社,2020:222-239.

城市医疗救助制度试点工作的意见》(国办发〔2005〕10号)出台,明确从2005年开始,用2年时间在各省、自治区、直辖市部分县(市、区)进行试点,之后再用2～3年时间在全国建立起管理制度化、操作规范化的城市医疗救助制度。同时为深化医药卫生体制改革,进一步完善城乡医疗救助制度,保障困难群众能够享受到基本医疗卫生服务,2009年,《关于进一步完善城乡医疗救助制度的意见》(民发〔2009〕81号)明确提出六项要求:健全制度,满足困难群众的基本医疗服务需求;简化程序,充分发挥医疗救助的便民救急作用;加强配合,做好医疗救助与相关基本医疗保障制度的衔接;加大资金投入力度,强化基金的管理;加强协议监管,控制医疗费用不合理支出;加强组织领导,密切配合,确保医疗救助工作顺利开展。

由于相关体制机制还不完善、极少数需要急救的患者因身份不明或无能力支付医疗费用、群众对相关政策知晓率低等原因,医疗保障体系还没有充分发挥其应有作用,部分群众得不到及时有效的治疗。为进一步做好困难群体医疗救治工作,进一步健全多层次医疗保障体系,2012至2013年期间,多部门出台了一系列相关意见和通知,包括:《关于开展重特大疾病医疗救助试点工作的意见》(民发〔2012〕21号)、《关于建立疾病应急救助制度的指导意见》(国办发〔2013〕15号)、《关于做好困难群体医疗救治工作的通知》(国卫办医函〔2013〕467号)。与此同时,为规范城乡医疗救助基金的管理和使用,提高使用效率,财政部会同民政部制定了《城乡医疗救助基金管理办法》(财社〔2013〕217号),对城乡医疗救助基金的筹集、使用、支出和管理作出了明确的规定和指导。

为全面落实《社会救助暂行办法》有关规定,编密织牢保障基本民生的安全网,2015年,《关于进一步完善医疗救助制度全面开展重特大疾病医疗救助工作意见的通知》(国办发〔2015〕30号)提出,城市医疗救助制度和农村医疗救助制度于2015年底前合并实施,全面开展重特大疾病医疗救助工作,进一步细化实化政策措施,实现医疗救助制度科学规范、运行有效,与相关社会救助、医疗保障政策相配套,保障城乡居民基本医疗权益。在上述背景下,我国医疗救助制度不断得到完善,表现在救助效率提升、救助水平不断提高、救助人次大幅增加和覆盖人群不断扩大等方面。如图2.1所示。

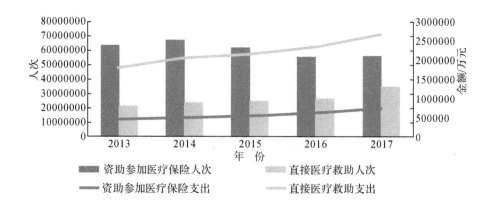

图 2.1　2013—2017 年我国医疗救助情况

资料来源:民政部 2013—2017 年社会服务发展统计公报、民政部 2017 年全国社会救助基本数据。

五、长期护理保险的试点探索

　　长期护理社会保险是指国家颁布护理保险法律,以社会化筹资的方式,对由于患有慢性疾病或处于生理、心理伤残状态而生活不能自理,在一个比较长的时期内需要依赖他人的帮助才能完成日常生活的人,所发生的护理费用以及非正规护理者的补助进行分担给付的一种制度安排[①]。在人均预期寿命不断延长和生育率大幅下降的背景下,老年人口的照料需求缺口成为严峻挑战;与此同时,伴随人口老龄化和疾病谱转变而急剧增长的医疗费用,亦给家庭和社会带来沉重负担。在此背景下,建立针对老年人的照护体系迫在眉睫,长期护理保险日渐成为近年来社会保障和医疗领域的焦点话题。

　　早在 2006 年,中共中央国务院《关于全面加强人口和计划生育工作统筹解决人口问题的决定》(中发〔2006〕22 号)就提出探索建立长期护理保险等社会化服务制度。2011 年,国务院办公厅《关于印发社会养老服务体系建设规划(2011—2015 年)的通知》(国办发〔2011〕60 号)号召有条件的

---

　　① 戴卫东.长期护理保险:中国养老保障的理性选择[J].人口学刊,2016,38(2):72-81.

地方可以探索实施老年护理补贴、护理保险,增强老年人对护理照料的支付能力。

2016 年,人力资源与社会保障部发布《关于开展长期护理保险制度试点的指导意见》(人社厅发〔2016〕80 号),提出要探索建立以社会互助共济方式筹集资金,为长期失能人员的基本生活照料和与基本生活密切相关的医疗护理提供资金或服务保障的社会保险制度。探索的内容包含:长期护理保险的保障范围、参保缴费、待遇支付等政策体系;护理需求认定和等级评定等标准体系和管理办法;各类长期护理服务机构和护理人员服务质量评价、协议管理和费用结算等办法;长期护理保险管理服务规范和运行机制。此后,长期护理保险在承德、长春、齐齐哈尔、上海、南通、苏州、宁波、安庆、上饶、青岛、荆门、广州、重庆、成都、石河子等 15 个试点城市相继推开。

近年来,长期护理保险作为应对人口老龄化、健全社会保障体系的重要部署得到进一步强化。《中华人民共和国国民经济和社会发展第十三个五年规划纲要》在推进健康中国建设规划中明确了"探索建立长期护理保险制度,开展长期护理保险试点"的重要任务。2019 年,《政府工作报告》进一步提出要扩大长期护理保险试点。2020 年,国家医保局和财政部发布《关于扩大长期护理保险制度试点的指导意见》,提出在原有 15 个试点城市基础上新增 14 个试点城市,即计划在全国 29 个城市和 2 个重点联系省份展开试点,试点期限为 2 年。

经过几年的试点探索,试点地区长期护理保险覆盖人数持续增长,保障水平稳定提升,减轻了失能者的家庭负担,同时提高了长期照护服务的水平和社会化程度,经办服务和运行管理逐步标准化,长期护理保险的经济和社会效益初步显现[①]。当然,在制度的定位与框架设计、失能失智评估标准、待遇与筹资的可持续性、长期护理服务供给等方面还存在一定缺陷,需要在未来的改革发展中进一步完善。

六、商业医疗保险的补充作用

在职工基本医疗保险和城乡居民基本医疗保险两项基本医疗保险制

---

① 曹信邦、李晓鹤.中国长期护理保险试点发展报告[C].载于:郑功成.中国医疗保障发展报告(2020):新机构、新成就、新挑战与新前景.北京:社会科学文献出版社,2020:240-282.

度基础上，各类补充医疗保险以及医疗救助制度共同构成了我国的多层次医疗保障体系，其中商业保险扮演着重要的补充作用，其发展也经历了较为漫长的周期，取得了快速增长，但依然存在着较大的增长空间。

1949年，新中国第一家商业保险公司中国人民保险公司成立，标志着新中国商业保险的起步。然而，当时社会经济水平较低，民众对于商业医疗保险认识不足，且在高保障的公费医疗制度下，民众对于商业保险的需求度不高，导致了当时我国商业保险行业的缓慢发展。1985年，国务院颁布《保险企业管理暂行条例》，对保险企业的成立条件及其偿付能力等内容进行了明确，催生了平安保险、太平洋保险等商业保险公司的展业，我国商业保险市场初步形成。20世纪90年代，传统医疗保障体系逐步瓦解，新的社会医疗保障体制仍在建设发展中，与此同时，国民经济水平的提升，进一步激发了社会大众对于商业保险的需求，由此商业保险公司开始积极探索并发展商业健康保险。

1999年，在国务院颁布《关于建立城镇基本医疗保险制度的决定》（国发〔1998〕44号）后，中国保监会发布《关于配合社会基本医疗保险体制改革有关问题的通知》（保监发〔1999〕7号）（已失效），鼓励中国人寿保险、中国太平洋保险、中国平安保险、新华人寿保险与泰康人寿保险5家保险公司，以社会基本医疗保险改革为契机，提供配套商业医疗保险服务，承保社会基本医疗保险"封顶线"以上部分的医疗费支出，并各选取1~3个城市开展试点工作。2002年，修订后的《中华人民共和国保险法》规定商业保险公司的业务范围中的人身保险业务包括健康保险，从法律层面明确保险公司可经营健康保险业务。

2002年，《关于加快健康保险发展的指导意见》出台，鼓励商业保险公司开展健康保险业务，强化健康保险的专业化经营和管理。2005年印发的《关于完善保险业参与新型农村合作医疗试点工作的若干指导意见》提出，鼓励商业保险公司以"政府主办，保险公司提供经办业务"的方式参与到新农合的管理中，但保险公司仅为试点地区提供"新农合"管理服务，而不对基金盈亏承担责任。

2006年，《健康保险管理办法》（保监发〔2006〕8号）出台，作为首部针对健康保险的规章制度，明确了商业健康保险的监管标准，规范了商业健康保险业的建设发展。2006 年,国务院发布《关于保险业发展的若干意见》(国发〔2006〕23 号),提出要统筹城乡发展,完善多层次医疗保障体系,大力推动健康保险发展,支持相关保险机构投资医疗机构,积极探索保险机构参与新型农村合作医疗管理的有效方式,推动新型农村合作医疗的健康发展。2007 年,中国保险协会和中国医师协会在中国保监会的指导下发布《重大疾病保险的疾病定义使用规范》,对重大疾病保险的 25 种重大疾病的名称和定义进行了明确和规范,为大病保险的建立打下了基础。

2009 年,《关于保险业深入贯彻医改意见积极参与多层次医疗保险体系建设的意见》(保监发〔2009〕71 号)提出,商业健康保险是多层次医疗保障体系的有机组成部分,要充分发挥保险业专业优势,积极参与多层次医疗保障体系建设,对商业健康保险的定位进行了明确。2012 年,《国务院“十二五”期间深化医药卫生体制改革规划暨实施方案》明确提出,要积极发展商业健康保险,鼓励和引导商业保险公司开发长期护理保险、大病保险等基本医疗保险以外的险种,同时指出可以委托具有资质的商业健康保险机构进行社会基本医疗保险经办业务。2013 年,《关于促进健康服务业发展的若干意见》(国发〔2013〕40 号)发布,提出要进一步完善健康保险服务,丰富商业健康保险产品,鼓励发展与基本医疗保险相衔接的商业健康保险,推进商业保险公司承办城乡居民大病保险,扩大人群覆盖面,以及积极开发长期护理商业险以及与健康管理、养老等服务相关的商业健康保险产品。

2016 年,中国保监会印发《中国保险业发展“十三五”规划纲要》,指出商业保险要积极参与社会保障体系建设,成为社会保障体系的重要支柱,使保险逐步成为个人和家庭商业保障计划的主要承担者、企事业单位发起的养老健康保障计划的重要提供者、社会保险市场化运作的主要参与者。同时,完善商业健康保险顶层设计,鼓励发展与基本医疗保险相衔接的补充医疗保险,大力发展多元化商业健康保险,加强大病保险监管,确保大病保险规范运行。2016 年,《“十三五”卫生与健康规划》(国发〔2016〕77 号)提出,鼓励企业和个人通过参加商业保险及多种形式的补充保险解决基本医保之外的需求。2017 年,国务院办公厅印发的《关于支持社会力量提供多层次多样化医疗服务的意见》(国发〔2017〕44 号)明确,鼓励商业健康保险机构和健康管理机构联合开发健康管理保险产品,加强健康风险评估和干预。

由此可见,随着我国基本医疗保险制度的改革与转型,商业健康保险在我国多层次医疗保障体系的建设中扮演着日益重要的角色。一方面,商业保险公司推出的商业健康保险作为基本医疗保障以外的补充,有效满足了人民群众更高层次的健康保障需求;另一方面,商业保险公司通过政府购买服务的形式,积极参与到基本医疗保险、大病保险与长期护理保险等补充性保险的经办管理,充分发挥自身优势,提升了医保经办效率和管理水平,有效提高了我国医疗保障体制的运行实效[①]。

第三节   老龄社会医疗保障制度面临的挑战

目前,我国正处于人口快速老龄化阶段(1999—2022 年),并逐渐步入急速老龄化(2022—2036 年)和深度老龄化(2036—2053 年)阶段。老年人口数量将从 1999 年的 1.31 亿增至 2053 年的 4.87 亿,即人口老龄化水平将从 1999 年的 10.3% 升至 2053 年的 34.8%。在人口老龄化的背景下,老年人患病状况日趋严重。根据测算,2010 年我国老年人慢性病患病例数为 10945 万例,预计 2050 年将增至 29565 万例,年平均增长 2.5%,绝对数增加 1.7 倍。2011 年,我国 60 岁及以上老年人口总的疾病经济负担为 8935 亿元,预计到 2050 年为 247638 亿元,将增加 27 倍[②]。人口的快速老龄化以及与之相伴随的疾病谱的转变,导致我国疾病经济负担和医疗服务利用需求急剧增长,这将给我国的医疗卫生事业发展和医疗保障制度带来重要影响。

另一方面,随着我国医疗保障制度的发展和扶贫事业的进步,贫困人口的医疗健康权益得到显著提升。然而,我国的"因病致贫、因贫致病"现象仍十分突出,这显示了我国医疗保障制度面临着深层次的矛盾,尤其是

---

① 杨燕绥,廖藏宜.健康保险与医疗体制改革[M].北京:中央财政经济出版社,2018:36-39.

② 总报告起草组,李志宏.国家应对人口老龄化战略研究总报告[J].老龄科学研究,2015,3(3):4-38.

医疗服务需求作为"支出型贫困"的重要原因,不仅是贫困群体也是全体国民共同面临的风险。此外,我国现行医疗保障制度的公平性与可持续性有待进一步提高,尤其是城乡贫困人口、农民工群体、妇女儿童老人等特殊贫困群体的医疗权益,尚未得到完全保障。

一、医疗保障制度降低疾病负担的作用有待加强

目前的医疗保障制度在降低贫困群体的疾病负担方面的作用有待加强。有研究显示,新农合实施后,农村家庭的重大医疗支出占比仍居高不下,医疗支出超过家庭收入的贫困家庭比率也在增加[1]。也有研究指出,新农合实际报销比率仍太低[2]。在贫困农村地区,新农合对农户因病致贫的缓解作用不显著[3]。另一方面,医疗保障制度未满足流动人口的医疗服务需求。现行基本医疗保险制度单一的保障模式和方案难以兼顾特殊群体的利益[4]。例如不同属性的农民工群体的健康需求未能得到精准识别与帮扶;农民工群体城乡医疗保险转移接续存在困难[5],医保异地转接难等[6]。各地农民工医保政策保障对象不明确、覆盖范围较窄、保障水平不足、与其他职业人群医疗保障差距未能弥合等问题,导致农民工的健康状况得不到保障,容易出现"因病致贫、返贫"现象。而健康贫困使得农村精英劳动力人力资本过早衰退,疾病负担转嫁给农村,加剧农村贫困现象,拉大城乡差距。

在医疗救助制度方面,其一,医疗救助对象范围狭窄、救助水平低。当前医疗救助制度存在受益群体有限,政府医疗救助筹资及支出结构未呈现

① 解垩.医疗保险与城乡反贫困:1989—2006[J].财经研究,2008,34(12):68-83.
② 方黎明.新型农村合作医疗和农村医疗救助制度对农村贫困居民就医经济负担的影响[J].中国农村观察,2013(2):80-92.
③ 沈政.新农合对农户因病致贫的缓解效果研究——基于生存分析视角[J].西部经济管理论坛,2018,29(1):53-62.
④ 曹军.完善农村医疗保障体系的路径研究[D].昆明:云南大学,2011.
⑤ 王明月,张联社.农民工市民化困境解读——基于制度贫困、权利贫困[J].农村经济与科技(9):199-200.
⑥ 秦立建,杨倩,黄奕祥.农民工基本医疗保险异地转接研究述评[J].中国卫生经济,2015,34(2):17-20.

良好的亲贫性^①,事后救助缺乏法制化和规范化程序等问题。我国医疗救助覆盖范围应进一步从建档立卡的贫困户群体扩展到因病致贫或贫困边缘群体。其二,医疗救助资源配置失衡,产生不公平。医疗救助资源在地区之间、城乡之间、不同类型贫困户之间存在差异,这增强了个体的不公平感,影响了医疗救助的可持续性发展。资源配置失衡体现为医疗救助"重大病轻小病",忽视了贫困家庭的基本保健需要,相对恶劣的生活环境导致贫困人口患病率增加。贫困人口的基本卫生服务需求得不到满足,疾病不能被尽早发现,且小病容易拖成大病,导致更为严峻的健康与贫困风险。

二、基本医疗保险的可持续性堪忧

为应对人口老龄化对医疗保障制度体系带来的挑战,我们需要更加重视基本医疗保险制度的公平性、可持续性和制度运行效率。中共十八届三中全会明确指出要"坚持精算平衡原则",因此,本书重点从基金长期平衡的视角关注制度的可持续性,尤其是基本医疗保险制度的基金长期平衡问题。之前有研究考虑了人均医疗费用占人均工资比率不变和增长两种情况,对 2000—2050 年间基本医疗保险制度费率增长状况进行了测算,得出相对人均工资而言,人均医疗费用以较快速度增长时,人口老龄化将导致医疗费率急剧增长的结论^②。还有研究对在职职工人均医疗费用增长率、年平均工资增长率、人口负担比、基金投资率等参数作出假定,分别推断出了基金不平衡的年度及整个基金入不敷出的年度^③。

人口老龄化会带来基本医疗保险参保者结构的老化,在职工基本医疗保险中,退休人员不缴费的规定造成了基本医疗保险"系统老龄化"问题。这就需要我们转变医疗保险基金当年平衡的传统视角,引入寿险精算的方法,对医疗保险"系统老龄化"造成的基金缺口进行估算。随着人口老龄化的加剧,基本医疗保险"系统老龄化"是不可避免的,降低"系统老龄化"程

---

　　① 任志江,苏瑞珍.农村医疗保障制度反贫困的传导机理、当前困境与对策创新[J].理论探索,235(1):116-123.

　　② 邓大松,杨红燕.老龄化趋势下基本医疗保险筹资费率测算[J].财经研究,2003(12):39-44.

　　③ 王晓燕,宋学锋.老龄化过程中的医疗保险基金:对使用现状及平衡能力的分析[J].预测,2004(6):5-9.

度,成为完善基本医疗保险制度的基本手段之一①。

三、公立医院补偿机制改革并未降低医保基金支出

一直以来,因医疗服务价格低估而导致的"以药补医"机制,赋予了医疗机构抬高药价的合法权力②。"十二五"以来,为破除"以药补医"机制,公立医院补偿机制改革不断深化,主要措施是将公立医院收入补偿由药品加成收入、服务收费和财政补助三个渠道改为服务收费和财政补助两个渠道③,即实行药品零差率,同时提高部分医疗服务价格、增加财政投入。那么,在未曾撼动价格管制和定价机制的前提下,仅依靠药品价格下降与医疗服务价格抬高这"一升一降"作用,药品零差率改革能否成为深化医药体制改革的突破口,确实降低患者的医药费用负担?

新医改以来,社会医疗保险制度在保障需方基本医疗福利权益方面,确实取得了可喜成绩。中国医改问题研究专家叶志敏(Chi-Man Yip)等④认为,中国能够在如此短的时间内实现社会医疗保险的全覆盖,是一个非凡成就,在政府支持下保险待遇逐步提高也是值得骄傲的成功经验。但是,面对患者的经济负担重、医疗服务质量低、满意度差等深层次矛盾,专家们也达成了共识,即要在医疗服务体制方面实现供方改革的突破,合理引导供方行为,减轻灾难性医疗支出带来的压力,促进健康公平⑤。自从2010年卫生部医疗服务监管司印发《关于公立医院改革试点的指导意见》以来,以"药品零差率"为切入点的公立医院改革成为供方改革的核心。2014年浙江省在全部县级和市级公立医院完成改革的基础上,省级医院

① 何文炯,徐林荣,傅可昂,等.基本医疗保险"系统老龄化"及其对策研究[J].中国人口科学,2009(2):74-83,112.

② 朱恒鹏.医疗体制弊端与药品定价扭曲[J].中国社会科学,2007(4):89-103,206.

③ 国务院办公厅.国务院办公厅关于城市公立医院综合改革试点的指导意见[EB/OL].(2015-05-17)[2021-04-20]. http://www.gov.cn/zhengce/content/2015/05/17/content_9776.htm.

④ Yip W C M, Hsiao W C, Chen W, et al. Early appraisal of China's huge and complex healthcare reforms[J]. The Lancet, 2012, 9818(379): 833-842.

⑤ i. Liu Y, Rao K, Wu J, et al. China's health system performance[J]. The Lancet, 2008, 372(9653): 1914-1923. ii. Wagstaff A, Yip W, Lindelow M, et al. China's health system and its reform: A review of recent studies[J]. Health Economics, 2009, 18(S2): S7-S23. iii. Ramesh M, Wu X. Health policy reform in China: Lessons from Asia[J]. Social Science & Medicine, 2009, 68(12): 2256-2262.

也加入综合改革的队伍,率先实现了公立医院综合改革全覆盖的目标。本书对浙江省取消药品加成和调整医疗服务价格的省级公立医院补偿机制改革进行了效果评估。

研究发现,职工医保参保人员在省级公立医院就医的医药总费用和人均医药费用,较改革前同期有所增加;医药总费用、门诊和住院医药费用、人均医药费用、次均门诊费用和日均住院费用都显著增加。由医疗服务价格调整增加的收入带来的对取消药品加成减少的收入的实际综合补偿率达到了134%。也就是说,对于省级公立医院而言,提高医疗服务价格带来的增收远远高于药品加成减少的收入,补偿率超过政策预期。职工医保基金支出总额和就医者人均医保基金支出额,都比改革前同期有显著增加。改革后,医保参保人员个人现金支出总额也显著增加①。也就是说,公立医院补偿机制改革并未起到降低医疗费用、医保基金支出和个人负担的作用,三医联动的有效机制依然是深化医疗体制改革中的难点。

第四节　医疗保障制度发展前景:基于健康公平的制度设计

2020 年 3 月,中共中央、国务院发布了《关于深化医疗保障制度改革的意见》(以下简称《意见》),这是医疗保障领域中首个中央层级的整体改革文件,提出了新时代医疗保障制度改革的总体框架。《意见》指出,力争在 2030 年全面建成以基本医疗保险为主体,医疗救助为托底,补充医疗保险、商业健康保险、慈善捐赠、医疗互助共同发展的多层次医疗保障制度体系,这标志着我国全面深化医疗保障制度改革的进军号已经吹响,中国特色医疗保障制度的发展前景将从长期的试验性改革走向基本成熟②。

我国已步入中国特色社会主义新时代,在新的历史方位中把握新的目标与使命,是全面深化医疗保障制度改革的基本前提。我国社会主要矛盾

---

① 刘晓婷,惠文.省级公立医院补偿机制改革对医保基金支出和个人负担的影响[J].公共行政评论,2015,8(5):30-49,186-187.

② 郑功成.中国医疗保障发展报告(2020):新机构、新成就、新挑战与新前景[M].北京:社会科学文献出版社,2020:1-49.

已转化为人民日益增长的美好生活需要和不平衡、不充分发展之间的矛盾。在医疗保障领域，具体表现为区域之间、城乡之间、群体之间未能获得公平、充分的医疗保障服务，尤其是贫困群体的基本医疗需求尚未得到满足；相对贫困群体和发生灾难性医疗支出的家庭，因病致贫、返贫现象尤为突出①。我国医疗保障覆盖面在不断扩大，但是医疗保障不公平问题也日益显现。

中国特色医疗保障制度应基于"健康公平"，围绕实现两个目标建设：基本公共卫生服务均等化和城乡一体化的制度型医疗保障体系。2019 年党的十九届四中全会通过的《关于坚持和完善中国特色社会主义制度，推进国家治理体系和治理能力现代化若干重大问题的决定》明确提出，应健全统筹城乡、可持续的基本医疗保险制度，规范社保基金管理，发展商业保险；强化制度保障，提高医疗保障水平，健全重特大疾病医疗保险和救助制度。

一、基于健康公平的中国特色医疗保障制度设计原则

健康水平与贫困有显著的关联性，健康贫困是指由于经济发展水平低下、支付能力不足所导致的参与医疗保障、卫生保健和享受基本公共卫生服务的机会丧失，以及由此造成的健康水平下降导致的参与经济活动能力的剥夺，从而带来的收入减少与贫困发生或加剧②。联合国将"消除贫困"与"良好健康与福祉"列为 2030 年争取实现的可持续发展目标③。

我国医疗保障制度的设计原则要考虑如下特征：首先，2020 年后我国相对贫困将取代绝对贫困，成为贫困的主要形态。因此，解决因疾病而造成的"支出型贫困"将构成医疗保障制度的主要目标。其次，由于我国扶贫政策覆盖人群将从农村连片贫困人口扩展到城镇贫困人口和流动贫困人口，因此构建城乡一体的制度型医疗保障体系将成为重点内容。再次，优

①　向国春,黄宵,徐楠,等.精准健康扶贫对完善全民医保政策的启示[J].中国卫生经济,2017,36(8):16-19.

②　孟庆国,胡鞍钢.消除健康贫困应成为农村卫生改革与发展的优先战略[J].中国卫生资源,2000(6):245-249.

③　联合国.联合国 2030 可持续发展目标[EB/OL].(2021-4-20)[2021-4-20].https://www.un.org/sustainabledevelopment/zh/sustainable-development-goals/.

质医疗资源在我国特殊弱势群体中可及性不强,基本公共卫生服务均等化将成为优先发展的减贫战略。最后,面对人口老龄化以及经济社会发展新常态的社会转型,医疗保障制度的可持续性应该成为不可被忽略的原则底线。

疾病常常带来经济负担,健康贫困的实质在于健康权利和健康能力的缺失。要消除健康贫困,需要立足健康权利和健康能力两个维度,建立以医疗保障制度为主的一系列社会保障制度,增强人们的健康权利与健康能力。《中共中央国务院关于打赢脱贫攻坚战的决定》提出,要开展医疗保险和医疗救助脱贫,实施健康扶贫工程,保障贫困人口享有基本医疗卫生服务,努力防止因病致贫、返贫。国家15个部委联合印发的《关于实施健康扶贫工程的指导意见》进一步明确医疗保障建设的具体要求,强调"应提高保障水平,切实减轻农村贫困人口医疗费用负担;对患大病与慢性病的贫困人口进行分类救治;实行县域内农村贫困人口住院先诊疗后付费;加强贫困地区医疗卫生服务体系建设;实施全国三级医院与连片特困地区县和国家扶贫开发工作重点县县级医院一对一帮扶;统筹推进贫困地区医药卫生体制改革;加大贫困地区慢性病、传染病、地方病防控力度;加强贫困地区妇幼健康工作;深入开展贫困地区爱国卫生运动"等九个方面①。

结合"因病致贫"作用机理和国家扶贫工程的指导意见,本书认为,我国医疗保障制度的设计与政策落实应围绕以下原则展开:

一是底线公平原则。推动城乡基本公共卫生服务均等化,提高弱势群体的医疗服务利用率,保障人人公平享有优质的医疗卫生资源。

二是"基本医保保基本"原则。增强贫困群体的基础性、兜底性保障,减少"因病致贫、返贫"风险。同时,稳步提高城乡居民的医疗保障水平,缩小群体间待遇差距,实现健康公平。

三是提高医保治理水平原则。整合碎片化的医疗保障制度体系,推动医保城乡一体化,提高基本医疗保险的可携带性与流动性,保障城乡居民和流动人口的健康保障水平。

四是基金运行可持续性原则。科学确定医保基金筹资水平,均衡各方

---

①　中央政府门户网站.关于实施健康扶贫工程的指导意见[EB/OL].(2016-06-21)[2021-4-20]. http://www.gov.cn/xinwen/2016-06/21/content_5084195.htm.

缴费责任,强调基本医疗保险基金平衡的重要性,并建立财政投入的长效机制,保证制度长期、平稳与有效运行。

五是协同推进原则。加快医疗服务体系和药品生产流通体系供给侧改革,确保医疗保障制度改革得到有力的支撑保障。

二、基于健康公平的中国特色医疗保障制度设计要点

全面深化医疗保障制度改革的目标,是在"十四五"期间制度走向基本成熟,而这取决于重点改革任务的突破。当前改革的关键是医疗保障制度,我国医疗保障制度亟须解决支出型贫困和健康公平的问题。同时,我国健康扶贫政策也提出了"提高医疗保障水平使得贫困人口看得起病,建档立卡精准救治使其看得好病,推动城乡医疗服务均等化使其方便看病,加强公共卫生和疾病防控工作使其少生病"四重政策目标[①]。本书将基于健康公平的中国特色医疗保障制度设计要点分为以下四个方面。

1. 促进基本公共卫生服务均等化

健康权利被视为一项基本人权,而让所有国民享有平等的健康权利需要以基本公共卫生服务均等化为基石。我国在 2009 年已经提出"实现基本公共卫生服务均等化"的目标,并将其作为医药卫生体制五项重点改革项目之一;2016 年《"健康中国 2030"规划纲要》明确指出,要强化覆盖全民的公共卫生服务,优化健康服务,加强健康教育。然而,在基本公共卫生服务均等化推行过程中出现了许多问题,表现为公共卫生资源配置不平衡、公共卫生服务供给能力不足、公共财政体制不完善以及配套法律体系不完善等。

针对以上问题,未来我国医疗保障体系应从责任主体、制度保障、人才培养、法律法规、绩效考核等多个方面加以系统性改进。首先,明确政府在公共卫生中的主体责任。政府无疑应为百姓提供基本公共卫生服务,对不同区域和城乡之间的医疗资源进行战略性调整,实现基本公共卫生服务和资源的合理分布。其次,完善公共卫生财政制度。这需要优化公共财政支

---

① 向国春,陈运山,李婷婷,等.健康扶贫与医疗救助衔接的挑战及探索[J].卫生经济研究,2019,36(4):10-12.

出结构,切实加大公共卫生财政投入,尤其是对农村贫困地区的投入。再次,加强公共卫生专业人才队伍建设。应当着力加强基层卫生人才的培养,逐步壮大专业人才规模,提升专业化水平。又次,完善配套法律保障。必须加强公共卫生服务领域的法律法规建设,建立公共卫生法律体系,通过政策的贯彻落实保障人们享有公共卫生服务的权利。最后,做好公共卫生项目的管理。应明确目标与各方职责分工,并加强过程监管与效果评估,建立相应的评价机制,提高基本公共卫生服务的质量和效果。

2.建设城乡一体化的制度型医疗保障体系

构建多层次医疗保障体系是满足不同阶层多样性医疗保障与健康服务需要的必由之路[1]。我国多层次医疗保障制度体系是以基本医疗保险为主体,大病保险为延伸,医疗救助为托底,各类补充保险共同发展(见图2.2)。未来,我国仍需要进一步优化医疗保障制度设计,解决当下实践中暴露出的问题,完善体制机制,建设基于"健康公平"的城乡一体化制度型医疗保障体系。

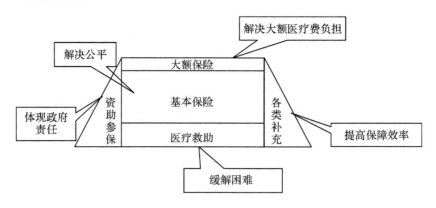

图 2.2　我国多层次的医疗保障制度框架[2]

(1)基本医疗保险

基本医疗保险制度在整个医疗保障体系中发挥着主体作用,其由职工

---

① 郑功成.中国医疗保障发展报告(2020):新机构、新成就、新挑战与新前景[M].北京:社会科学文献出版社,2020:41-49.

② 此图来源于杭州市医疗保障局,内部资料。

基本医疗保险和城乡居民基本医疗保险组成,以实现公平与可持续性为制度设计目标。对于职工基本医疗保险制度而言,其一,未来应建立职工基本医疗保险基金的精算平衡机制,兼顾基金的短期平衡与长期平衡,以应对"系统老龄化"的挑战。其二,建立健全门诊共济保障机制,改革职工基本医疗保险个人账户,扩大门诊统筹。其三,探索建立退休人员的医保缴费机制,科学测算并设置最低缴费年限。对于城乡居民基本医疗保险而言,须完善城乡居民基本医疗保险的筹资机制,有序提高筹资水平。进一步缩小城乡居民基本医疗保险与职工基本医疗保险之间的待遇差距,提高不同群体之间保障的公平性,为进一步建成城乡一体化的全民医保制度奠定基础。

此外,我国整体基本医疗保险制度在未来需要进一步完善。在医保支付方式方面,应持续推动医保支付方式改革,全面、科学地建立总额预算制度,推行以住院 DRGs 付费、门诊规定病种按病种付费、门诊特殊慢性病按人头付费、医疗康复及慢性精神病等长期住院按床日付费的多元复合型支付方式。在基金管理方面,应改革完善医保基金监管体制,完善创新基金监管方式,控制医疗费用不合理增长。在资金统筹方面,需要提高统筹层次、缩小城乡医保待遇水平差距以及完善相关配套措施。在覆盖人群方面,进一步细化建立新业态从业人员的参保方式,促进基本医疗保险与经济社会新常态相适应。在责任分担方面,通过制度优化设计和科学测算提高保障水平,加强制度的风险分担功能。

（2）医疗救助

医疗救助制度在整个医疗保障制度体系中起着兜底责任,根据现行制度规定,医疗救助一方面资助弱势群体参与基本医疗保险,另一方面对救助对象经医保报销之后的自付费用进行二次补偿。为了进一步实现公平与可持续的目标,未来我国医疗救助制度还需在以下几个方面予以加强。

首先,扩大救助对象范围。政府需转变救助理念,将医疗救助对象从低保群体扩展到低收入群体。其次,拓宽筹资来源,加大财政投入力度,建立各级财政的预算机制和稳定的资金增长机制。再次,加强医疗救助与基本医保、大病医保等其他各医保政策的衔接,转变补偿方式,对支出型贫困对象给予"一站式服务",同时突破基本医疗保险的目录限制,建立符合医疗救助特点的目录,进而建立防范和化解"因病致贫、返贫"的长效机制。又次,拓宽医疗救助的筹资渠道,提高慈善救助的地位,促进社会参与,开展多样化的救助方式,建立健全相应的法律法规体系。最后,探索建立罕见病用药保障机制。

(3)补充医疗保障

商业医疗保险是基本医疗保险的补充,主要有两项功能:一是经办基本医疗保险业务;二是承办政策性补充医疗保险和开发商业健康保险。但我国商业健康保险非常滞后,2013—2018 年间,商业健康保险赔付支出占全国卫生总费用支出比率分别仅为 1.3%、1.5%、1.9%、2.2%、2.5%、3%,既无法满足中高收入人群更好的医疗保障需求,低收入群体也因慈善医疗的不足失去了社会相应的人文关怀[①]。为此,本书提出:完善商业保险主体参与社会医疗保险经办的法律法规体系,确保基金安全,保障合法权益;创造良好的政策环境,激励保险公司开发健康扶贫系列的商业保险,可采用小额健康型保险,保费由财政资金、扶贫资金负担或财政与个人共担,保障范围覆盖住院补充医疗、基本医疗目录外的住院费用等方式,补充保障居民的健康权益。

建立多层次的医疗保障体系,同时促进基本医疗保险、医疗救助与各类补充性保障制度之间的有效衔接,提高大病(额)医疗费用的保障水平,真正解决疾病带来的"支出型贫困"问题。

3. 完善医疗保障领域的法制化建设

在现代社会保障制度的发展进程中,法制化是制度成熟、定型的客观标志[①]。在医疗保障领域进行法制化建设,不仅能为我国医疗保障制度的稳定健康发展保驾护航,也是实现国家治理体系现代化的基本途径。当前,我国医疗保障法制建设明显落后于医保改革,例如《社会保险法》中规范的基本医疗保险制度过于粗放、社会救助领域的立法层次还很低、医疗保险基金监管缺乏法制保障等,这都影响了健康服务的公平性。因此,当我国医疗保障制度深化改革,逐步成熟定型时,我们需要同步推进这一制度体系的法制化[①]。

---

① 郑功成.中国医疗保障发展报告(2020):新机构、新成就、新挑战与新前景[M].北京:社会科学文献出版社,2020:283-307.

　　浙江是经济社会发展和区域治理现代化走在全国前列的省份,更是地方立法创新走在全国前列的省份,具备在医疗保障立法方面先行先试的条件。2021年出台的《浙江省医疗保障条例》为调整医疗保障关系提供了法律依据,其对于解决医疗保障难题,强化健康公平,促进医疗保障更高质量发展,具体体现在以下几个方面:(1)增加新经济的灵活就业人员在基本医疗保险方面的法律保障;(2)建立医疗救助对象精准识别机制,科学确定救助范围;(3)推进医保支付方式改革,推行以按病种付费为主的多元复合式医保支付方式;(4)明确责任主体,各级政府、相关部门、社会团体以及参保公民责任相对均衡,保障贫困群体病有所医;(5)合理制定医保筹资标准、医疗救助标准、医疗保险标准,与当地社会经济水平相适应;(6)建立对行政权力的监督机制,规范行政行为,确保基金合理使用,完善基金全周期风险监测预警防控机制,创新舆论监督机制;(7)建立全省统一的医疗保障信息系统,依托数据平台实现信息实时共享,促进医疗服务标准化、数字化、规范化发展;(8)推动部门协同工作,消除过去部门分割、政策分割、资源分割、信息分割的格局;(9)增强医疗救助托底保障功能,提高年度医疗救助限额,合理控制贫困群众政策范围内自付费用比例;(10)根据本地区老龄化特色和实际需求,提供针对性服务;(11)特殊群体、特定疾病医药费豁免制度;(12)个性化保障,鼓励发展商业健康保险,支持商业保险公司拓展重疾险等保险产品范围。

　　然而,现有关于医疗保障的法律法规仍有待于进一步完善,表现为医疗救助对象范围和救助程度尚未规范化,医疗救助与医保基金的衔接不足,医保立法较为复杂导致科普性差,骗保问题,以医代养问题尚未有效解决等。本书建议,未来中国医疗保障体系将法制化引入医保信用体系,通过大数据确保奖惩机制的一体化;优化省级统筹,提高共识;完善与《基本医疗保障条例》相配套的法规,确保医保条例顺利施行;各级政府采取基于共识的立法措施来保障医疗服务标准化发展,等等。未来需要进一步研究医疗保障立法问题,帮助新时期医疗保障制度成熟定型,促进医保服务更加公平、更可持续。

4. 加强重特大疾病保障制度建设

　　大病保险制度在破解"因病致贫、因病返贫"问题上发挥重要作用。但我国大病保险制度存在筹资水平低、基金运行压力大，统筹层次过低、区域差别较大等问题。

浙江金华为了解决大病保险待遇不平衡、不充分的问题，提高重特大疾病医疗保障水平，缓解群众就医经济负担，在2018年创新实施"选缴保费法"大病补充医疗保险制度，即参保群体在全部缴纳大病基本保费的基础上，增加"选缴"模块，通过自主选缴，提高报销待遇。同时，以"同域同待"为核心，在政策体系、筹资标准、待遇水平等方面实现城乡一体化、市域同城化，消除不同地区、不同群体之间的政策待遇差别。全市职工大病医疗综合保障水平可从70%最高提高到95%以上，城乡居民从60%提高到90%以上[①]。在金华模式的基础上，浙江省各地纷纷开展商保合作的商业补充型医疗保险，比如丽水市推出了"浙丽保"，目的在于实现补充医疗保险与基本医保、大病保险、医疗救助功能互补，进一步减轻群众重特大疾病的医疗负担，减少城乡居民家庭灾难性医疗支出的发生。

"浙丽保"制度体现了强政府主导性，在制度建设、政策规划、宣传推动、保费征收和监督管理等环节都表现出很强的政府干预。而政府的强力推进，对于保险参保率的提升有着显著的积极意义，特别是对于公益性保险而言，高参保率有效扩大了基金规模，提高了抗风险能力。"浙丽保"参保率最高的遂昌县，其群众参保率甚至达到了90.01%。与此同时，"浙丽保"实行市级统筹管理，市级统一核算保险资金，保险统筹层次的提升为基金的平稳运行提供了进一步保障。其次，"浙丽保"作为一项商业补充医疗保险制度，充分体现了对于商业保险机构发展的支持。同时，"浙丽保"的保障范围充分体现了其作为补充性医疗保险在多层次医疗保障体系建设中的价值。"浙丽保"对经基本医保、大病保险报销后个人仍需负担的医疗费用实行保障，将医疗费用报销范围扩展到大病保险以及医保目录以外，在制度设计上实现了与基本医疗保险、大病保险、医疗救助的有效衔接与功能互补，切实推动了多层次医疗保障体系的完善。

这些经验为我国重特大疾病保障制度提供了有效借鉴，通过创新保障方式，可将更多重特大疾病纳入保障范围。未来我们可以进一步探索多种

---

① 资料来源：金华市医保局，内部报告。

不同的医疗保障机制,如基本医疗保险、医疗救助、长期护理保险、商业健康保险等,作为应对重特大疾病的协同机制。

第五节　本章小结

本章系统回顾了中国特色社会保障制度的体系建设从传统的医疗保障制度到覆盖全民的医疗保障制度体系的发展(见第一节)。从 20 世纪 90 末开始并持续至今的改革发展,使我国的医疗保障制度体系在推动健康公平方面取得了瞩目的成就,制度体系日渐成熟,城乡统筹程度提高,医疗保险支付方式多元化趋势明显,医疗保障经办管理体系提上日程,医疗救助制度发展完善,长期护理保险的试点探索达到预期,商业医疗保险积极发挥补充作用(见第二节)。我国的医疗保障制度在取得这些成就的同时,也受到来自人口老龄化等社会经济发展"新常态"带来的挑战,医疗保障制度在反贫困和降低百姓疾病经济负担方面的作用有待加强,基本医疗保险的系统老龄化问题严峻,制度的可持续性堪忧,公立医院补偿机制改革等医疗和医药体制改革尚未充分起到降低医保基金支出的作用等(见第三节)。

我国已经进入中国特色社会主义新时代,多层次的医疗保障体系需要进一步全面深化改革,提高制度的公平性和可持续性。在基于健康公平的医疗保障制度设计中,我们要在促进基本公共卫生服务均等化的基础上,进一步加强城乡一体化的制度型医疗保障体系建设,最终实现全体国民公平享有的健康权益保障,增进人民的健康福祉。

第三章　基于社会正义的健康公平

过去 30 年,"健康公平"从一个西方意识形态中的敏感词汇发展为热门概念,健康公平的相关研究也大量增加,人们越来越多地致力于通过社会政策和福利项目来减少健康不公平①。本章旨在综合回顾与评述中西方相关的理论基础与实证研究。第一节将界定平等、公平与社会正义等关键性理论概念,建立本书的理论选择和价值立场;第二节将回顾健康公平理论,并回答为什么基于"社会正义的公平"来界定健康公平这一问题;第三节将识别影响健康公平的社会决定因素,包括社会结构因素与社会网络因素,其中重要的影响因素构成了本书的预测变量;第四节将讨论医疗保险、医疗服务利用与健康水平的关系,这是实证研究中尚未终结的争论,也是本书要回答的重要问题。

第一节　平等与公平

平等(equality)是社会福利领域一个基本概念,也是谈论公平(equity)和正义(justice)不能绕过的基础概念。然而,这个看似简单的概念,其内涵和外延却十分复杂,涉及社会学、伦理学、经济学、政治学、法学等诸多领域,在不同的学科、派别之间也存在争论。要想界定"平等"的概念,首先要准确陈述平等的主体和客体,即"对于谁的平等"(equity for whom)以及"关于什么的平等"(equality of what)。

---

① Gwatkin D R, Wagstaff A, Yazbeck A. Reaching the Poor with Health, Nutrition, and Population Services: What Works, What Doesn't, and Why[M]. World Bank Publications, 2005:3-26.

平等的客体本身并无好坏之分,但某一事物的平等很可能造成其他事物的不平等(如机会平等可能造成结果的不平等);平等的理论原则也都存在各自的优缺点,目前尚没有一个占主导地位的理论。而公平是关于"何者的平等更为重要"的价值选择和原则立场。本研究的出发点采取了罗尔斯(John Rawls)"弱者优先"的社会正义理论,该理论致力于为底层争取平等,让弱势老年人在医疗福利资源的分配中获得优先分享权,从而最大可能地提高他们的健康地位。

一、平等的主体与客体

1. 平等的主体

谈平等的主体就是要回答"谁与谁之间的平等"这个问题。平等的主体可以是个体之间的平等,也可以是群体之间的平等①。经济学基于理性人的假设,通常关注个体之间的平等;但是在社会学中,群体间的平等更受关注,因为群体间的差别往往成为社会矛盾冲突的根源。群体差别形成的原因是多元的,有自然原因(如年龄、性别差别)、地理原因(如区域差别)、文化原因(如族群、宗教差别)、社会与政治原因(如阶级差别、城乡差别)等。其中,有些差别是不可避免的,也是可以接受的,如年龄、性别;而另一些差别则会造成某个(或某些)群体与其他群体相比的不公平,如阶级差别、城乡差别。但是,无论是自然原因还是社会政治文化原因造成的差别,都可能因现行社会制度的不健全,而使弱势群体长期难以融入所居住和工作的环境,从而遭到社会排斥。因此,在各学科关于平等的研究中,一些关注具有弱势特征群体的研究得到了较多关注。

2. 平等的客体

阿玛蒂亚·森认为,分析和评价平等的核心是回答"关于什么的平等"(equality of what)这个问题②。不同理论对于平等的客体有不同的主张,如收入、资产、福利、自由权利、机会、能力等。收入平等主义(income-egalitarianism)要求平等的收入,而福利平等主义(welfare-egalitarianism)

---

① 见王绍光.祛魅与超越——反思民主、自由、平等、公民社会[M].香港:三联书店,2010:第四章.

② Sen A. Inequality Reexamined [M]. Cambridge, MA: Harvard University Press,1992:182-187.

则主张平等的福利水平，传统的功利主义（utilitarianism）坚持所有人的效用平等，纯粹自由主义（libertarianism）则要求权利和自由的平等。某些事物的平等，很可能造成其他事物的不平等。在一些学派看来，为了他们所坚持的事物的平等，可以忍受其他事物的不平等。一般对平等客体的研究，主要围绕以下几个方面的平等而展开。

第一是劳动收入与资产的平等。收入是不平等研究中的一个重要变量，包括劳动收入和资产收入。但是多数对收入分配的研究没有考虑财政转移支付和社会支出对最终分配的影响，包括社会养老保险、社会医疗保险在内的一些社会福利安排具有累进性特征，所以在收入平等的研究中，也要考虑这些转移支付的因素以及税收的影响。而资产性收入取决于拥有资产的规模和资产的回报率。无论是劳动收入平等还是资产平等，追求的都是货币平等（monetary equality）。对这种观点的批评者则认为：货币平等忽视了个体间的差异性需求，拥有不同能力的人，即使拥有等量的货币也可能造成结果的不平等。此外，洛克等人认为货币平等侵犯了人的自由权利（liberty）——获得与自己天赋和努力相匹配的财富的权利[①]。

第二是权利与自由的平等。根据洛克以及后来自由主义者的看法，只有自由和权利应该被平等分配，人们在享受权利的同时，不能侵犯他人的权利和自由[②]。他们所说的"权利"更多的是一种私有财产权，强调对私有财产的保护，而不主张社会权利及其再分配。这里所说的"自由"也是一种消极的自由，只规范什么应该受到保护，不要求一定出现什么状态[③]。

第三是机会的平等。机会平等的拥护者相信机会不平等是社会不平等的原因。机会平等的主张是基于阶级社会而言的，人们属于不同的身份和阶级。只有消除了对一部分人因身份、宗教、种族、性别等差别而造成的机会排斥，才有助于缩小结果不平等[④]。当然，机会平等并不意味着结果

---

① Trevas R, Blocker G. Reading Nozick: Essays on Anarchy, States, and Utopia [J]. Teaching Philosophy, 1983, 6(1): 165-167.

② Cf: Hayek F A. The Constitution of Liberty[M]. London: Routledge, 1960: Part 1: The Value of Freedom.

③ Trevas R, Blocker G. Reading Nozick: Essays on Anarchy, States, and Utopia [J]. Teaching Philosophy, 1983, 6(1): 165-167.

④ Marshall T H. Citizenship and Social Class[C]//Shafir G. The Citizenship Debates: A Reader. Minneapolis, MN: University of Minnesota Press, 1998: 93-112.

一定平等。比如,中国的社会医疗保险制度虽然实现了全民覆盖,但参保对象不一定都能从中平等受益,他们可能会因为无法承担自付部分医疗费用而造成实质上的不平等。

第四是福利的平等。本书认为"福利的平等"包含两层含义:福利待遇(benefits)的平等和幸福感(well-being)的平等。这里的福利待遇包括养老、医疗、住房、教育等福利资源的分配,而幸福感则是主观感受,可以来自对福利资源的占有,也可以来自对个人成就和生活的满意度①。福利平等最大的贡献是考虑了主观的感受,使得平等的衡量标准更加全面。但连Dworkin(1981)自己也承认,这种偏好满意(preference satisfaction)的观点存在问题,个人偏好会造成满意度的不同,要想实现福利平等,就要满足偏好,这必然会牺牲另一部分人的利益①。

第五是资源的平等。罗尔斯主张资源分配的平等,他提出了"基本物品"(primary goods)的概念,包括自然基本物品(natural primary goods)和社会基本物品(social primary goods)。自然基本物品包括健康、智力、体力等,不完全受社会基本结构的控制;而社会基本物品则包括权利与自由(rights and liberty)、机会与权力(opportunity and power)、收入与资产(income and wealth)等,其分配取决于社会基本结构。罗尔斯认为,所有的社会基本物品都应该被平等分配,但即使拥有大致等量的社会基本物品,也可能因个人不同的选择和行为而造成不同的结果②。这里需要关注的是罗尔斯把健康列为自然基本物品,而不认为其属于社会基本物品的范畴。Dworkin认为,人身资源(智力、能力、体力)的平等与非人身资源(如财富)的平等同样重要,因为人身资源不是个人所能选择和决定的,与努力程度无关,因此需要均等化,而由于个人选择和行为造成的人身资源不平等则是公正的③。

第六是能力的平等。阿马蒂亚·森关于"能力平等"(equality of

① Dworkin R. What is equality? Part 1: Equality of welfare[J]. Philosophy & Public Affairs, 1981, 10(3): 185-246.

② Rawls J. A Theory of Justice[M]. Cambridge, MA: Harvard University Press, 1971: 47-101.

③ Dworkin R. What is equality? Part 2: Equality of resources[J]. Philosophy & Public Affairs, 1981, 10(4): 283-345.

capability)的理论构成了对罗尔斯正义理论中"基本物品"平等的批判。能力平等建立在两个概念的基础之上——功能(functionings)和自由(freedoms)。他关注能实现生活有价值的功能的能力,也就是有选择个体认为有价值的生活方式的自由。能力就是一种自由,即追求不同生活方式的实质自由。森关于能力平等的观点并不是强调能力的均等,而是一种自由的程度(extents of freedoms)。为了实现选择的自由,至少保证"基本功能"(basic functionings)和基本能力(basic capabilities)的平等。如果不具备基本功能,就会处于被剥夺的状态;而基本能力是实现基本功能的能力[①]。但是,能力平等的观点也存在理论上的弱点——怎样把人们不同的能力整合成一个整体的指标?如果能力不能被很好地整合,那么这个观点和资源分配平等的观点相比,就显得不具有竞争力[②]。而且,有时候不平等是由个人能力之外的不可控因素造成的,比如运气和偶发事件的风险,因此这种能力平等的看法也站不住脚。

　　概括来讲,以上六个对平等客体的不同主张,主要可以分为两种观点:以机会为基础的平等观点和以结果为基础的平等观点。其中,劳动收入和资产的平等、福利的平等和罗尔斯基本物品分配的平等都是强调以结果为基础的平等观,但也只是某些方面结果的平等;而自由和权利的平等、阿玛蒂亚·森能力平等的思想都属于以机会为基础的平等观,只是这里有形式机会平等与实质机会平等的差别(当然,他们之间的界限并不明显)。确定的是,从对以上六种类型的平等客体的争论可以看出,某一方面的平等可能会造成其他方面的不平等。因此,"平等"的客体本身并没有对与错之分,什么事物的不平等可以忍受,完全取决于我们所处的位置,与价值取向有关,与道德评价无关。任何价值的诉求都会影响其他价值的实现,所以关于平等客体的观点中并没有一个基础的处于主导地位的理论。

二、公平的价值选择

　　如果说"平等"是一个相对中性的概念,那么"公平"则是关于"什么事

---

　　① Sen A. Inequality Reexamined[M]. Cambridge, MA: Harvard University Press, 1992: 182-187.

　　② Arneson R J. Equality and equal opportunity for welfare[J]. Philosophical Studies, 1989, 56 (1): 77-93.

物的平等更为重要"的价值选择。什么样的平等是公平的？这个问题关乎分配正义，不同的理论派别对分配正义的看法也相差甚远。本书通过对以下四个主要平等分配原则的分析、借鉴，得到对"公平性"的界定。

1. 功利主义（Utilitarianism）

功利主义者以边沁（Jeremy Bentham）为代表，关心的是所有人整体效用的最大化（maximization of the sum-total of the utilities of all people）。这里"效用"的衡量是用精神特征作为指标，如快乐（pleasure）、幸福（happiness）或欲望（desire）。对"效用"的使用，意味着功利主义并不考虑个体间的差异，以及利益的具体内容，只考虑为大多数人谋求最大程度的利益。在分配原则上，根据边际效用递减的理论，等额金钱带给穷人的效用比富人大，把富人的钱转移给穷人符合效用最大化原则，因此是正义的。但反过来说，如果牺牲穷人的利益增加富人的利益，能够提高经济效率和整体效用的话，也是可以接受的。因此，功利主义的立场在对公平的测量方面并未呈现优势，亦没有提供道德判断的标准。还有人认为，功利主义以主观特征测度效用的做法也只是间接的方法，而并不是度量平等的好方法①。

2. 自由主义（Liberalism）

自由主义者强调自由和权利的平等。他们关心交换正义（commutative justice），反对分配正义（distributive justice）。正如哈耶克所说：分配正义只能在一种受目的支配的组织当中得到实现，违反了"自生自发秩序"的原则②。因为自生自发的秩序是好的，任何对其的妨碍都是坏的，应该坚决反对分配正义。因此，自由主义（特别是右派）主张小政府的最少干预，保护人们的人身自由和私有财产权，反对税收和转移支付。他们反对分配平等的原因是对自由给予了最重要的关注，认为社会安排应该保障这种平等的自由权利。

---

① Sen A. Inequality Reexamined[M]. Cambridge, MA: Harvard University Press, 1992: 182-187.

② Cf: Hayek F A. The Constitution of Liberty[M]. London: Routledge, 1960: Part 1: The Value of Freedom.

3. 罗尔斯主义(Rawlsianism)

罗尔斯作为左派自由主义的代表人物,他对"公平"的看法与前面自由放任的自由主义右派观点不同。罗尔斯认为自由放任的思想只关注有产者的私有产权,忽略了社会底层的处境,社会不平等很大程度上是外在环境和内在特征共同起作用造成的,有一些先天的差距超出个人的控制,与自由选择无关①。

罗尔斯正义理论最重要的内容就是"正义两原则"。第一原则是只要众人的基本自由彼此兼容,那么每个人都应该拥有平等权利,要求最广泛的基本自由。这是关于政治权利的阐述,是"最大平等自由的原则",在正义的社会中,这些权利必须平等。

第二原则是对社会经济的不平等应该予以适当规划,使之满足两个条件:(1)各项职位及地位,在公平的机会平等的条件下对所有的人开放(公平的机会平等原则);(2)社会及经济不平等的安排必须使社会中处境最不利的人(worst off)获得最大的利益分享(差别原则)。第二原则体现的是经济社会权利,包括所得分配、财富及职位分配原则,这一原则与社会福利的分配关系更为紧密,特别是差别原则,在社会不平等的现实中,对社会弱势群体的权益给予优先发展的保证②。差别原则(difference principle)关注的是社会最底层群体自身境遇的变化,其具体内涵为:社会正义理论所处理的是"分配正义"问题,它承认财富拥有方式的差异,认为这并不妨碍社会正义;但是在福利资源的分配中,应当尽量使每个人都获得平等的分配,使处于社会不利地位的群体获得较多的资源,以此来弥补社会的不平等状况,这就是"积极差别待遇"。在这里,社会最底层的参照系是他们自己,社会资源的分配要有利于改善这些人的境遇,即符合"最大最小"原则(maxmin)——最大限度地改善社会最底层群体的境遇。只要最弱势群体的绝对地位有所改善,其他不平等也是可以接受的。

---

①　Rawls J. A Theory of Justice[M]. Cambridge, MA: Harvard University Press, 1971: 47-101.

②　Daniels N, Kennedy B, Kawachi I. Health inequality or why justice is good for our health [J]. Daedalus, 1999, 128(4): 215-251.

4. 平等主义（Egalitarianism）

与罗尔斯关注底层的绝对地位不同，平等主义关注不同阶层之间的差距，他们看重社会团结（social solidarity），认为人们只有在物质上平等了，才有真正意义上的人格平等，社会才能团结[①]。因此，在平等主义者看来，平等分配的原则比"最大最小原则"更有利于社会的安定团结。这个平等可以是绝对的，也可以是相对的。但"绝对平等"的观点往往遭到批评，认为其忽视个人能力、限制自由等；而主张相对差距缩小的"相对平等"观点，较容易被接受。

除了收入、财产等客观的平等，在一些理论中主观的平等被重视起来（如幸福平等观）。这种主观平等的看法很可能对人们行为的影响更为直接，有助于补充我们对平等的认识。例如怀默霆通过与其他国家类似调查结果的比较研究，发现相对而言中国受访者对社会不平等的批评较少，更容易对个人通过教育、天分和勤奋努力来实现向上流动的机会持乐观态度，调查结果也并未显示出民众认为目前中国变穷和变富的原因源于社会不正义。人们普遍同意，至少就自己周围而言，市场改革所产生的不平等是可以接受的，而且主要是基于个人绩效的，而不是反映出一个不公平的社会秩序[②]。这种与社会历史文化传统相关的主观平等观，对于在特定的文化环境中理解公平问题起到了重要作用。

总结：什么样的平等是公平的？与平等客体的多元性相对应，不同的理论对这一问题的回答存在差异。为了回答这一问题，我们首先要确定关心"什么事物的平等"，并且有足够的理由证明为什么这个方面的平等很重要。然后根据这个平等客体的特点，从可以借鉴的理论出发，又不完全受制于这个理论（因为每个理论对平等的看法都存在局限性），设计合理的分配机制，从而促进公平的实现。

综上所述，从主体来看，本书关心的是不同老年人群体之间的平等，讨论群体差别形成的社会政治文化原因。弱势老年人应该成为重点被关怀的对象，因为根据期望效用理论，保险需求反映了个体的风险厌恶（risk

---

① Crocker L. Equality, solidarity, and Rawls' maximin[J]. Philosophy & Public Affairs, 1977: 262-266.

② 怀默霆. 中国民众如何看待当前的社会不平等[J]. 社会学研究, 2009, 24(1): 96-120, 244.

aversion)和对收入确定性(income certainty)的需求①。面对疾病风险,弱势群体会表现出较强的风险厌恶。如果没有保险,对于弱势或者贫困者而言,就没有足够的支付能力去购买医疗服务。因此,弱势老年人群体参加社会医疗保险的动机更强,否则他们将无力承担高昂的医疗服务费用。

从客体来看,本书关注健康的平等。健康是获得劳动收入和资产的前提,是实现权利与自由的保障,也是构成基本能力的必备素质及达到某种成就的需要。因此,本书认为健康福利资源(包括筹资和服务)的公平分配很重要,健康福利资源的分配应该以人民的权利和需求为基础,这是实现健康结果公平的必要条件。

从原则上来看,本书采取的是罗尔斯的社会正义原则。虽然这个原则遭到了平等主义的批评,但是由于健康的特殊性质,导致这个概念与收入不同,很难界定什么是绝对的或者相对的健康平等。但是,至少我们可以采用"弱者优先"的立场,关注社会最底层群体的医疗福利境遇变化。也就是说,为了提高弱势群体的健康地位,可以适当地牺牲效率。"穷人优先"的正义原则已经体现在一些国家和地区的民众健康保险计划中——最低收入群体获得最多的保险收益,随着个人收入的增加,保险收益逐渐下降,而最高收入的群体获得最低的保险收益。其再分配效应也已经在以工资为基础缴纳保费的保险项目中被证实。

综上所述,本书对公平的界定见表 3.1。

表 3.1 本书对公平的界定

公平的主体	不同的老年人群体
公平的客体	机会公平:医疗服务可及性(access)与保险的覆盖率(coverage); 结果公平:医疗资源分配(医疗服务利用)结果(utilization)与健康水平(health outcome); 过程公平:医疗服务使用过程(process)。
公平的原则	罗尔斯主义,弱者优先

注:作者自制。

---

① Wagstaff A. Research on Equity, Poverty and Health Outcomes: Lessons from the Developing World[R]. Washington, DC: The World Bank, 2000.

第二节 基于社会正义的健康公平

本书将"健康公平"作为重要的价值选择,而且这种公平是一个多维度的概念,包括机会的公平(如医疗服务的可及性和是否拥有医疗保险)、过程的公平(医疗服务利用过程中患者是否受到公正对待)和结果的公平(群体间健康水平的公平)。以上健康公平概念的三个维度,均将我们的关注引向了"弱势群体",对弱势老年人而言的健康公平才是实质的公平。因此,本节基于"弱者优先"的正义立场,将社会正义作为基本的价值取向,对健康公平理论进行清晰的界定。

一、健康公平的界定

1. 健康平等还是健康公平:理论与实证研究发展

通过对健康及医疗服务公平问题的理论和实证研究回顾,我们发现使用"健康平等"(health equality)与使用"健康公平"(health equity)的文献数量相当,其所表达的含义并没有实质差别。比如关于医疗服务可及性的研究,有的研究使用的是"公平",如 Equity of access to health care services:Theory and evidence from the UK[1],再如 Equity of access to medical care:a conceptual and empirical overview[2];还有一些研究使用的是"平等",如 Inequalities in access to medical care in five countries[3]。也就是说,健康领域对公平问题的关注,其实也是对"健康领域关于什么的平等更为重要"(equality of what in health)的关注。因为平等(equality)本身没有价值判断的色彩,而公平(equity)则体现了研究者的立场和原则,即在这个立场和原则下对"健康权益的平等更为重要"的价值判断。

---

[1] Goddard M, Smith P. Equity of access to health care services:Theory and evidence from the UK[J]. Social science & medicine, 2001, 53(9):1149-1162.

[2] Aday L A, Andersen R M. Equity of access to medical care:A conceptual and empirical overview[J]. Medical Care, 1981:4-27.

[3] Broadhead W E, Kaplan B H, James S A, et al. The epidemiologic evidence for a relationship between social support and health[J]. American Journal of Epidemiology, 1983, 117(5):521-537.

　　世界卫生组织对健康公平（health equity）的定义为：不论以何种方式界定组群（社会的、经济的、人口的、地理的组群），都要消除组群之间那些可避免和可补救的健康差别。健康不公平不仅关乎健康决定因素的不平等，还涉及所需要医疗资源的可及性和健康结果的保持，以及其他侵犯公平与人权的不平等①。世界银行认为，健康领域的不平等主要是优势与弱势群体之间在一些方面的差别，如弱势群体较低的收入、较少的医疗保险、较差的居住环境，而不仅仅是偏好的差别。这些差异不能被简单地看作不平等，而应被看作不公平②。所谓的健康不公平，是指那些可避免、不必要而且不公正的健康差异③。

　　过去 30 年，中西方关于健康公平的研究得到了快速的发展，其中一个重要原因是达成了解决健康不公平问题的共识。在 20 世纪 80 年代，相对于公平性，各国政府更关心医疗费用控制与效率。在当时，"健康公平"是一个意识形态不能接受的概念，一些政府甚至用"健康差异"（health variation）来代替"健康不公平"④。在 20 世纪 90 年代，人们对健康公平的态度逐渐友好，研究者们开始接受这个概念。特别是在 20 世纪 90 年代末期，许多政府、国际组织与慈善基金会等机构开始逐渐将公平性目标置于健康议程的首要位置。世界各国对健康公平的强调在 21 世纪初得到了持续与加强，健康公平的应用研究大量增加，人们也越来越多地致力于通过社会政策的倡导和福利项目的实施来减少健康不公平⑤。有数据显示，从 1980 年到 2005 年，以健康公平为主题的研究增加了 260％⑥。

　　①　WHO. Equity[EB/OL].（2021-4-20）[2021-4-20]. http://www. who. int/healthsystems/topics/equity/en/.

　　②　Wagstaff A, Van Doorslaer E. Equity in health care finance and delivery[C]//Culyer A, Newhouse J. North Holland Handbook in Health Economics. Amsterdam, Netherlands: North Holland, 2000: 1804-1862.

　　③　Whitehead M. The concepts and principles of equity and health[J]. Health Promotion International, 1991, 6(3): 217-228.

　　④　Wilkinson R G. "Variations" in health[J]. British Medical Journal, 1995, 311: 1177-1178.

　　⑤　Gwatkin D R, Wagstaff A, Yazbeck A. Reaching the Poor with Health, Nutrition, and Population Services: What Works, What Doesn't, and Why[M]. World Bank Publications, 2005: 3-26.

　　⑥　O'donnell O, Van Doorslaer E, Wagstaff A, et al. Analyzing Health Equity Using Household Survey Data: A Guide to Techniques and Their Implementation[R]. The World Bank, 2007.

大多数实证研究从资源分配的角度出发,揭示了低收入群体面临着比高收入群体更差的健康资源和医疗条件,造成了与高收入群体相比较而言的较低健康水平[①]。也有一些实证研究从机会平等的视角出发来研究健康公平问题[②]。有研究认为,健康领域的机会平等,是指有类似生活方式的人,应摒除其所处的环境差别因素,拥有一个类似的健康结果。具体而言,健康机会平等模型包含了个人因素(个人应该为因自己的生活方式和习惯造成的健康问题承担责任)和环境因素(个人不可控的因素,如社会经济地位)[③]。环境因素被看作造成健康不平等的不合理的来源。相反,由于生活习惯而造成的健康状况的不同,则属于伦理上的个人选择[④]。也就是说,并不是所有的健康不平等都是不公平的,而应当强调健康公平这一价值选择的重要性。

然而,虽然关于健康公平问题的实证研究较多,但是尚缺乏一个指导研究者价值选择的理论框架。也就是说,究竟基于什么标准回答"健康领域什么样的不平等是不正义的"这一问题。到目前为止,在伦理学和政治哲学领域讨论这个问题的研究还很少,关于正义的研究(例如罗尔斯的正义论)也缺少聚焦于健康领域的应用。

2. 基于社会正义视角的健康公平

由第一节可见,各理论派别对健康平等有着不同的看法:功利主义只考虑所有人的健康福利最大化,但不考虑分配的公平。只要社会整体健康福利提高,就不考虑穷人和富人之间的福利差别。平等主义意识到健康结果的平等很难实现,但是依然将其作为一个政策目标应用到医疗保健领域,认为每个人应被赋予同样的机会,以尽可能实现平等的健康结果。Whitehead 认为这个观点关注的是创造实现健康平等的机会,将健康不平

① i. Aday L A, Andersen R M. Equity of access to medical care: A conceptual and empirical overview[J]. Medical Care, 1981: 4-27. ii. Goddard M, Smith P. Equity of access to health care services: Theory and evidence from the UK[J]. Social Science & Medicine, 2001, 53(9): 1149-1162. iii. O'Donnell O, Propper C. Equity and the distribution of UK National Health Service resources[J]. Journal of Health Economics, 1991, 10(1): 1-19.

② i. Rosa Dias P. Inequality of opportunity in health: Evidence from a UK cohort study[J]. Health Economics, 2009, 18(9): 1057-1074. ii. Roemer J E. Equality of opportunity: A progress report[J]. Social Choice and Welfare, 2002, 19(2): 455-471.

等尽可能降到最低的水平①。

此外,根据阿玛蒂亚·森的能力平等理论,适当的方法并不是个人效用、福利或者个人被分配的资源(如医疗保健服务),而是他们之间的交集——能力,是一系列人们能实现某种目标的功能,健康就是实现其他功能的一种能力,而健康本身又由一系列的功能组成(如可以活动自如等)②。任何平等的能力分配,都不能忽略健康的角色以及实现健康的机会——摆脱疾病的困扰,避免死亡的威胁。因此,获得健康的结果以及拥有实现健康的能力,成为分配正义中优先考虑的因素。而且,我们需要关注的不仅仅是公平的健康结果和实现健康的能力,还有追寻健康的过程和程序的公平。也就是说,医疗保障过程的公平也是健康公平的重要内容,不能完全用结果的平等来衡量健康公平。比如说,女性的期望寿命要比男性长,但不能为了改变这个结果的不平等,而在医疗保障供给过程中减少对女性的医疗服务。这是因为,这种性别的健康差异是生理性的,并不是由不平等的社会因素造成的。再如,两个人患有相同的疾病,可是其中一人因经济困难无力承担医疗费用而放弃治疗,另外一人有经济能力治病,具有相同的治疗需求但因经济能力差别而无法平等地接受医疗服务,也是一种不公平。

还有一种看法,认为应该主要关注穷人的健康问题,这是一种"优先的看法"(priority view)。这个观点隐含的前提是健康和贫穷有关系,提高那些最弱势群体的健康,能够最大化地增加社会效用或者福利③。虽然罗尔斯的正义理论没有把健康作为社会基本物品的内容之一,但 Daniels 等对他的理论进行了扩展,从机会平等的视角出发(机会属于社会基本物品),认为机会平等包括健康④。就这个意义而言,罗尔斯主义原则和阿玛蒂亚·森的能力平等原则得到了整合。

① Whitehead M. The concepts and principles of equity and health[J]. Health Promotion International, 1991, 6(3): 217-228.

② Peter F. Health equity and social justice[J]. Journal of Applied Philosophy, 2001: 159-170.

③ Gwatkin D R. Health inequalities and the health of the poor: What do we know? What can we do? [J]. Bulletin of the World Health Organization, 2000, 78: 3-18.

④ Daniels N, Kennedy B, Kawachi I. Health inequality or why justice is good for our health [J]. Daedalus, 1999, 128 (4): 215-251.

鉴于此,本书认为罗尔斯提出的"正义论"可以作为理论分析框架,尤其是他的"正义两原则",更尤其是第二原则。在第二原则中亦存在两个原则,一是机会平等原则,二是差异原则[①]。当然,机会平等原则一定优先于差异原则。我们不能否认社会正义一定是建立在机会平等基础上的,但要想实现社会正义,仅有机会平等是不够的。"差异原则"的提出要求关注社会最底层的绝对地位,而不是相对地位。只有在对最弱势群体有利的情况下,一些人才被允许运用自己先天和后天的优势比其他人赚取更多收入和拥有更多财富[②]。"差异原则"也是罗尔斯主义最具理论魅力的独特之处。第一原则的"自由平等"(处理公民的政治权利)和第二原则第一条的"机会平等"在其他理论中也被探讨,而"差异原则"体现的是一种人文关怀:最大限度地改善社会最底层的境遇(最大最小原则 Maxmin)。

"差异原则"作为有利于弱势老人健康公平的理论取向,这样的界定是补救健康福利领域不公平的一种方式,它使得健康公平不仅停留在形式上,而且关乎真正的实质公平,有利于提高弱势老人的健康地位。这种"弱者优先"的视角,是立足于弱者本身而言的,以弱势群体自身为参照,是不要求均贫富、均收入的公平。"差异原则"对社会基本结构的分配方式有这样的表述:

> "实际上,差异原则代表一个协议,就是把天生智愚之分配当成一种共同资产,并分享此分配所带来的一切好处。自然所青睐者,无论是谁,只能在改善输家情况的条件下,享受自己好运的好处。得天独厚者能斩获较多,不是因为较有才华,而是为了摊付培训和教育的成本,而且也是为了以有助于弱者的方式发挥自己才华。较好的天生才华与社会起跑点,都不是任何人理应有资格享有的。但这并不是说智愚差异就应该消除。有另一种处理办法。我们可以安排出一种社会基本结构,让种种偶然可以有助于社会最底层。"(桑德尔,2011,页 117)

---

① Rawls J. A Theory of Justice[M]. Cambridge, MA: Harvard University Press, 1971: 47-101.

② 参见:王绍光. 祛魅与超越——反思民主、自由、平等、公民社会[M]. 香港:三联书店,2010;第四章.

在对社会基本结构的分配中，罗尔斯批判自由放任主义，反对以"道德应得"作为分配正义的基础。他认为个人才智不能只归功于我，还有偶然条件，即社会此一时彼一时刚好看重哪种特质，道德上也是任意。就算我的才智完全可以归功于我一人，毫无异议，但我可以收获的报酬多寡，依旧取决于社会供需的偶然环境（社会需要）。高收入人群也是因为正好社会需要，是运气好，并不是道德应得。成功者往往忽视成功的偶然面。社会中的地位低下者只是缺乏社会刚好看重的才智。于是，罗尔斯将自然事实与社会正义分开，认为自然分配和出身等都无关正义，而是自然事实；所谓的正义与否，是体制机制处理这些事实的方式。

当然，罗尔斯强调机会公平是社会正义的基础，但并不是全部。在社会医疗保障制度改革中，城乡分割、群体分割、区域分割的社会医疗保险项目表面上覆盖了各类群体（机会公平），事实上却造成了对没有能力缴纳保费者的排斥，没能真正实现公正理念。在拥有医疗保障的机会公平之外，过程与结果公平还未得到应有的检视和反思，这进一步制约了改革的效果。

因此，本书将运用社会正义理论来界定健康公平，我们所倡导的公平就是"基于社会正义的健康公平"。"底层视角"将作为重要的研究出发点，用于创造并发展中国老年人健康公平问题的理论框架。

二、健康公平的实现

1. 健康公平的重要性

当我们讨论社会公平和正义的时候，健康是重要的关注对象。根据Tobin 的看法，公平的讨论涉及一些"特定的平等主义"（specific egalitarianism）的商品分配，而健康就是其中一项重要的商品[①]。健康不仅与疾病相关，还涉及身体、精神以及幸福感（well-being）等方面，而且与生活质量密切相连。因此，对健康问题的研究，不仅是关于健康分配（distribution of health）的研究，更不只是医疗服务分配（distribution of

---

① Tobin J. On limiting the domain of inequality[J]. The Journal of Law and Economics，1970，13(2)：263-277.

health care)的问题,而与社会安排(social arrangement)的其他方面有着广泛的关联,如性别、种族、社会阶层、职业地位、地理区域等①。

要想研究健康公平,就要先明确什么是健康不公平。Whitehead 给出了这样的定义——"健康不公平是那些可避免的(avoidable)、不必要的(unnecessary)而且是不公正的(unfair)不同"②。这是一种价值选择,将那些可避免的、不必要的和不公正的不同指向了社会决定因素。例如,实证研究揭示:越处于社会底层的群体,其平均的健康水平越低。这就是阶层(social class)这一社会因素对健康不公平的影响③。

健康公平之所以重要,是因为它不仅是福利需求的核心,也是实现能力和自由不可或缺的前提,为履行义务和责任起到了能动性作用。阿玛蒂亚·森认为,健康公平性的提高并不是以剥夺一部分人的医疗保健资源或者健康水平为代价的,而是通过对整个社会安排的重构和社会资源的重新分配实现的④。因此,健康不平等和医疗保健的不平等虽然与健康公平相关,但不能完全解释健康公平。健康公平的讨论应该被置于更广泛的公平框架内,它是一个多维的概念,包括对健康结果的关注、对实现健康的能力的关注、对医疗资源分配的关注,以及对医疗服务过程的关注。此外,健康公平还受整个社会结构的影响,与整体社会正义和社会公平密不可分⑤。

具体而言,本书采用的是"健康公平"的概念,研究的出发点是健康水平和医疗服务利用的不公平。因为健康与收入不一样,健康是特殊商品,既有内在价值(intrinsic value),又有工具价值(instrumental value),它直

① Daniels N, Kennedy B, Kawachi I. Health inequality or why justice is good for our health [J]. Daedalus,1999, 128(4): 215-251.

② Whitehead M. The concepts and principles of equity and health[J]. Health Promotion International, 1991, 6(3): 217-228.

③ Gwatkin D R, Michel G. The Burden of Disease among the Global Poor: Current Situation, Future Trends, and Implications for Strategy [R]. Washington, DC: International Bank for Development and Reconstruction and World Bank, 2000.

④ Sen A, Ahmed S, Peter F. Why Health Equity[M]. Oxford University Press, 2004:21-33.

⑤ Marmot M. Social causes of social inequalities in health[C]//Anand S, Peter F, Sen A. Public Health, Ethics, and Equity. New York: Oxford University Press, 2004: 37-61.

接影响人的幸福感,并且是人作为能动者(agent)发挥功能的先决条件。因此,健康作为特殊的产品应该被更加公平地分配,而不应该由购买力决定。

从研究对象(关于谁的公平)上来说,理论和实证研究文献的借鉴意义在于:既然低收入群体和其他弱势群体在健康和医疗服务中会因为某些剥夺的原因(资源分配不平等和机会不平等)而处于不利地位,那么人们就更应该关注他们的健康公平。这是一种"弱者优先"的正义视角。人们更加不能容忍的是有损于这些弱势群体权益的健康不公平。

从研究(关于何者的公平)内容上来说,我们更加关注某些方面的健康平等,而不是全部。这些重要的方面包括医疗服务的可及性和实际利用的公平,也包括健康结果的公平。这既有健康结果的平等,也有健康过程的平等。而后者在医疗服务过程的平等中,既有以机会为基础的可及性(accessibility)平等(包括支付能力平等),也有以结果为基础的实际利用(utilization)的平等,强调医疗服务"同等需要的同等使用"(equal utilization for equal need)。

2. 健康公平的实现:基于需要与权利的立场

公平是健康和医疗领域被广泛认同的重要政策目标。它虽然是一个多维的概念,但更多的研究主要关注的是医疗服务利用的公平。Le Grand认为,人们之所以需要医疗服务,是因为疾病很大程度上不受人的控制,人类对健康照护的需要就是基本需要,与其对其他商品(例如电视机)的需要不同,良好的健康是人从事社会活动的必要条件[①]。因此,关注健康照护分配的公平性得到了来自伦理价值的支持。当然,如果通过医疗服务可以提高健康结果的平等,那么我们可以更加关注医疗服务的公平分配。相反,如果医疗服务的公平性分析不能解释健康结果的不平等,那么对健康公平的研究就不能只局限于医疗服务的分配。

医疗服务利用的公平主要考虑筹资与服务递送的公平,体现在以下三个方面:根据需要作出分配(distribution according to need)、可及性的平等(equality of access)、健康的平等(equality of health)。与平等的争论相

---

① Le Grand J. Equity, health, and health care[J]. Social Justice Research, 1987, 1(3): 257-274.

似,对于怎样实现医疗服务利用的公平也存在争论。比如按人头分配医疗费用的平均主义原则就与按需要分配的观点相冲突。按需要分配的支持者反对平均主义的原则,但是他们对什么是需要又说不清楚①。其实,遇到这种冲突,我们还是要回答那个核心问题:有什么理由能证明我们所关注的平等比其他东西的平等对健康公平更加重要?

如果我们站在以需要为基础的(need-based)立场上来讨论医疗服务利用的公平性,那么公平的医疗服务利用应该满足这样两个条件:一是同样需要的人应该被相同对待;二是更多需要的人(即病越重的人)应该得到更多的医疗服务。但问题是为什么生病的人需要医疗服务? 如果这种医疗服务不能提高这个人的健康水平,还需要吗? 这就说明从需要出发衡量医疗服务利用的公平性,必然要考虑医疗服务是否提高了健康结果,没有促进健康水平的医疗服务可以不被需要。此外,需要还可能被认为是一种福利资格,一个健康的人也可能需要预防性医疗保健,或者病人可能不需要无效的医疗服务,再或者病人需要某种有效的服务,而不是另一种引起不必要花费的服务。那么筹资的公平性同样需要考虑,多少医疗服务是必须要提供的? 不同需要的人要达到类似的健康水平,共需要多少健康服务?②筹资和支出应尽最大可能地提高健康水平。

如果站在以权利为基础的(right-based)立场上,医疗服务可及性的平等则是一种机会公平的看法。如果只是形式的机会平等,那么可及并不意味着实际使用的平等(比如穷人的可及性提高了,但由于可负担能力没有提高,他们的医疗消费会被抑制);如果是实质机会平等,就要考虑在使用服务时发生的金钱和时间消费。因此,有人通过"消费开支"(cost of consumption)来解释可及性——首先接受服务,然后有一个正的使用量。Olsen 和 Rodgers 将其解释为"最大可获得的消费"(access as maximum attainable consumption),不同的人有不同的消费上限(upper limits)③。因

① Le Grand J. Equity, health, and health care[J]. Social Justice Research, 1987, 1(3): 257-274.

② Culyer A J, Wagstaff A. Equity and equality in health and health care[J]. Journal of Health Economics, 1993, 12(4): 431-457.

③ Olsen E O, Rogers D L. The welfare economics of equal access[J]. Journal of Public Economics, 1991, 45(1): 91-105.

此，平等的价格并不意味着平等的消费，而平等的消费并不一定由于平等的价格而产生。重要的是，社会政策要促进所有人在接受医疗服务上的平等权利，而不是依据支付能力的高低来给予不同质量的医疗服务。

无论从基于需要还是基于权利的立场出发，都要关心健康结果的平等，没有效果（提高健康水平）的医疗服务就是不公平的，这一点已经达成共识。但是健康水平可能因个人的行为选择而不同，这样的健康不平等就不一定意味着不公平。如果两个充分知情（well-informed）的人健康水平不同，是由于一个人吸烟另一个不吸烟造成的，这也是公平的。因此，个人也要为自己的行为负责，比如让吸烟者交额外的保险费，才可以跟不吸烟者接受平等的医疗服务。也就是说，个人既有在平等的条件下作出选择的权利，又有为自己的选择和行为负责的义务。

虽然在医疗服务领域各个公平原则之间存在争论，但以上"基于需要"和"基于权利"的立场对讨论医疗服务利用公平性依然是有意义的。为了实现健康公平的目标，应依据需要和权利来调整服务递送的方式和服务资金的分配，从而达到一个适当的可及性。而且这个可及性并不是简单的平等，而是通过较低的价格满足基本的需要，通过社会福利资格保证平等的权利享有，让患者能够得到有效的治疗。

三、底线公平

在中国，景天魁提出的"底线公平"理论已经在学术界产生重要的影响[1]，即我们不可能实现一种绝对平等的且全体成员都普遍享有的公平，但需要区分有差别的公平和没有差别的公平，确定关于什么的公平更为重要，并划出社会成员底线公平的范围[2]。所谓"底线"是指政府和市场、政府和社会、政府和个人关系中的责任底线、制度底线、政策底线、道德底线[3]。而"底线公平"讲的是"所有公民在这条底线面前具有权利一致

---

① 景天魁.底线公平与社会保障的柔性调节[J].社会学研究,2004(6):32-40.
② 王筱欣,江华.城乡之间社会保障社会公平感的调查评估——基于山东、河南、安徽、重庆4省市的问卷调查[J].人口与经济,2010(6):33-39.
③ 景天魁.创新福利模式、优化社会管理[J].社会学研究,2012,27(4):1-9,241.

性"①,即政府保障社会公平的责任底线和公民实现社会公平的基本权利底线的同一性②。

底线公平是关于公平问题原则和理念的探讨,并以此作为社会保障制度和政策制定的依据。这里对于公平的探讨并不是个人意义上的公平,而是社会意义上的公平,即"社会公平"。社会公平是社会的政治、经济和其他方面的利益在全体社会成员之间合理而公平的分配,不同利益主体享有权利平等、机会均等和司法公正。在社会公平面前,本来是个人之间的利益损益关系,转化为责任和权利的关系。也就是说,个人不管损失多少,在社会意义上都是应尽的责任;个人不管受益多少,在社会意义上都是应得的权利。这样,个人之间的利益关系就转化为社会规定的权利和责任关系③。底线公平作为社会公平的基础,处理的不是直接的个人与个人之间的利益分配关系,而是除去了个人差异的共同底线,是每个社会成员为了生存所必需的权利一致性。这条底线要由政府来保障。因此,底线公平理念的提出,其实是为了明确社会公平的起点和政府的责任边界,在此基础上确立社会共同认可、接受并极力维护的价值。

本书认为,底线公平的理念绝不是指"水平"上的最低,不只是关于最低生活保障或者社会救助的理论基础,而是基于需要和权利而言的社会成员不可缺少的社会福利分享和政府必须承担的责任,其保障水平只要与经济发展水平相适应即可,而不是简单意义上的高低。这条底线作为政府责任的边界,底线之下的社会福利需求由政府提供,底线之上则可以发挥市场、社会和家庭的作用。从理论上讲,如果能够建立起这样的底线公平的福利分配机制,则可以保障公平和效率的协调。因为保障了底线之下的公平,允许底线之上的差别化,意味着对效率的保证。根据罗尔斯的正义理论,弱者优先的差别原则也是符合社会正义的。底线公平理论也不是简单的绝对平等,而是为了实现社会正义的相对公平。在实现底线公平的过程中,优先解决的就是弱势群体的社会福利问题,优先保障他们的福利需要和权利要求,让他们在资源分配中获得较多的分享。这为如今的福利体制

---

① 参见:景天魁.底线公平:和谐社会的基础[M].北京:北京师范大学出版社,2009:第五章.

② 袁方,梅哲.对底线公平理论的辩证思考[J].高校理论战线,2010(2):44-48.

③ 景天魁.底线公平与社会保障的柔性调节[J].社会学研究,2004(6):32-40.

改革率先保障那些改革中利益受损者的权利提供了理论支持。

本书认为,这样做的现实意义包括两点。一是缩小日益扩大的收入差距。中国的基尼系数自改革开放以来一直处于上升态势[①],而近年来收入差距总体仍呈高位徘徊的相对稳定状态[②]。收入差距的扩大是背离社会公平原则的,而且随着人民权利意识的增强和维权媒介力量的强大,扩大的收入差距所引发的不满情绪是社会的不稳定因素,也是背离社会和谐原则的。二是提高福利供给的效率。面对相对稀缺的资源,政府在资源分配的调节中,要优先考虑在市场竞争中处于弱势地位的群体,因为同样的资源分配给低收入群体的效用大于分配给高收入群体。

根据景天魁的观点,公共卫生和大病医疗救助是实现底线公平最重要的制度性内容之一,反映了最基本的健康需求[③]。满足了基本需求这一刚性的需求,就是保证了政府的责任底线。但这并不意味着政府是单一的责任主体,在满足这些需求方面,每一个社会成员都承担着责任。这些方面是社会共同体的共同利益,也需要社会成员的共同维护。因为底线之上的部分反映的是柔性的需求,是根据经济发展的水平来决定社会福利的供给,因此政府可以只起监督和宏观控制的作用,而在底线之上动员社会资源,鼓励发挥市场的作用等。

在中国,如果底线公平的理念已经成为一个共识,那么在医疗保障领域,这种底线公平的制度何以可行?以往的医疗保障制度改革一般是碎片化的制度补缺,哪个群体没有保障,就参照现有的制度扩大覆盖面,缺少从需要角度和权利视角出发的顶层设计。底线公平理念的提出,为制度建设提供了一个有"层次"的结构。也就是说,我们可以基于权利、需求,分清楚哪些是"基本",哪些是"补充"。基本医疗保障制度是政府的责任底线。正如景天魁所说,社会医疗保险要重在保基本、保基层,保证公益性,并且从

① 程永宏.改革以来全国总体基尼系数的演变及其城乡分解[J].中国社会科学,2007(4):45-60,205.

② i.杨耀武,杨澄宇.中国基尼系数是否真的下降了?——基于微观数据的基尼系数区间估计[J].经济研究,2015,50(3):75-86. ii. 罗楚亮,李实,岳希明.中国居民收入差距变动分析(2013—2018)[J].中国社会科学,2021(1):33-54,204-205.

③ 景天魁.底线公平与社会保障的柔性调节[J].社会学研究,2004(6):32-40.

过去单一的治疗模式转为全面的健康模式①。

具体而言,目前的医疗保障制度依然是分群体的制度设计,医疗保障建设的思维是不断扩大各保险项目的覆盖面,政府的财政责任在于补贴这些保险项目,而针对弱势群体的医疗救助制度建设依然薄弱。不管是贫穷地区还是富裕地区,缺少相应的医疗救助资金是共同的挑战。但是根据底线公平理念,包括大病救助在内的医疗救助项目才是保证底线公平的最基本的层次,应该被优先保障。当然,社会福利支出要与经济发展水平相适应,福利国家"高福利"带来的教训也不能被忽视。根据杨翠迎和何文炯的测算,社会保障支出占 GDP 的 10% 左右是适当的发展水平②。在适当的支出水平范围内,如何让弱势群体得到较多的分享则是社会医疗保障制度改革应该坚持的正义立场,也是政府应保障的责任底线。

总结:本节通过梳理有关"健康公平"的理论与实证研究,从对"健康平等"与"健康公平"概念的区分中确立了理论框架,基于"底层视角"提出了界定健康公平的标准——"基于社会正义的健康公平",并将"底线公平"理论作为在中国当前社会背景下研究的出发点。因此,本书所关注的健康公平是基于需要和权利的公平——在需要的维度,有同样健康需要的老年人应该被同等对待,有更多需要的老年人应该得到更多的有效医疗保障;在权利的维度,健康权益作为基本的权利,政府应该承担起这个责任底线,健康公平具有政府责任底线和个人权利底线的统一性特征。本书的目标不在于改变某一种特定的健康不公平,而是致力于通过系统、结构的变革来保障弱势老年人群体的基本健康权利。

---

① 　景天魁.创新福利模式、优化社会管理[J].社会学研究,2012,27(4):1-9,241.

② 　杨翠迎,何文炯.社会保障水平与经济发展的适应性关系研究[J].公共管理学报,2004(1):79-85,96.

第三节　健康公平的影响因素

一、社会结构因素

1. 性别

在世界范围内,女性的平均寿命要比男性长 4.6 年,但是女性在某些疾病方面的负担也更重[①]。尽管生物学上的性别(sex)存在差异,比如生长发育、新陈代谢、生育周期、激素分泌和衰老过程,可以部分解释男性和女性在健康水平上的不同[②];但纵观人类历史和全球范围内伴随人口结构和疾病谱转变而带来的不同性别间的健康差异,生物学性别(sex)的解释力终究有限,而更多地需要我们纳入社会性别(gender)这一被赋予不同角色、行为、权利和机会等属性的定义进行考察[③]。

社会性别包含了社会对男性(男孩)和女性(女孩)在言行甚至思想和感知上的要求和期许,这些无形的规范(gender norms)甚至不平等(gender inequality)贯穿家庭、社区、学校、工作场所、机构、媒体乃至生活的方方面面,从摇篮至坟墓,强有力地塑造着个人的性格和行为,并对健康产生了不可忽视的影响[④]。概括而言,社会性别对健康的影响机制可归结为以下三个方面:一是社会经济因素,二是有利或有害的健康行为,三是医疗体系(保险筹资和医疗服务可及性)[⑤]。

---

① Women, U. N. Turning promises into action: Gender equality in the 2030 agenda for sustainable development [EB/OL]. (2021-4-20) [2021-4-20]. https://www. unwomen. org/en/digital-library/sdg-report.

② Colchero F, Rau R, Jones O R, et al. The emergence of longevous populations [J]. Proceedings of the National Academy of Sciences, 2016, 113(48): E7681-E7690.

③ Manandhar M, Hawkes S, Buse K, et al. Gender, health and the 2030 agenda for sustainable development[J]. Bulletin of the World Health Organization, 2018, 96(9): 644.

④ Heise L, Greene M E, Opper N, et al. Gender inequality and restrictive gender norms: Framing the challenges to health[J]. The Lancet, 2019, 393(10189): 2440-2454.

⑤ Hawkes S, Buse K. Gender and global health: Evidence, policy, and inconvenient truths[J]. The Lancet, 2013, 381(9879): 1783-1787.

在中国,社会医疗保险是针对个人的保险安排,并非以家庭为保障单位,没有正规就业的女性也可以参加,从新型农村合作医疗再到城镇居民基本医疗保险的建立和推广,逐步实现了医疗保险的全覆盖。尽管全覆盖基于公平的理念,却并不能和基于性别的医疗体系公平画上等号,如果缺少对部分有更多健康需求或者负担能力不足人群的关注,健康公平的目标将发生偏倚。

2. 年龄

研究表明,在年龄与身体疾病(无论是急性病还是慢性病)之间存在很强的关联,依据多重病理学(multiple pathology),一个老人很可能患有一种以上疾病,通常显示出失能的特征[①]。在医疗服务利用方面,老年人也是住院和专科医疗服务使用最多的群体,成年人门诊率、住院率和医疗开支都随着年龄的增加而增长。65 岁及以上人口的人均医疗费用大约是 65 岁以下人口的 3~5 倍[②]。另一方面,老年人的慢性病患病率提高,通常是总人口平均水平的 2~3 倍。2018 年,我国调查发现 65 岁及以上老年人慢性病患病率为 62.3%(全人口为 34.3%),两周患病率为 58.4%(全人口为 32.2%),住院率为 27.2%(全人口为 13.7%)[③]。

年龄与疾病的关系,某种程度上体现了老年人的地位,他们因为身体状况被排除在各种社会参与之外,遭受社会排斥。缺少资源通常被描述为老年人的特征。依据结构化依赖理论(Structured Dependency Theory),社会政策,例如让老人被迫接受提前退休、忍受低工资,以及剥夺由老人自己决定是否进入机构的权利等[④],对老年人的影响非常重要。在医疗方面,一些社会政策会造成限制老年人接受医疗服务和健康照顾的不良后果(如公立医疗机构中白内障手术等老年多发病治疗的轮候时间较长)。在

---

① Higgs P. Later Life, Health and Society[C]//Scambler G. Sociology as Applied to Medicine (6th ed.). London: Elsevier, 2008: 176-189.

② Johnston G, Teasdale A. Population Ageing and Health Spending: 50-year Projections[R]. Ministry of Health, 1999.

③ 国家卫生健康委员会. 2020 年中国卫生健康统计年鉴[EB/OL]. (2020-10)[2021-4-20]. https://data. cnki. net/Yearbook/Single/N2021020144.

④ Townsend P. The structured dependency of the elderly: a creation of social policy in the twentieth century[J]. Ageing & Society, 1981, 1(1): 5-28.

结构化依赖理论看来,老年人的依赖受社会结构的影响,因此需要通过社会政策改变老年人的地位。他们主张用平等主义的方法(egalitarian approach)来对待老年人,并且强调国家有责任为所有老年人提供一个较公平的社会政策。否则,从生命周期的角度看,年轻时候的阶层不平等会延续到老年阶段。

3. 社会经济地位、社会阶层与贫穷

健康水平会影响个人的社会经济地位,反过来社会经济地位也会影响健康水平[1]。实证研究表明,个人社会经济地位越高,健康水平就越高;相反,个人社会经济地位越低,其健康水平越低[2]。还有实证研究揭示了贫穷、收入差距等社会经济地位因素与健康不公平相关[3]。也有一些研究表明社会阶层对健康不公平会产生显著影响[4]。

"社会经济地位"和"社会阶层"这两个概念经常被互换使用,因为它们都指向拥有或者能够获得物质和社会资源,用财产(property)、声望(prestige)或者权力(power)来代表,但它们也有差别[5]。社会经济地位指标,类似其他测量"状态"的变量(如婚姻状态、出生地状态、文化状态),用来定位个人在整个社会结构中的位置。教育、收入和职业是测量社会经济地位最常见的指标[6],它们也被应用到老年人口健康问题的研究中。

受教育水平被认为是测量老年人社会经济地位的重要指标。受教育

---

[1]　Smith J P. Healthy bodies and thick wallets: The dual relation between health and economic status [J]. Journal of Economic Perspectives, 1999, 13(2): 145-166.

[2]　i. Feinstein J S. The relationship between socioeconomic status and health: A review of the literature[J]. The Milbank Quarterly, 1993, 71: 279-322. ii. Lynch J, Kaplan G. Socioeconomic Position[C]//Berkman L F, Kawachi I. Social Epidemiology. New York: Oxford University Press, 2000: 12-35.

[3]　Marmot M. Social causes of social inequalities in health[C]//Anand S, Peter F, Sen A. Public Health, Ethics, and Equity. New York: Oxford University Press, 2004: 37-61.

[4]　Gwatkin D R. Health inequalities and the health of the poor: What do we know? What can we do? [J]. Bulletin of the World Health Organization, 2000, 78, 3-18.

[5]　Rudkin L, Markides K S. Measuring the socioeconomic status of elderly people in health studies with special focus on minority elderly[C]//Skinner J H. Multicultural Measurement in Older Populations. New York: Springer, 2002: 53-68.

[6]　Baker E H. Socioeconomic status, definition [J]. The Wiley Blackwell Encyclopedia of Health, Illness, Behavior, and Society, 2014: 2210-2214.

程度越高的老年人,其身体健康和心理健康水平也越高[①]。已有研究从"预算约束放松"和"效率提升"两个角度探究并证实了教育对健康的促进作用:一方面,更高的受教育水平可以带来更好的工作和更高的收入,从而可以扩大健康的预算约束集;另一方面,教育通过影响人们对健康的认知和相关行为,继而影响健康的"生产效率"(productive efficiency)和"配置效率"(allocative efficiency)。实证研究的结果表明,教育能够改善中国老年人的身体健康、认知功能,提高存活率,并证实了教育能够通过优化健康行为、改善社会经济条件,对人们的健康水平产生正向影响[②]。

对于老年人口来说,教育的完成通常在出现健康问题之前,因此可能会产生如下假设:差的健康水平可能是由于较低的受教育水平所致。因为教育可能影响人们对健康生活方式的认知和态度,而且教育水平也可能被看作获得社会和经济资源的前提,这些资源的获得情况又可以影响到健康水平。

大量研究均表明收入会对健康产生影响:在其他条件保持不变的情况下,个人收入越高,健康越好;反之,个人收入越低,健康越差。也即所谓的"健康—收入分层"(health-income gradient)现象。关于绝对收入对健康的影响可以追溯到半个世纪以前。近年来,更多研究不仅验证了"健康—收入分层"现象,还拓展了研究的方法论问题(收入衡量、健康选择),并进一步探讨了收入影响健康的具体路径[③]。此外,也有大量研究从收入分配和相对收入的视角分析收入对健康的影响。文献显示,收入水平也是导致我国老年人健康不平等的主要因素之一[④]。

职业变量在老年人健康问题研究中的运用没有教育和收入普遍,因为大多数老年人都已经退休,他们在工作年龄内也可能不仅从事一种工作。

[①]　Hopper E I, Coxon A. The American occupational structure, by Blau P M, Duncan O D. The British Journal of Sociology, 1968(4): 453-458.

[②]　i. 程令国,张晔,沈可. 教育如何影响了人们的健康?——来自中国老年人的证据[J]. 经济学(季刊),2015,14(1):305-330. ii. 叶晓梅,梁文艳. 教育对中国老年人健康的影响机制研究——来自2011年CLHLS的证据[J]. 教育与经济,2017(3):68-76,96.

[③]　王曲,刘民权. 健康的价值及若干决定因素:文献综述[J]. 经济学(季刊),2005(4):1-52.

[④]　i. 胡洪曙,鲁元平. 收入不平等、健康与老年人主观幸福感——来自中国老龄化背景下的经验证据[J]. 中国软科学,2012, 11: 41-56. ii. 薛新东. 中国老年健康不平等的演变趋势及其成因[J]. 人口与发展,2015,21(2):84-92.

还有一些女性一生没有过被支付固定工资的工作,或者只从事过间歇性的工作。但是职业在老年人健康问题的研究中仍然是一个重要变量,因为慢性病的形成是一个长期的过程,很可能受职业影响,工作年龄内的职业身份也可能是老年以后社会经济地位的基础。职业可以反映出与教育、收入不同的疾病风险因素,例如社会声望、身心压力以及参加与职业相关的医疗保险情况。在健康不平等问题的研究中,职业被看成社会经济地位的核心,因为它整体反映了教育水平、收入机会以及经济结构的影响①。

社会阶层同样关心经济结构如何影响资源分配。这个概念的内涵是指拥有相似的资源水平、生活习惯、政治经济利益的一些个体所组成的群体②。社会阶层一般指向与工作相关的雇佣关系和工作条件。从事较高级别的工作(例如专业和高级管理、高级技术岗位)与从事日常性的低技术含量的、重复性高的工作(如制造业的工人岗位)的群体所处的社会阶层不同,他们的工资与工作声望密切相关③。本书关注的是群体之间的健康公平性问题,这些群体可以通过职业、教育或者收入来区分,这种分类有助于解释不公平产生的社会阶层因素④。而且,从机会公平的角度来看,健康水平低的人是那些拥有较少社会经济机会的人;从分配结果公平的角度看,健康水平低的人也是那些获得较少健康资源的人。

在社会经济地位对健康公平性影响的研究中,不能绕过一个非常重要的子领域,即贫穷与健康的关系。Wagstaff 认为,贫穷容易导致较低的健康水平,穷人和富人健康结果之间的不平等是不正义的(unjust)和不公平的(unfair)⑤。贫穷与健康的关系是双向的,健康状况差的人容易因病致

① Moss N, Krieger, N. Measuring social inequalities in health [J]. Public Health Report, 1995, 110: 302-305.

② i. Krieger N, Williams D R, Moss N E. Measuring social class in US public health research: Concepts, methodologies, and guidelines[J]. Annual Review of Public Health, 1997, 18(1): 341-378. ii. Lynch J, Kaplan G. Socioeconomic position [C]//Berkman L F, Kawachi I. Social Epidemiology. New York: Oxford University Press, 2000: 12-35.

③ Bartley M, Blane D. Inequality and social class[C]//Scambler G. Sociology as applied to medicine (6th ed.). London: Elsevier, 2008: 115-132.

④ Anand S. The Concern for equity in health[C]//Anad S, Peter F, Sen A. Public Health Ethics and Equity. New York: Oxford University Press, 2004: 15-20.

⑤ Wagstaff A. Poverty and health sector inequalities [J]. Bulletin of the World Health Organization, 2002, 80: 97-105.

贫;反过来贫穷人口也比富人的健康水平低。贫困分为绝对贫困与相对贫困:绝对贫困是指不能达到维持生命所需的基本生活标准,例如长期处于饥饿状态;而相对贫困是指个体在某个特定社会中拥有的资源严重低于一般人或家庭需要的平均水平,被排斥在正常的生活模式、习俗和社会活动之外①。根据 Townsend 的经典研究,依据劳动力市场来划分,贫困群体一般有三大类:一是从事低工资或者临时工作的群体;二是残疾、长期患病以及退休的群体;三是失业者与单亲家庭。在老年阶段,贫穷对健康的影响既反映了当下的问题,又是生命周期中早年影响的积累①。

4. 地域与户口

城乡差异对健康公平性的影响一直受到广泛关注,并逐渐衍生为一个特定的研究领域②。这种由地域差异而导致的健康公平问题在中国的语境下更为突出。研究结果表明,相比于城镇老年人,中国农村老年人在健康水平以及医疗服务可及性上均处于劣势地位③。造成这种差异的主要原因在于城乡之间医疗资源分配不均,户口以及与户口相关的制度化因素(例如医疗保险制度)阻碍了农村居民获得优质医疗服务④。长期的医疗市场化改革,使公共卫生资源向城市倾斜,在改革开放后长达二十年多年的时间里,农民总体上处于缺乏医疗保障的境地。

伴随着 2009 年之后的新一轮医疗体制改革,政府在医疗保险扩面和基本公共卫生服务之中注入了大量财政资金。2016 年,新型农村合作医疗和城乡居民基本医疗保险制度整合,城乡居民之间的医疗服务可及性差

---

① Townsend P. Poverty in the United Kingdom[M]. London: Penguin, 1979: 237-270.

② Hartley D. Rural health disparities, population health, and rural culture[J]. American Journal of Public Health, 2004, 94(10): 1675-1678.

③ i. Fang H, Chen J, Rizzo J A. Explaining urban-rural health disparities in China[J]. Medical Care, 2009: 1209-1216. ii. Zhang X, Dupre M E, Qiu L, et al. Urban-rural differences in the association between access to healthcare and health outcomes among older adults in China[J]. BMC Geriatrics, 2017, 17(1): 1-11.

④ Cheng T, Selden M. The origins and social consequences of China's hukou system[J]. The China Quarterly, 1994 (139): 644-668.

异正在逐步缩小①。然而,户籍造成的城乡人口福利制度安排的分割②将在很长一段时间内持续存在,并对城乡居民的健康公平性产生深远影响。

二、社会网络因素

1. 社会支持的概念界定

社会支持(social support)是一种重要的社会心理因素,人们用它来形容社会环境特征所呈现的各种现象,或者用它来描述人们与他们所处的社会网络的互动行为③。社会支持会引起情绪的变化,进而可能直接影响生物机体功能的变化。社会流行病学家认为存在这样的因果链条:压力的社会环境产生情绪的回应,这种情绪因素反过来影响生物机体的变化,增加心脏病等疾病的患病风险④。

社会支持从广义上定义,是指在社会环境中由其他人所提供的资源。它可以对健康和幸福感产生积极的或消极的影响。研究社会支持影响健康和幸福感的重要性主要体现在以下三个方面:一是病因学(etiology)的需要,即有助于帮助分析疾病的原因;二是社会支持在身体疾病治疗和心理悲痛的恢复中可以发挥作用,帮助改变某些行为和精神的特征;三是这个概念可以用来整合影响健康和幸福感的那些社会心理因素。过去行为科学识别出的社会心理因素比较零散,不同的研究之间缺少一个核心主题,而社会支持恰恰提供了整合这些因素的机会。

社会支持对精神和身体健康的影响包括积极的和消极的两个方面,现有的研究有的关注积极的影响,有的则关注消极的社会支持对健康的负面

① Li J, Shi L, Liang H, et al. Urban-rural disparities in health care utilization among Chinese adults from 1993 to 2011[J]. BMC Health Services Research, 2018, 18(1): 1-9.

② Smart A, Smart J. Local citizenship: welfare reform urban/rural status, and exclusion in China[J]. Environment and Planning A, 2001, 33(10): 1853-1869.

③ Helgeson V S. Social support and quality of life[J]. Quality of Life Research, 2003, 12(1): 25-31.

④ Bartley M, Blane D. Inequality and social class[C]//Scambler G. Sociology as Applied to Medicine (6th ed.). London: Elsevier, 2008: 115-132.

影响①。大多数研究表明,社会支持和健康是正相关关系,即无论当前的支持资源与程度如何,增加社会支持总体上有利于提高健康水平②。另外一些实证研究表明,家庭成员会通过一系列方式影响健康行为,例如不经意地妨碍医嘱(inadvertently interfering with prescribed medical regimens)、塑造不健康的行为(modeling unhealthy behavior)(例如为糖尿病人提供不利于健康的食物),或者由于过分保护而造成某种严重的疾病或伤害(overprotective following a serious illness injury)③。特别是在精神健康方面(如忧郁症),消极的社会支持对精神健康的影响甚至超过了积极方面④。可能的解释是,消极的社会支持没有积极的方面多,且可能是显著的(salient)和意外的(unexpected),因此对生活质量产生更强的影响⑤。

社会支持对健康的影响,特别是对于自我报告的健康水平的影响比较显著,因为病症的报告受一系列社会心理、性格、社会和文化因素的影响⑥。近些年来国内外发展了健康的测量,除了自我报告的健康水平,还开始关注功能能力和自立性(functional ability and autonomy),测量与健康相关的生活质量(health-related quality of life)。在医疗社会学以及相

① Rook K S. Detrimental aspects of social relationships: Taking stock of an emerging literature [C]//Veiel O F, Baumann U. The Meaning and Measurement of Social Support. New York: Hemisphere Publishing Corporation, 1992: 157-171.

② i. Broadhead W E, Kaplan B H, James S A, et al. The epidemiologic evidence for a relationship between social support and health[J]. American Journal of Epidemiology, 1983, 117(5): 521-537. ii. Cohen S. Social relationships and health[J]. American Psychologist, 2004, 59(8): 676-684.

③ Kaplan B M, Toshima M T. The functional effects of social relationships on chronic illness and disability[C]//Sarason B R, Sarason I G, Pierce G R. Social Support: An Interactional View New York: Wiley, 1990: 427-453.

④ Rook K S. Detrimental aspects of social relationships: Taking stock of an emerging literature [C]//Veiel O F, Baumann U. The Meaning and Measurement of Social Support. New York: Hemisphere Publishing Corporation, 1992: 157-171.

⑤ Helgeson V S. Social support and quality of life[J]. Quality of Life Research, 2003, 12(1): 25-31.

⑥ Pennebaker J W. The Psychology of Physical Symptoms[M]. New York: Springer-Verlag, 1982: 1-18.

关学科中,很多实证研究证实了社会支持与生活质量的正向关系[①]。

2. 社会支持的两个维度

社会支持通常被看作一个人的社会关系结构(structure of a person's social relationships),描述的是在社会关系中现存的联系。另外,社会支持也被看作是关系的功能内容(functional content of relationships)。功能性的观点是用来测量人与人之间的关系是怎样服务于某些功能的,即社会支持的程度,如提供情感、归属感,或者物质帮助。结构的方法主要测量社会关系网络的客观方面,而功能化的测量方法更侧重于被访问者对于由他人提供的社会支持资源的可获得性和足够性的看法。只有知道什么样的社会支持对健康产生影响,才能为社会政策的制定和健康干预提供指导。因此,社会支持的概念化主要包括两个维度:一是社会关系的结构,即是否存在与存在多少社会关系;二是社会关系的功能和质量,即在社会网络里提供与得到哪些资源的社会支持[②]。

结构性社会支持是指社会联系或关系的存在(existence)或数量(quantity),既包括交往的人数又包括联系的频繁程度,是一种对互动关系数量的测量。其与健康和幸福感的关系,一直是实验科学和非实验科学研究关注的重要方面。测量社会关系的存在或数量相对比较客观、可靠,并且数据的获得也比较容易。与健康和幸福感相关的社会支持主要包括婚姻关系、是否与亲戚朋友联系、与多少个亲朋联系,以及联系的频率。也有研究使用社会融合(social integration)的概念来测量社会支持的结构维度。社会融合的测度一般包括婚姻关系,是否是某个组织内部的成员,以及社会交往的频率[③]。实证研究表明,社会关系较少或者没有社会关系的群体,其疾病风险较高、健康水平较低,在精神健康上体现得更为显著[④]。

---

① i. Bennett S J, Perkins S M, Lane K A, et al. Social support and health-related quality of life in chronic heart failure patients[J]. Quality of Life Research, 2001, 10(8): 671-682. ii. Newsom J T, Schulz R. Social support as a mediator in the relation between functional status and quality of life in older adults[J]. Psychology and Aging, 1996, 11(1): 34.

② House J S, Kahn R L. Measurement and Concepts of Social Support[C]//Cohen S, Syme S L. Social Support and Health. Orlando: Academic Press, 1985: 83-108.

③ Helgeson V S. Social support and quality of life[J]. Quality of Life Research, 2003, 12(1): 25-31.

④ Cohen S. Social relationships and health[J]. American Psychologist, 2004, 59(8): 676-684.

功能性社会支持主要用来测量社会支持的来源（source of support）、社会支持的类型（type of support）和社会支持的质量或足够性（quality or adequacy），测量的维度既包括被访者对获得社会支持的认知，也包括实际的支持行为[①]。如果说社会支持的结构是一种量的测量，那么社会支持的功能则是质的量度。关于某类支持功能的数量和质量，仅仅通过提供这类支持的人数来测量是不够的，还要看他们提供了多大程度的支持。精神支持的测量应该处于优先的位置，然后再测量其他类型的支持。在现有的文献中，精神支持对健康的影响最为清楚和直接。

具体而言，支持的来源包括配偶、子女、其他亲属、朋友、邻居、同事、照顾提供者、自助组织、健康和福利专家。支持的类型主要有三个维度：一是精神支持（emotional support），包括自尊、影响和信任、关心和倾听；二是信息的支持（informational support），包括倡导、建议、指导与信息；三是工具性支持（instrumental support），包括物质帮助、金钱和劳动帮助、时间帮助、协助改善环境。至于哪种类型的支持以及哪些来源的支持更为重要，则取决于研究的问题。

结构性和功能性支持之所以会对生活质量产生影响，是因为这两个维度的社会支持会影响到健康行为（例如定期看医生、不吸烟），这些健康行为会提高生活质量。已有的实证研究已经证明这样两个研究假设：结构性社会支持对健康水平产生主要影响，他们之间存在线性关系，而不用考虑压力水平；而功能性的社会支持则满足"压力缓解"的假设，也就是说如果没有压力或者压力水平较低，社会支持与生活质量无关[①]。在功能性社会支持方面，如果不控制压力因素，那么情感性支持与生活质量的关系最强；如果控制压力因素，信息性支持可能是最有帮助的支持，尤其是从医疗服务专家处得到的信息支持。

三、老年人的社会支持与健康水平

老年人不仅面临着较高的疾病风险，而且面临着与过去社会支持资源的分裂。一些产生压力的生命事件或过程可能改变老年人的社会支持网

---

① Helgeson V S. Social support and quality of life[J]. Quality of Life Research, 2003, 12(1): 25-31.

络,使他们失去重要的社会支持,如丧偶可能导致家庭关系变化,退休会导致过去工作中支持的终结。有研究表明:老年人的社会支持比年轻人少,尤其是 70 岁以上的老年人[1]。

丧偶与疾病发生率和死亡率的关系早已在实证研究中证实,特别是在丧偶的前两年(尤其是丧偶最初的 6 个月)[2]。有实验研究表明,对丧偶老年人实施社会支持干预有利于降低死亡率和疾病发生率[3]。一些研究还表明退休会减少寿命,特别是社会经济地位较低的蓝领工人[4];还有研究揭示了退休可以提高健康水平[5],因为退休减少了压力水平;更多的研究认为退休与健康无直接关系[6],起作用的是因退休引起的社会网络的断裂。

从结构性社会支持来看,随着家庭结构的变化,核心家庭增加,大家庭相对减少,再加之老年人有丧偶风险,独居老年人增多。社会关系网络显得格外重要,他们可以不跟子女住在一起,但不等于子女对他们没有赡养和支持,大部分老年人都会跟子女临近居住并且保持频繁的联系。家庭成员在为患病老年人提供照顾方面和协助老年人接受医疗服务方面起到关键作用。家庭成员成为大多数老年人的非正式照顾者,80%的照顾者照顾的是他们的亲属[7],女性及女儿是主要的照顾提供者。调查显示,除了家

①   Kahn R L. Aging and social support [C]//Riley M W. Aging from Birth to Death: Interdisciplinary Perspectives. Boulder, CO: Westview Press, 1979: 77-92.

②   i. Kasl S V. Contributions of social epidemiology to study in psychosomatic medicine[C]// Kasl S V, Reichsman F. Advances in Psychosomatic Medicine: Epidemiologic Studies in Psychosomatic Medicine. Basel, Switzerland: Karger, 1977: 106-223. ii. Stroebe W, Stroebe M S, Gergen K J, et al. The effects of bereavement on mortality: A socio-psychological analysis[C]//Eiser J R. Social Psychology and Behavioral Medicine. New York: Wiley, 1982: 527-561.

③   Raphael B. Preventive intervention with the recently bereaved[J]. Archives of General Psychiatry, 1977, 34(12): 1450-1454.

④   House J S, Kahn R L. Measurement and concepts of social support[C]//Cohen S, Syme S L. Social Support and Health. Orlando: Academic Press, 1985: 83-108.

⑤   Ekerdt D J, Bosse R, LoCastro J S. Claims that retirement improves health[J]. Journal of Gerontology, 1983, 38(2): 231-236.

⑥   Berkman L F. Stressful life events, Social-support networks, and gerontological health [J]. Health Service Research, 1984, 19(2): 268.

⑦   Henwood M. Through a Glass Darkly: Community Care and Older People[M]. London: The King's Fund, 1992: 16-26.

庭成员,朋友和邻居也是老年人社会支持的重要提供者。年龄会影响这种社会关系,较年轻的老年人一般会探访朋友,而年纪更大的老年人则倾向于被探访[①]。

从功能性社会支持来看,工具性的(instrumental)或者有形的(tangible)支持更为重要。这是因为,一方面老年人的身体功能下降,需要这种有形的支持;另一方面,依据结构化依赖理论,退休以后不仅意味着离开正规劳动力市场,还意味着从依赖劳动收入转变为依赖国家提供的福利生活。保障基本生活的养老金常常处于一个较低的水平,尤其对于农村老年人而言,这很容易造成老年贫穷。

总结:引入社会支持的概念分析不同群体之间的健康公平,是本书的创新点之一。虽然社会支持在已有的医疗保险研究中不多见,但是社会支持可能恰恰是影响医疗保险实施效果的重要因素之一(比如咨询性支持可能增加医疗服务的利用)。中国的社会医疗保险改革,一直关注个人的社会结构维度,仅关心单个人的社会经济地位和个人是否拥有保险和得到的保障水平,而忽略了个人在家庭、社区、单位等社会关系中的角色,以及由这些社会关系所带来的社会支持因素对健康结果的影响。这种关系因素恰恰为社会政策的干预提供了空间,如果能建立老年人照护保障制度,或者对照顾者进行权益积累,则可以一定程度上缓解这些家庭的后顾之忧,提高老年人的健康水平。

第四节　医疗保险、医疗服务利用与老年人健康公平

医疗保险作为健康人群与非健康人群之间或健康时与患病时疾病风险的分担机制,直接功能在于保障人们在患病时对医疗卫生服务利用的财务可及性。由于医疗服务利用是为了获得健康[②],所以医疗保险的最终目

---

①　Higgs P. Later life, health and society[C]//Scambler G. Sociology as Applied to Medicine (6th ed.). London: Elsevier, 2008: 176-189.

②　Grossman M. On the concept of health capital and the demand for health[J]. Journal of Political Economy, 1972, 80(2): 223-255.

的在于维护和提高个人的健康水平[①]。

为了提高基本医疗和公共卫生服务可及性,同时避免个人和家庭因大病风险的冲击而陷入贫困,中国政府一直致力于医疗保障体制的改革。在2008—2017年这十年间,我国在医疗卫生支出上的财政投入增长近3倍,主要用于基本医疗保险的扩面和完善基本公共卫生服务设施[②]。巨额支出下的医疗保险制度能否改善人们的健康水平,并促进不同人群间医疗服务利用和健康的结果公平,成为学界广泛关注的焦点。

另一方面,伴随着我国人口老龄化程度的加剧,易受疾病困扰的老年人群的医疗服务需求也在进一步扩大。老年人作为具有较高医疗需求的弱势社群,其人口比重通常可以解释医疗卫生费用和公共年金支出变化的92%[③]。2010年中国第六次人口普查数据显示,在60岁及以上的老年人口中,"不健康"的老年人占全部老年人口的16.85%[④],但医疗保障制度却缺乏足够的准备与回应。而且老年人的医疗保险待遇并不是统一的资格享有,而是体现了身份的差别:参加职工基本医疗保险和公费医疗的离退休老年人享有较高的医疗保障待遇,而农村老年人和城镇非工薪老年人则依据缴费贡献的差别被待遇相对较低的医疗保险项目覆盖。老年人较高的医疗保障覆盖率建立在不公平的待遇基础上,医疗服务利用方面的公平又因较高的自付比率而降低[⑤]。因此,不同医疗保障项目参保老年人之间保障权益的不平等和需要的不被满足是深层次的不公平。这就需要我们识别各保险项目参保者的特征,分析差别化的医疗保险政策分别对老年人医疗服务利用和健康水平产生了哪些影响。

一、医疗保险与医疗服务利用的关系

国内外文献都已证明,医疗保险覆盖面的扩展有利于增加医疗服务的

① 潘杰,雷晓燕,刘国恩.医疗保险促进健康吗?——基于中国城镇居民基本医疗保险的实证分析[J].经济研究,2013,48(4):130-142,156.

② Yip W, Fu H, Chen A T, et al. 10 years of health-care reform in China: Progress and gaps in universal health coverage[J]. The Lancet, 2019, 394(10204): 1192-1204.

③ 乌日图.医疗保障制度国际比较[M].北京:化学工业出版社,2004:78-81.

④ 数据是根据国家统计局公布的2010年第六次人口普查数据计算得出。

⑤ Wang H, Yip W, Zhang L, et al. Community-based health insurance in poor rural China: the distribution of net benefits[J]. Health Policy and Planning, 2005, 20(6): 366-374.

利用[①]。在医疗服务的可及性方面,是否拥有医疗保险是最显著的影响因素之一[①]。在医疗服务的实际使用量方面,有保险的人比没有保险的人对医疗服务资源的使用频率更高[②]。有研究运用 1993 年到 2003 年的数据测量了中国老年人群体住院服务的使用,发现有医疗保险的老年人的使用是无保险老年人的两倍左右[③]。

在医疗保险与医疗服务需求的研究中,始于 20 世纪 70 年代的兰德医疗保险实验(RAND Health Insurance Experiment,HIE)无疑是最具影响力的。该项目采用实验研究的方法,通过随机原则赋予不同个体参加不同的医疗保险项目来研究保险分担比例对个人医疗卫生服务利用及健康的影响。研究结果显示,医疗保险对医疗服务需求有显著影响,自付比例或免赔额下降时,医疗服务使用量增加[④]。

医疗保险对医疗服务利用的影响,在弱势群体中更为显著[⑤],如老年人和因病致贫者[⑥]。弱势群体从保险中获得更多的资源,较显著地提高了他们的医疗服务可及性和服务用量。对美国和加拿大老人医疗服务利用的研究表明,65 岁以后由社会经济地位因素引起的医疗服务利用的差别缩小了,因为 65 岁以上老人有资格获得 Medicare,而全民覆盖的医疗保险有助于提高医疗服务的利用[⑦]。

---

① i. Freeman J D, Kadiyala S, Bell J F, et al. The causal effect of health insurance on utilization and outcomes in adults: A systematic review of US studies[J]. Medical Care, 2008: 1023-1032. ii. 刘国恩,蔡春光,李林.中国老人医疗保障与医疗服务需求的实证分析[J].经济研究,2011,46(3):95-107,118.

② i. Hoffman C, Paradise J. Health insurance and access to health care in the United States[J]. Annals of the New York Academy of Sciences, 2008, 1136(1): 149-160. ii. 饶克勤.中国城市居民医疗服务利用影响因素的研究——四步模型法的基本理论及其应用[J].中国卫生统计,2000(2):7-10.

③ Gao J, Raven J H, Tang S. Hospitalisation among the elderly in urban China[J]. Health Policy, 2007, 84(2-3): 210-219.

④ Manning W G, Newhouse J P, Duan N, et al. Health insurance and the demand for medical care: Evidence from a randomized experiment[J]. The American Economic Review, 1987: 251-277.

⑤ Ungaro R, Federman A D. Restrictiveness of eligibility determination and Medicaid enrollment by low-income seniors[J]. Journal of Aging & Social Policy, 2009, 21(4): 338-351.

⑥ Decker S L, Rentier D K. How much might universal health insurance reduce socioeconomic disparities in health? [J]. Applied Health Economics and Health Policy, 2004, 3(4): 205-216.

⑦ Ungaro R, Federman A D. Restrictiveness of eligibility determination and Medicaid enrollment by low-income seniors[J]. Journal of Aging & Social Policy, 2009, 21(4): 338-351.

在国内的研究中,黄枫和甘犁(2010)发现,享受医疗保险的城镇老年人过去一年家庭自付医疗支出比无保险的老人低,而总医疗支出则比无保险的老人高[1]。刘国恩等(2011)发现,医保制度对老人医疗服务的影响主要表现在提高就医程度,而非就医选择行为的改变,同时医保制度又明显地促进了老年人的及时就诊率[2]。同样,胡宏伟等(2012)也发现,社会医疗保险会显著增加老年人的医疗卫生服务利用[2]。

概括而言,现有的文献大多只是关注保险覆盖面的扩展对医疗服务可及性和服务利用的影响。但是医疗保险非常复杂,而且有多个维度,即使在有医疗保险的群体当中,由于保险机制规定了不同的共付比率(copayments)、免赔额(deductibles)等,不同的保障水平和保险项目对参保者的服务利用行为也有不同的影响[3]。有研究表明,医疗费用报销方式、医疗费用支付方式是影响中低收入家庭患病后是否就诊的重要因素[4]。有学者发现,新农合参保者比职工基本医疗保险与城镇居民基本医疗保险参保者"应住院而未住院"的比率更高,从原因的分析中可见"经济困难"在新农合参保者中占比最高(62.2%),而职工医保参保者中经济困难而有病未医的仅占21.4%[5]。一些实证研究识别了弱势群体获得医疗保险的阻碍因素,特别是存在经济方面可支付能力不足的问题[1]。

医疗保险作为处理疾病风险的财务手段,可以帮助补偿部分或全部的医疗服务支出,提高参保者支付能力,但并不是意味着有了保险就解决了参保者医疗服务利用的所有问题。还有一些非经济因素影响了医疗服务的利用,例如等候时间长、申请程序复杂、医疗资源缺乏、信息掌握不足等。如上所述,很多实证研究关注医疗服务利用的不平等,并且把提供平等的

---

① 黄枫,甘犁.过度需求还是有效需求?——城镇老人健康与医疗保险的实证分析[J].经济研究,2010,45(6):105-119.

② 胡宏伟,张小燕,赵英丽.社会医疗保险对老年人卫生服务利用的影响——基于倾向得分匹配的反事实估计[J].中国人口科学,2012(2):57-66,111-112.

③ Card D, Dobkin C, Maestas N. The impact of nearly universal insurance coverage on health care utilization: Evidence from Medicare[J]. American Economic Review, 2008, 98(5): 2242-2258.

④ 王延中,龙玉其.中低收入群体医疗服务需求的特点、问题与对策——基于1642户中低收入家庭调查[J].中国卫生政策研究,2010,3(3):9-15.

⑤ 高建民,嵇丽红,闫菊娥,等.三种医疗保障制度下居民卫生服务可及性分析[J].中国卫生经济,2011,30(2):19-21.

医疗服务作为优先的政策目标[①]。一些实证研究还得出这样的结论:建立一个全民覆盖的国民健康保险是减少医疗服务利用不公平的有效方式。

二、医疗保险与健康水平的关系

在实证研究中,医疗保险与医疗服务利用的关系已经比较明确,但是医疗保险和健康水平的关系却尚未达成一致结论。一些研究表明,医疗保险有助于提高健康水平[②];但是另有一些研究认为,拥有医疗保险并不能有效提高健康水平[③]。

相关经验研究可以分为观测研究和实验研究[④]。观测研究考察医疗保险项目与个人健康指标之间是否存在相关性;自然实验研究观察医疗保险政策的改变或本身设计的特殊规则等导致的医疗保险覆盖面的差异,以此研究参保对健康的影响;实验研究则事先按随机原则将医疗保险分配给不同人群,然后比较组间的健康差异[⑤]。

早期的观测研究大都利用截面数据和多变量回归模型进行相关关系的估计,考察不同人群的健康差异。多数文献发现参加医疗保险与更低的

---

① i. Goddard M, Smith P. Equity of access to health care services: Theory and evidence from the UK[J]. Social Science & Medicine, 2001, 53(9): 1149-1162. ii. Schoen C, Doty M M. Inequities in access to medical care in five countries: Findings from the 2001 Commonwealth Fund International Health Policy Survey. Health Policy, 2004, 67(3): 309-322.

② i. Card D, Dobkin C, Maestas N. The impact of nearly universal insurance coverage on health care utilization: Evidence from Medicare[J]. American Economic Review, 2008, 98(5): 2242-58. ii. Finkelstein A, Taubman S, Wright B, et al. The Oregon health insurance Experiment: Evidence from the first year[J]. The Quarterly Journal of Economics, 2012, 127(3): 1057-1106.

③ i. Levy H, Meltzer D. What do we really know about whether health insurance affects health [J]. Health Policy and the Uninsured, 2004: 179-204. ii. Finkelstein A, McKnight R. What did Medicare do? The initial impact of Medicare on mortality and out of pocket medical spending[J]. Journal of Public Economics, 2008, 92(7): 1644-1668.

④ i. Goddard M, Smith P. Equity of access to health care services: Theory and evidence from the UK[J]. Social Science & Medicine, 2001, 53(9): 1149-1162. ii. Schoen C, Doty M M. Inequities in access to medical care in five countries: Findings from the 2001 Commonwealth Fund International Health Policy Survey. Health Policy, 2004, 67(3): 309-322.

⑤ 潘杰,秦雪征. 医疗保险促进健康吗? ——相关因果研究评述[J]. 世界经济文汇,2014(6): 60-70.

死亡率和更高的自评健康水平存在显著相关性[①]，但也有研究发现两者没有显著的相关性[②]。由于没有考虑到参加医疗保险和健康的内生性问题，这些研究并未能识别两者间的因果关系。

　　随着实验设计的开展和研究方法的逐步完善，越来越多的研究就医疗保险对健康的因果关系进行了识别，其中大部分集中在美国社会医疗保险项目（Medicare 和 Medicaid）的分析。Medicare 是美国政府免费提供给年龄超过 65 岁美国公民的医疗保险。学者利用面板数据和双重差分法，比较了 51～65 岁中有无 Medicare 的人群面对疾病冲击后健康的变化，结果显示未参保个人在面临慢性病冲击后健康的恶化程度超过参保个人，但是两组人群在急性疾病冲击下健康结果并不存在显著差异[③]。也有学者利用 Medicare 向所有年满 65 岁的美国居民免费提供的政策规定，采用断点回归方法研究 Medicare 对 65 岁急诊入院病人健康的影响，发现 Medicare 显著降低了 7 天内的死亡率[④]。Medicaid 是面向低收入家庭的医疗保险总称，通常由各州政府免费提供。学者利用各州各年龄段儿童参加 Medicaid 人数占总儿童数的比率作为工具变量，发现 1984—1992 年 Medicaid 的扩张显著降低了儿童的死亡率[⑤]。也有学者利用美国俄勒冈州标准医疗保险计划（Oregon OHP standard）的特殊参保规定，以随机号码为工具变量，采用两阶段最小二乘法就标准 OHP 对个人健康的影响进行估计，研究发现 OHP 显著提高了 19～64 岁人群自评的身体和精神健

　　① i. Franks P, Clancy C M, Gold M R, et al. Health insurance and subjective health status: Data from the 1987 National Medical Expenditure Survey[J]. American Journal of Public Health, 1993, 83(9): 1295-1299. ii. McWilliams J M, Zaslavsky A M, Meara E, et al. Health insurance coverage and mortality among the near-elderly[J]. Health Affairs, 2004, 23(4): 223-233.

　　② i. Haas J S, Udvarhelyi S, Epstein A M. The effect of health coverage for uninsured pregnant women on maternal health and the use of cesarean section[J]. JAMA, 1993, 270(1): 61-64. ii. Ross C E, Mirowsky J. Does medical insurance contribute to socioeconomic differentials in health? [J]. The Milbank Quarterly, 2000, 78(2): 291-321.

　　③ Cutler D M, Vigdor E R. The impact of health insurance on health: Evidence from people experiencing health shocks[J]. NBER Working Paper, 2005, 16417.

　　④ Card D, Dobkin C, Maestas N. Does Medicare save lives? [J]. The Quarterly Journal of Economics, 2009, 124(2): 597-636.

　　⑤ Currie J, Gruber J. Health insurance eligibility, utilization of medical care, and child health [J]. The Quarterly Journal of Economics, 1996, 111(2): 431-466.

康,但对死亡率没有影响[1]。

相反的是,也有部分研究发现医疗保险并未显著提高人们的健康水平。如针对兰德医疗保险实验的研究发现,与大病保险相比,全民医保项目对高血压、近视及口腔健康有小程度的提高,但未发现其他健康指标在不同保障程度的医保间存在显著差异[2]。Finkelstein 和 McKnight 利用 Medicare 于 1965 年开始在美国各州实行的特点,结合双重差分法进行估计,但是发现 Medicare 在开始实行的 10 年里并没有显著降低 65 岁以上人群的死亡率[3]。

针对美国以外其他国家医疗保险对健康影响的相关因果研究相对较少。Hanratty 利用自然实验的方法,分析加拿大全民医保实施对婴儿健康的影响,发现全民医保显著降低了婴儿死亡率和新生儿低体重发生率[4]。King 等人基于随机原则抽选了墨西哥先期实行全民医保的部分地区,比较了施行 10 个月后与未施行全民医保地区之间人群的健康差异,发现全民医保对个人自评健康并未产生显著影响[5]。Aggarwal 利用倾向得分匹配法,发现印度在 Yeshavini 地区实施的社区医疗保险可能通过提高卫生服务利用,而对参保人的健康起到了正向促进作用[6]。

近年来国内关于医疗保险对健康影响的因果研究也有所增加,但主要集中在农村居民和中老年人群。利用新型农村合作医疗在各地开展的时间先后差异这一特点,吴联灿和申曙光及程令国和张晔都使用倾向得分匹

①　Finkelstein A, Taubman S, Wright B, et al. The Oregon health insurance experiment: evidence from the first year[J]. The Quarterly Journal of Economics, 2012, 127(3): 1057-1106.

②　Manning W G, Newhouse J P, Duan N, et al. Health insurance and the demand for medical care: Evidence from a randomized experiment[J]. The American Economic Review, 1987: 251-277.

③　Finkelstein A, McKnight R. What did Medicare do? The initial impact of Medicare on mortality and out of pocket medical spending[J]. Journal of Public Economics, 2008, 92(7): 1644-1668.

④　Hanratty M J. Canadian national health insurance and infant health[J]. The American Economic Review, 1996, 86(1): 276-284.

⑤　King G, Gakidou E, Imai K, et al. Public policy for the poor? A randomised assessment of the Mexican universal health insurance programme[J]. The Lancet, 2009, 373(9673): 1447-1454.

⑥　Aggarwal A. Impact evaluation of India's 'Yeshasvini' community-based health insurance programme[J]. Health Economics, 2010, 19(S1): 5-35.

配后的双重差分方法,发现新型农村合作医疗促进了个人健康[①]。但是基于相同的方法,Lei 和 Lin 及 Chen 和 Jin 却并未找到新型农村合作医疗提高参保儿童健康的证据[②]。Wang 等人采用实验研究的方法,随机选择部分地区开展农村互助医疗保险,发现农村互助医疗保险显著降低了全年龄段农村居民的自报疼痛和焦虑比例,并提高了 55 岁以上人群的行动和自理能力[③]。

黄枫和吴纯杰以分省、性别、年龄、教育的平均参保概率为工具变量识别城镇老年人医保参保对健康的影响,发现参保显著降低了老人的死亡率[④]。潘杰等人采用各城市对参保人群的政府补助比率作为工具变量,估计了城镇居民基本医疗保险对城镇居民健康的影响,发现医疗保险有利于促进参保个人的健康,且对社会经济状态较差的人群影响更大[⑤]。胡宏伟和刘国恩基于同样的数据,采用倾向得分匹配后的双重差分方法,发现城镇居民基本医疗保险没有显著促进城镇居民的健康水平,但促进了老年人和低收入等低健康群体的健康改进[⑥]。马超等人利用一次医疗保险统筹的自然实验,发现参加更高档次的医疗保险显著提高了居民的健康水平[⑦]。

总体而言,多数研究都表明,医疗保险促进了参保人群的健康水平,但

---

① i. 吴联灿,申曙光.新型农村合作医疗制度对农民健康影响的实证研究[J].保险研究,2010 (6):60-68. ii. 程令国,张晔."新农合":经济绩效还是健康绩效? [J].经济研究,2012,47(1): 120-133.

② i. Lei X, Lin W. The New Cooperative Medical Scheme in rural China: Does more coverage mean more service and better health? [J]. Health Economics, 2009, 18(S2): S25-S46. ii. Chen Y, Jin G Z. Does health insurance coverage lead to better health and educational outcomes? Evidence from rural China[J]. Journal of Health Economics, 2012, 31(1): 1-14.

③ Wang H, Yip W, Zhang L, et al. The impact of rural mutual health care on health status: Evaluation of a social experiment in rural China[J]. Health Economics, 2009, 18(S2): S65-S82.

④ 黄枫,吴纯杰.中国医疗保险对城镇老年人死亡率的影响[J].南开经济研究,2009(6): 126-137.

⑤ 潘杰,雷晓燕,刘国恩.医疗保险促进健康吗? ——基于中国城镇居民基本医疗保险的实证分析[J].经济研究,2013,48(4):130-142,156.

⑥ 胡宏伟,刘国恩.城镇居民医疗保险对国民健康的影响效应与机制[J].南方经济,2012(10): 186-199.

⑦ 马超,顾海,孙徐辉.参合更高档次的医疗保险能促进健康吗? ——来自城乡医保统筹自然实验的证据[J].公共管理学报,2015,12(2):106-118,157-158.

是也有部分研究结果与之相悖。即使是针对同一个医疗保险项目的分析，其研究结果也不尽相同。医疗保险对健康水平的影响之所以存在争议，是因为这个问题比较复杂，准确的测量也存在困难。从文献来看，其原因主要有以下几点：第一，医疗保险本身很复杂，而且有多个维度。不同的保障水平对健康的影响不同：由税收支撑的社会医疗保险与个人购买的私人医疗保险对健康的影响是非常不同的。因此，即使是通过实验或者类实验方法测出的保险对健康的影响也只是被限定在某个特定的范围内。第二，健康本身也是极其复杂和多元的，现有的文献对健康的测量还不够完善，我们尚不能很好地测量"健康"。例如，大量的文献都使用死亡率，这可能导致无法识别与健康相关的生活质量的变化。如果缺乏对健康的准确测量方法，那么在解释结果的时候就要格外谨慎，特别是得到医疗保险对健康水平没有统计显著性的结果时，很可能是由于用死亡率来代替健康过于粗糙（不够敏感），无法反映出真实的健康变化程度[①]。第三，医疗保险对健康水平的影响很可能通过医疗服务利用实现：医疗保险增加了医疗服务的质量和使用量，进而提高了健康水平。这样，医疗保险对健康的影响就依赖一个中介变量。如果发现医疗保险对健康没有影响，很可能事实上是医疗保险没有影响医疗服务利用，或者是由于医疗服务利用没有影响健康水平，或者两个原因都存在。而且健康水平也会影响医疗保险的参保和医疗服务的利用，一般健康状况较差的人更倾向于参加医疗保险和使用医疗服务。

结论：医疗保险覆盖面的扩大可能会提高健康水平，但不能确切地说什么样的保险改革策略最有效。特别是在医疗保险对健康水平和医疗服务利用的直接干预方面，这种不确定性更加明显。与西方国家的社会医疗保险政策不同，中国的医疗保险是建立在身份差距基础上的，即使拥有保险，也可能因为参与不同的保险项目而存在服务提供、保障水平等福利待遇的差别。因此，扩大保险覆盖面并不是提高健康水平和提高医疗服务利用公平性的唯一途径。

① Levy H，Meltzer D. What do we really know about whether health insurance affects health [J]. Health Policy and the Uninsured，2004：179-204.

三、医疗保险与健康公平的关系

通过完善社会保障体系以及提供公共医疗卫生服务等方式,实现医疗卫生服务的公平进而促进群体之间的健康公平,是各个国家和地区医疗卫生体制改革的基本任务之一[①]。其中,最有可能直接影响健康公平的公共政策是医疗保险。关于医疗保险影响健康公平的具体表现,主要体现在医疗卫生服务利用、医疗卫生费用负担以及健康水平三个方面。尽管获得医疗保险不同程度上增加了人们医疗卫生服务利用的可能性,降低了医疗卫生费用负担,并且一定程度上促进了人们的健康水平[②],但是由于我国医疗保险体系鲜明的条块分割特征,已有研究大都表明我国不同医疗保险参保人群之间存在较大的健康不公平。

在医疗卫生服务利用方面,Wang 等人和 Huang 等人的研究都发现,相比于新型农村合作医疗和城镇居民基本医疗保险,职工基本医疗保险人群的医疗服务利用水平最高[③]。Fu 等人的研究表明,不论是医疗服务利用的可能性还是使用频率,都存在显著的亲富人倾向,医疗保险并没有很好地发挥促进医疗卫生服务利用公平的作用[④]。

在医疗卫生费用负担方面,周钦等人从住院费用补偿水平和住院可能性角度,分析了我国"均等化"制度设计下不同收入水平参保人群实际受益的公平性,研究发现,基本医疗保险将造成低收入参保人群的劣势,且由于

---

① Evans D B, Etienne C. Health systems financing and the path to universal coverage[J]. Bulletin of World Health Organization, 2010,(88):42-43.

② i. Zhang A, Nikoloski Z, Mossialos E. Does health insurance reduce out-of-pocket expenditure? Heterogeneity among China's middle-aged and elderly[J]. Social Science & Medicine, 2017, 190:11-19. ii. Xiong X, Zhang Z, Ren J, et al. Impact of universal medical insurance system on the accessibility of medical service supply and affordability of patients in China[J]. PLoS One, 2018, 13(3):e0193273.

③ i. Wang Y, Jiang Y, Li Y, et al. Health insurance utilization and its impact: Observations from the middle-aged and elderly in China[J]. PloS One, 2013, 8(12):e80978. ii. Huang J, Yuan L, Liang H. Which matters for medical utilization equity under universal coverage: Insurance system, region or ses[J]. International Journal of Environmental Research and Public Health, 2020, 17(11):4131.

④ Fu X, Sun N, Xu F, et al. Influencing factors of inequity in health services utilization among the elderly in China[J]. International Journal for Equity in Health, 2018, 17(1):1-10.

低收入人群健康水平更差,这样的制度设计将加剧健康的不公平[1]。也有研究认为,中国的基本医疗保险没有很好地改善城乡之间的住院医疗服务费用差异,城市的高收入群体是基本医疗保险的最大受益者[2]。

在健康水平方面,Paolucci 等人的研究表明,基本医疗保险制度的设计更多地考虑了总体效益和成本效益,而公共医疗卫生服务则表现出"重覆盖、轻质量"的特点,拥有更高层次医疗保险的老年人健康结果更好[3]。刘晓婷和黄洪以量化研究与质化研究相结合的方式,分析了医疗保障制度改革对老年人群体健康公平的影响。研究结果表明,职工医保和城居医保制度提高了老年参保者的医疗服务利用水平,从而增进了健康公平,但新农合的参保老年人与未参保老年人在医疗服务利用和健康结果方面均未呈现显著差异,原因是其保障待遇过低和制度设计缺陷[4]。Fan 等人利用处理效用模型,比较了我国城镇居民基本医疗保险和新型农村合作医疗参保人群的健康差异,发现城镇居民基本医疗保险对参保者的健康促进效应要显著高于新型农村合作医疗[5]。

由此可见,"碎片化"的基本医疗保险制度仍旧带来了较大的医疗卫生服务利用差异与健康状况差异。在"均等化"的制度设计下,对"公平性"的不断强调且逐步推进是政府加强责任的体现。然而在为改革对公平性的重新呼吁感到欣喜之余,不能忽视新医改以来依然存在的深层次不公平,如各项目参保者之间较为严重的待遇差距,以及因待遇差距而导致的医疗服务利用不公平乃至健康结果的不公平。

---

[1] 周钦,田森,潘杰.均等下的不公——城镇居民基本医疗保险受益公平性的理论与实证研究[J].经济研究,2016,51(6):172-185.

[2] Si L, Chen M, Palmer A J. Has equity in government subsidy on healthcare improved in China? Evidence from the China's National Health Services Survey[J]. International Journal for Equity in Health, 2017, 16(1): 1-9.

[3] Paolucci F, Mentzakis E, Defechereux T, et al. Equity and efficiency preferences of health policy makers in China—A stated preference analysis[J]. Health Policy and Planning, 2015, 30(8): 1059-1066.

[4] 刘晓婷,黄洪.医疗保障制度改革与老年群体的健康公平——基于浙江的研究[J].社会学研究,2015,30(4):94-117,244.

[5] Fan H, Yan Q, Coyte P C, et al. Does public health insurance coverage lead to better health outcomes? Evidence from Chinese adults[J]. INQUIRY: The Journal of Health Care Organization, Provision, and Financing, 2019, 56: 0046958019842000.

四、对老年人健康水平认识的发展

关于健康水平(health outcome)的测量,社会学与生物医学的侧重点不同,社会学强调人的主观能动性,反对以纯粹科学的观点来测量健康水平。社会科学领域的文献主要呈现心理与身体的健康状况,并在人们所生活的不同社会文化、社会阶层、社会族群、社会性别与社会网络下进行解释①。由此可见,社会学不太关注疾病和症状本身,而是更加关心疾病或者病理的后果。在这样的视角下,对健康水平的测量主要有自我评价的健康水平(Self-perceived Health Status)、日常活动能力量表 (Activities of Daily Living Index)、社会活动量表(Social Activities Index)、病人满意度量表 (Patient Satisfaction Index)、健康相关的生活质量量表(Health-related Quality of Life),以及心理学上的一些心理测量量表。这一节选取了以下几个与老年人健康状态密切相关的健康水平的维度进行详述,以期建立本书的关于健康水平的测量方法。

1. 自我评价的健康水平与功能能力

准确的健康评价是为老年人提供疾病治疗和长期照顾的前提,在老年医学的研究中,自我评估的整体健康水平与功能能力是常见的方法②。

对整体健康水平的自我评价,一般是回答这样的问题:"整体来说,你怎样评价自己的健康状况:极好、非常好、较好、一般还是很差?"但是这种方法也有问题,因为自我评价的健康和文化、认知模式有关,没有一个标准,缺少参照。因此,有研究显示,自我评价的健康和医学或者其他专业的判断并不趋同③。从前或者当下的患病经历以及对疾病知识的了解程度

---

① Davies P. Sociological approaches to health outcomes[C]//Macbeth H M. Health Outcomes: Biological, Social, and Economic Perspectives. Oxford: Oxford University Press, 1996: 94-139.

② Angel R J, Frisco M L. Self-assessments of health and functional capacity among older adults [C]//Skinner J H. Multicultural Measurement in Older Populations. New York: Springer, 2002: 129-146.

③ Cf: Evaluation of National Health Interview Survey Diagnostic Reporting [M]. US Department of Health & Human, 1994.

会影响被访者对自我健康水平的评价①。为了使自我评价的健康更加客观，研究者改进了这一问题的问法："和你的同龄人相比，你觉得自己的健康状况怎样？"②但是对于什么是"极好、非常好、较好、一般、较差"，没有明确的标准。

整体健康水平的自我评价还无法得到不同健康水平造成的后果，而在老年医学的研究中，"功能能力"（functional capacity）的概念得到了较多关注和应用③。特别是从长期照护和制定社会政策的角度来说，一个人的功能能力可能比某种疾病更为重要。受损伤严重的个人不仅存在较高的死亡风险，而且生活质量通常很低，他们有更高的照护需求。

一般有两种方法来测量功能能力。一种是自我报告的日常生活中实施基本活动的能力（Activities of Daily Living，ADLs），包括洗澡、打扮、穿衣、吃饭、从床挪动到椅子、使用洗手间和在房内行走④。失能的程度取决于不能独立完成的项目总数以及完成每项活动所需的帮助。这种测量方法的效度很高，自我报告的功能能力很低的人，其死亡率也较高。第二种方法是工具性日常生活能力（Instrumental Activities of Daily Living，IADLs），这些功能包括使用电话、购物、做饭、洗衣服、使用公共交通工具和理财等方面的能力，比简单的在室内步行或者从椅子挪动到床上这类简单的测量更为全面，而且要求有更高的认知和行动能力。但是这类更高级的功能能力在不同文化背景、社会阶层人群中的比较研究还很有限。一些关于身体和精神健康的比较研究表明，不同文化背景的人对疾病特征的描

①　Kind P，Dolan P. The effect of past and present illness experience on the valuations of health states[J]. Medical Care，1995：AS255-AS263.

②　Wolinsky F D，Tierney W M. Self-rated health and adverse health outcomes：An exploration and refinement of the trajectory hypothesis[J]. The Journals of Gerontology Series B：Psychological Sciences and Social Sciences，1998，53(6)：S336-S340.

③　i. Guralnik，J M，Branch，L G，Cummings，S R，et al. Physical performance measures in aging research[J]. Journal of Gerontology，1989，44(5)：M141-M146. ii. Langlois J A，Maggi S，Harris T，et al. Self-report of difficulty in performing functional activities identifies a broad range of disability in old age[J]. Journal of the American Geriatrics Society，1996，44(12)：1421-1428.

④　Johnson R J，Wolinsky F D. The structure of health status among older adults：Disease，disability，functional limitation，and perceived health[J]. Journal of Health and Social Behavior，1993：105-121.

述和对疼痛的忍受力呈现很大差异[①]。

2. 与健康相关的生活质量

按照传统和惯例,健康水平都是根据病理学和发病机理的形式来测量的。但近些年健康研究开始意识到,健康水平的测量不仅应该考虑疾病/医学的因素,还应该引入与健康相关的生活质量的测量方法。健康相关的生活质量反映了一个人身体健康、精神健康以及应对环境的能力。健康相关的生活质量是指受疾病和治疗影响的有关健康、功能和幸福感的一系列指标。它在过去 20 多年中得到了较快的发展和应用,包括各种慢性病对生活质量结果的影响、医疗保健系统提高服务质量的策略,以及评估临床实验的治疗效果等[②]。

健康研究者们发展了 SF-36 健康调查量表(SF-36 Health Survey),其效度和信度在不同文化背景的测量中得到了证明。SF-36 健康调查量表是评价多维度的健康结果的标准化工具,在诊疗实践和研究、健康政策评估以及人口普查中被广泛使用。这个量表包含 8 个评价生活质量的身体和精神方面的子量表,并在不同的年龄、性别和不同疾病特征的病人群体中得到了实证研究的检验[③]。尽管这个 SF-36 量表最初是为西方人群设计的,但其信度和效度在英语国家得到了证实[④]。在效度方面,文化因素可能影响对健康相关问题的回答方式,使量表在不同文化背景下进行测量

---

① Angel R J, Frisco M L. Self-assessments of health and functional capacity among older adults [C]//Skinner J H. Multicultural Measurement in Older Populations. New York: Springer, 2002: 129-146.

② Napoles-Springer A M, Stewart, A L. Use of health-related quality of life measures in older and ethnically diverse U. S. populations [C]//Skinner J H. Multicultural Measurement in Older Populations. New York: Springer; 2002: 189-196.

③ Ware Jr J E, Gandek B. Overview of the SF-36 health survey and the international quality of life assessment (IQOLA) project[J]. Journal of Clinical Epidemiology, 1998, 51(11): 903-912.

④ Guillemin F, Bombardier C, Beaton D. Cross-cultural adaptation of health-related quality of life measures: Literature review and proposed guidelines[J]. Journal of Clinical Epidemiology, 1993, 46(12): 1417-1432.

可能会有误差[①]。在不同组别的比较研究中,首先要进行内容效度(content validity)的考察,质性的认知访谈技术(cognitive interviews techniques)可以用来评价不同组别对概念的理解是否一致。如果内容效度的测量结果表明使用的概念不能很好地表达要测量的东西,那么实证的效度(empirical validity)也会受到影响[②]。但是用质性方法来检测概念一致性的研究还很少,一般都使用传统的心理计量的标准。

SF-36 健康调查量表成功地将身体和精神健康相分离,对与健康相关的生活质量有一个更全面的测量。美国的实证研究证明,拥有医疗保险(如 Medicare 和 Medicaid)对于提高老年人健康相关的生活质量具有积极的影响。但是医疗保险与健康相关生活质量的关系在中国的实证研究还非常有限,更多的研究只关注疾病相关的健康结果,尚没有扩展到对生活质量的考察。

总结:厘清医疗保险、医疗服务利用与健康水平的关系之所以重要,是因为医疗保险导致医疗服务利用的增加,只有能显著地改善老年人的健康结果,那么这个改变才是对医疗需求的有效回应。医疗保险与健康水平关系的不明确,很大原因是健康水平测量的复杂性。本节梳理了社会科学所关心的健康水平的测量方法,为建立本书的健康水平测量方法奠定基础,也为健康公平理论的发展做准备。本书所倡导的公平是以健康结果为核心的概念,是基于健康结果的公平。

第五节　本章小结

本章分别从理论基础与实证研究两个维度回顾了国内外老年人健康

---

①　i. Byrne B M, Campbell T L. Cross-cultural comparisons and the presumption of equivalent measurement and theoretical structure: A look beneath the surface[J]. Journal of Cross-Cultural Psychology, 1999, 30(5): 555-574. ii. Warnecke R B, Johnson T P, Chávez N, et al. Improving question wording in surveys of culturally diverse populations[J]. Annals of Epidemiology, 1997, 7(5): 334-342.

②　Gandek B, Ware Jr J E. Methods for validating and norming translations of health status questionnaires: The IQOLA project approach[J]. Journal of Clinical Epidemiology, 1998, 51(11): 953-959.

公平相关的文献，并梳理了医疗保险、医疗服务利用与老年人健康公平的关系。本章提出了"基于社会正义的健康公平"这一"弱者优先"的理论视角，找到了在中国社会语境下的理论出发点——"底线公平"理论（见第一和第二节）；总结了影响健康公平的社会结构与社会网络因素（见第三节）；梳理了现有的对社会医疗保险、医疗服务利用与健康水平之间关系的讨论和研究的不足（见第四节）。

在社会科学研究领域，对健康公平的研究建立在对优势与弱势两个群体之间健康水平及社会决定因素不平等的比较之上。但是，并不是所有的健康不平等都是不公平的，不公平的是一些特定弱势群体与其他群体相比遭遇到更多的疾病风险，导致其在健康水平方面存在系统化差异[①]。医疗保险的作用在于对不同群体的医疗服务利用及健康水平能够产生影响，因此有必要研究医疗保险对提高健康公平的作用。本书通过建立理论框架，将"健康公平"概念化和可操作化[②]。在这个理论框架中，本书不仅关注医疗服务资源的分配，还涉及整个社会结构；不仅测量各个群体老年人的健康水平差异，还提出了健康公平的价值选择，即建立在普遍权利基础上的分配正义；甚至不停留在讨论医疗保险改革对健康公平造成的既有影响这个层面，而是进一步在政策制定与服务实践中提出具体的干预建议和举措，将"基于社会正义的健康公平"作为基本共识，以推动未来中国的医疗福利体制改革。

---

① Braveman P. Health disparities and health equity: Concepts and measurement[J]. Annual Review of Public Health, 2006, 27: 167-194.

② Braveman P, Gruskin S. Defining equity in health[J]. Journal of Epidemiology & Community Health, 2003, 57(4): 254-258.

第四章　社会医疗保险对老年人健康
公平影响的量化分析

社会医疗保险是我国医疗保障制度的核心形态，探讨社会医疗保险对老年人健康公平的影响是本书的重要内容之一。以往的实证研究较少对医疗保险、医疗服务利用和健康公平三者的关系同时进行分析。医疗保险的目的是降低个人疾病负担，提高医疗服务利用的公平性；医疗服务公平的终极目标是促进健康结果公平。因此，本书认为医疗保险对健康公平的影响机理是：医疗保险通过影响医疗服务利用进而对健康公平产生间接效应。健康公平还与经济、社会、政治结构相关，本章也识别出在社会基本结构中导致健康公平受损的因素，以及社会支持网络等社会心理因素对健康公平的影响。只有发现老年人健康公平的影响因素，才能识别弱势老年人的特征；只有识别出弱势老年人群的特征，才能在未来的改革中针对需要和权利改进政策，提高老年人群体的健康公平。

第一节　基本概念界定与研究方法

在进行量化研究之前，首先要对本章涉及的核心概念进行界定。尤其是在量化模型建立之前，准确的概念化是建立研究假设的前提，也是可操作化的基础。在概念界定的基础上，研究方法部分将介绍研究假设、数据来源和调查问卷，以及变量的测量。

一、基本概念界定

1. 社会医疗保险

医疗保险（health insurance）又称疾病保险，是利用缴纳保险费的方式进行筹资，借此获得医疗服务的一种医疗保障形式。即被保险人因疾病不能从事工作，或者因疾病而致残废时，由保险人负责给付的保险。医疗保险给付主要有两种方式：一为现金疾病给付，补偿被保险人因短期疾病而无法工作时的生活费用，即收入补偿；二为医疗给付，提供被保险人各种医疗服务①。社会保险（social insurance）不以营利为目的，而是为了实施国家社会政策的一种手段。它通过国家立法，采取强制手段对国民收入进行再分配，对国民的年老、疾病、工伤、残疾、失业、生育等风险，提供社会性的物质帮助，以保证其基本的生活需要。

社会医疗保险起源于 19 世纪末的德国，俾斯麦于 1883 年首先建立疾病保险，标志着社会医疗保险制度的最早立法。社会医疗保险具有强制性和互济性，国家和社会为参保者补偿医疗费用和病假期间的经济收入损失。当然，社会医疗保险只是整个社会医疗保障体系的一部分。根据国际劳工组织（ILO）的定义，社会医疗保障是指由公共部门或者受监督的私人部门所采取的一系列保护措施，来对抗因疾病所遭受的收入终止或者减少，以及治疗和健康照顾费用所造成的经济损失。从世界各国的发展实践可知，社会医疗保障体系主要分为现金补偿（in cash）和服务提供（in kind）两种，分别以社会医疗保险（social health insurance）和社会医疗保健（social health service）为代表。

中国内地采取了以政府管理的社会医疗保险为主的医疗保障提供方式。社会医疗保险带有强制性，国家设立专门机构，通过按比例征收保险费（雇主、雇员按照工资的一定比例缴纳）或者定额征收保险费（主要针对无稳定收入群体）来实现医疗筹资。自 1998 年城镇职工基本医疗保险制度建立以来，中国政府针对职工、农村居民、城镇非就业居民等不同群体建

---

① 袁宗蔚. 保险学——危险与保险（增订 34 版）[M]. 北京：首都经济贸易大学出版社，2000：707-708.

立了筹资和待遇均不相同的社会保险制度,并以重大疾病保险和医疗救助作为补充。本书所涉及的社会医疗保险类型主要有职工基本医疗保险(简称"职工医保")、新型农村合作医疗(简称"新农合")、城镇居民基本医疗保险(简称"城居医保")三种(后两者于 2016 年合并为城乡居民基本医疗保险),以及尚未完全退出历史舞台的公费医疗,此外还会适当涉及医疗救助和大病保险。

2. 弱势老年人

"弱势群体"是一个社会性概念,并不是基于人的身体特征来界定的,而是指由于某些障碍及缺乏经济、政治和社会机会,在社会上处于不利地位的人群[①]。弱势群体并不是一个真正的社会实体,而是一个虚拟群体,是社会中一些生活困难、能力不足或者被边缘化、受到社会排斥的群体的概念集合。2002 年 3 月,时任国务院总理朱镕基在九届全国人大五次会议上作的《政府工作报告》中使用了"弱势群体"这个词,从而使弱势群体成为一个流行的概念,国家和政府也开始越来越多地关注和保护弱势群体。

在医疗保障领域也存在着处于不利地位的弱势群体,面对疾病、受伤等风险,需要诊断、检查、治疗和康复时,患者自身或家庭的经济状况导致其不能接受医疗服务,其生存权和健康权不能得到有效保障。这里所指的弱势群体,不仅包括那些没有被社会医疗保障制度所覆盖的人,还包括已经参加医疗保险,但却面临具体的医疗服务可及性问题的群体。由于中国的社会医疗保险类型是以身份划分的,那么弱势群体并不特指某一类人群(如农民、农民工),而是指各群体中那些在获得医疗服务方面处于弱势地位的人。这里的弱势群体,也不仅是贫困人口,还包括社会经济地位较好,但是由于大病而造成贫困的家庭及个人。

对弱势群体而言,包括医疗保险和医疗救助在内的社会医疗保障制度是他们和其他社会成员之间的风险分担和转移机制。他们可能无能力缴纳医疗保险费,但是一般政策都规定了对这类群体的财政转移支付或者税收间接转移补贴,从而实现社会医疗保障的覆盖。例如,杭州市城乡居民基本医疗保险最新的缴费政策规定:持有效期内杭州市《特困人员救助供

---

① 申曙光.政府责任与医疗弱势群体的医疗保障[J].学海,2006(1):39-46.

养证》、《最低生活保障家庭证》、《残疾人基本生活保障证》二级及以上、《中华人民共和国残疾人证》等证件的人员及重点优抚对象,其个人应缴纳的部分由政府补贴;《最低生活保障边缘家庭证》持有者,其个人应缴纳的部分由政府补贴一半[①]。

本书关注弱势群体中的老年人,即在医疗保障领域处于不利地位的老年群体。依据弱势群体的内涵,本书从两个方面来界定弱势老年人:第一,基于需要而言的患有长期慢性病或者重症的老年人,具有较高的医疗服务需求;第二,基于权利而言的没有被社会医疗保险所覆盖,或者即使拥有医保但由于其较弱的社会经济地位和社会支持因素,而导致其健康权利不能得到有效保障的老年人。

3. 医疗服务利用

本书涉及的医疗服务利用(health care utilization)有两层含义:首先是医疗服务提供的可及性,其次是有能力支付医疗服务[②]。有些研究把"可及性"(access)与"利用"(utilization)这两个词等同看待[③],但二者是有区别的,代表了医疗服务的不同层次。可及性关注的是医疗服务是否可及(包括供方可及性和需方可及性),探究获得医疗服务的阻碍因素,例如金钱成本、接受医疗服务的距离、轮候时间等。医疗服务利用强调的是实际的服务使用量,例如在过去一年中看病的次数、住院的天数、接受医疗服务的花费等[④]。本书所采用的"医疗服务利用"概念,包括医疗服务可及性和实际服务使用量两个层面,不仅指向医疗服务的形式公平,还指向实质的结果公平。

4. 健康水平

WHO 对健康的定义是:身体、精神和社会幸福感(social well-being)

---

① 杭州市人民政府.杭州市人民政府关于印发杭州市基本医疗保障办法的通知[EB/OL].(2020-12-31)[2021-4-20]. http://www. hangzhou. gov. cn/art/2020/12/31/art _ 1229063381 _ 1716370. html.

② Dirckx, J H. Concise dictionary of modern medicine[J]. Journal of American Medical Association, 2006, 296(1): 101-102.

③ Culyer A J, Wagstaff A. Equity and equality in health and health care[J]. Journal of Health Economics, 1993, 12(4): 431-457.

④ Card D, Dobkin C, Maestas N. The impact of nearly universal insurance coverage on health care utilization: Evidence from Medicare[J]. American Economic Review, 2008, 98(5): 2242-2258.

一种完整的状态,而不仅是摆脱疾病或虚弱[1]。按照传统和惯例,健康水平都是根据病理学和发病机理来测量的。传统的卫生经济学对健康水平的测量主要关注死亡率、发病率、预期寿命等指标。此外,健康水平还会通过患有慢性病的数量(共病)、疾病的严重程度、活动的受限制程度来表示[2]。其中一些慢性病在老年人中比较常见,包括关节炎、心脏病、高血压、糖尿病、老年痴呆症、中风、哮喘等[3]。除了以上客观的健康和疾病指标,根据世界卫生组织的定义,健康水平还包括主观健康,一般用自我评价的健康水平来表示[4]。

　　近些年健康研究开始意识到,健康水平的测量不仅应该考虑医疗的因素,还应该引入与健康相关的生活质量(Health-related Quality of Life)因素。作为来自现代医学生物心理社会学的观点,生活质量这一社会心理功能指标成为传统健康水平测量指标之外的补充,用以发展健康水平的测量方法[5]。

5. 健康公平

　　第三章已经论述了健康公平的重要性和本书将健康公平作为重要概念的原因。本书对"健康公平"的界定经历了这样的过程:从健康差异(health variation)到健康平等(health equality)再到健康公平(health equity)。不是所有的健康差异都涉及价值选择问题,比如基因因素、运气

---

　　① Health is a state of complete physical, mental and social well-being and not merely the absence of disease or infirmity. Preamble to the Constitution of the World Health Organization as adopted by the International Health Conference, New York, 19-22 June 1946; signed on 22 July 1947 by the representatives of 61 States (Official Records of the World Health Organization, no. 2, p. 100); and entered into force on 7 April 1948.

　　② Fernández-Olano C, Hidalgo J D L T, Cerdá-Díaz R, et al. Factors associated with health care utilization by the elderly in a public health care system[J]. Health Policy, 2006, 75(2): 131-139.

　　③ i. Gao J, Raven J H, Tang S. Hospitalisation among the elderly in urban China[J]. Health Policy, 2007, 84(2-3): 210-219. ii. Huguet N, Kaplan M S, Feeny D. Socioeconomic status and health-related quality of life among elderly people: Results from the Joint Canada/United States Survey of Health[J]. Social Science & Medicine, 2008, 66(4): 803-810.

　　④ Angel R J, Frisco M L. Self-assessments of health and functional capacity among older adults [C]//Skinner J H. Multicultural Measurement in Older Populations. New York: Springer, 2002: 129-146.

　　⑤ Mui A, Shibusawa T. Asian American Elders in the Twenty-first Century: Key Indicators of Well-being[M]. New York: Columbia University Press, 2008: 45-66.

成分等。而健康平等是指群体间因社会决定因素而造成的健康相关的系统化差异的消除。健康公平是在健康平等的基础之上与社会正义密切相连的一个概念[1]，从逆向的角度界定，健康不公平是基于社会不正义的健康不平等。本书之所以把健康公平和健康平等区别开来，是因为健康公平是一个规范的概念，正如 Kawachi 等所说：我们必须在原则上建立一种规范的判断（normative judgments），以此来识别健康的不平等：一些科学本身无法独立完成的东西[2]。

　　健康公平在本书中既是一种客观的公平，在实践中为医疗服务可及性、医疗服务使用量和健康结果的公平；另一方面，健康公平也是一种主观公平，在实践中为老年人在接受医疗服务过程中是否受到公正待遇，以及对其所得到的医疗福利待遇是否公平的主体经验。这里的健康公平也是一个多维的概念，本书将其界定为机会公平、结果公平和过程公平三个维度：医疗保险的拥有、医疗服务的可及性是机会公平，医疗服务的实际使用量和健康水平的提高是结果公平，而医疗服务过程中是否被公正对待的主体经验是过程公平。健康公平的原则是弱者优先的正义原则，即关注医疗保险改革是否对弱势老年人更加有利，他们与其他群体在健康权益方面的差别是否得到改善。

二、研究假设

　　为了研究社会医疗保险改革对老年人健康公平的影响，本书建立了相关研究假设。首先，在疾病因素之外，本书总结了影响老年人健康水平的社会决定因素，其中最重要的是社会经济地位[3]，包括受教育程度、收入以

---

①　Sen A, Ahmed S, Peter F. Why Health Equity[M]. Oxford University Press, 2004: 21-33.

②　Kawachi I, Subramanian S V, Almeida-Filho N. A glossary for health inequalities[J]. Journal of Epidemiology and Community Health. 2002, 56(9): 647-652.

③　i. Feinstein J S. The relationship between socioeconomic status and health: A review of the literature[J]. The Milbank Quarterly, 1993: 279-322.

及支出因素;此外,户口也是健康水平一个重要的直接影响因素[①]。其次,社会支持因素亦对老年群体的健康水平起到直接的正向效应[②]。再次,一些文献提供了医疗保险对健康水平直接影响的证据[③]。最后,文献中虽然较少谈及医疗服务利用作为中介变量干预关键性的自变量与健康水平的关系,但是在医疗保险的研究中,医疗服务利用与健康水平的因果关系尚存在争议。鉴于此,量化研究假设也要检验医疗保险、医疗服务利用与健康水平的关系,并提供一个实证研究的论据。

于是,本书首先测量重要的社会人口学变量(年龄、性别)对医疗服务利用和健康结果的影响。其次将"疾病的严重程度"作为整个量化模型的控制变量,检测相关的自变量(社会经济地位、户口、社会支持、医疗保险)对健康水平的直接预测作用。最后讨论医疗保险、医疗服务利用与健康水平的关系(医疗服务利用作为中介变量)。根据以往文献,本书主要有以下6个研究假设,分别用 H1-H6 表示。

H1:控制疾病的严重程度,老年人的社会经济地位越高,医疗服务利用越多,健康结果越好。

H2:控制疾病的严重程度,农业户籍老年人与非农业户籍(城镇户籍与农转非)老年人相比,医疗服务利用更少,健康水平更低。

H3:控制疾病的严重程度,老年人得到的社会支持越多,就越倾向于使用医疗服务和具有较高的健康水平。

H4:控制疾病的严重程度,拥有医疗保险的老年人更倾向于使用更多的医疗服务,显示更高的健康水平。

[①] i. Lowry D, Xie Y. Socioeconomic status and health differentials in China: Convergence or divergence at old age? [R]. Population Studies Center Research Report, 2009. ii. Nixon J, Ulmann P, The relationship between health care expenditure and health outcomes: Evidence and caveats for a causal link[J]. The European Journal of Health Economics, 2009, 7 (1): 7-18. iii. Cheng T, Selden M. The origins and social consequences of China's hukou system[J]. The China Quarterly, 1994 (139): 644-668.

[②] Cohen S. Social relationships and health[J]. American Psychologist, 2004, 59(8): 676-684.

[③] i. Card D, Dobkin C, Maestas N. The impact of nearly universal insurance coverage on health care utilization: Evidence from Medicare[J]. American Economic Review, 2008, 98(5): 2242-58. ii. Decker S L, Rentier D K. How much might universal health insurance reduce socioeconomic disparities in health? [J]. Applied Health Economics and Health Policy, 2004, 3(4): 205-216.

　　H5：控制其他变量，医疗服务利用越多，意味着老年人的健康水平越好。

　　H6：医疗服务利用作为中介变量，探索社会决定因素、医疗服务利用与健康水平的关系。

　　医疗保险可以增加医疗服务利用，在文献中是一个基本共识。但是由于医疗保险与健康水平关系的不确定，在以往的实证研究中，一部分研究把医疗保险作为自变量[1]，还有一部分研究把医疗保险作为调节变量[2]。前面的研究假设已经将医疗保险作为自变量来预测其对健康水平的直接效应。从量化分析结果来看，医疗保险的回归系数虽然呈现出统计上的显著效应，但是标准化回归系数的值并不理想。这要求本书修正研究假设，继续探讨医疗保险的调节作用。于是调整之后，本书将对医疗保险、医疗服务利用与健康水平三者的关系依据以下研究假设进行重新测量（参见图 4.1）。

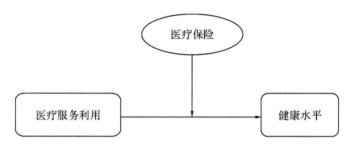

图 4.1　量化分析研究假设 H7：医疗保险作为调节变量（Moderator）

　　H7：医疗保险作为调节变量，可以调节医疗服务利用与健康水平的关系，即拥有医疗保险的老年群体，在医疗服务利用较多的组别中，其健康水平高于没有医疗保险的老年群体。

　　本章的重点不仅在于识别哪些社会结构与社会支持因素对医疗服务利用和健康水平产生影响，更在于探讨这些社会决定因素与医疗服务利

---

① Card D, Dobkin C, Maestas N. The impact of nearly universal insurance coverage on health care utilization: evidence from Medicare[J]. American Economic Review, 2008, 98(5): 2242-2258.

② Lee S, O'Neill A, Park J, et al. Health insurance moderates the association between immigrant length of stay and health status[J]. Journal of Immigrant and Minority Health, 2012, 14(2): 345-349.

用、健康水平之间的因果关系,在此基础上探讨以往实证研究中存在争议
的问题:医疗保险在医疗服务利用与健康水平关系中所起到的作用,是直
接的预测作用还是调节效应? 其中,社会决定因素的识别有助于发现在社
会医疗保险改革中,具有哪些社会特征的老年人群体依然处于弱势地位;
只有识别出这些弱势老年人的特征,才能在未来的改革中更有针对性地保
障他们的权益、满足他们的需要,防止健康不公平的恶化。因果关系的检
验有助于通过社会医疗保险的政策变革,对老年人的医疗服务利用行为这
一中介效应进行调节,进而提高弱势老年人的健康结果公平。社会医疗保
险作为调节变量的引入,有助于反思其与医疗服务利用以及健康水平的关
系,为建立基于健康结果公平与医疗服务利用过程公平的社会政策提供实
证研究论据。

三、数据与问卷

1. 抽样方法

本书采用按总体比例的等概率抽样 (Probability Proportional to Size
Sampling, PPS) 框架进行抽样,浙江省总样本量为 2950 人。第一层是县
(区、市)级抽样,按照老年人口数,在全省抽取城镇和农村样本点;第二层
是街乡级抽样,在选中的县(区、市)中,按照老年人数量,确定参加调查的
街道和乡镇;第三层是村级抽样,在选中的街道(乡镇)中,按照老年人数
量,确定参加调查的 145 个社区居委会和 150 个村委会;第四层是户级抽
样,在选中的社区居委会(村委会)中,列出所有老年人家庭户,按照每个村
10 户的原则,随机抽取参加调查的 2950 个老年人家庭户。最后由访问员
入户完成对被访者(在选中的家庭户中,用 Kish 表确定)的问卷调查。

其中,12 个城镇调查点包括杭州上城区、拱墅区、宁波海曙区、慈溪
市、温州鹿城区、湖州长兴县、绍兴嵊州市、金华金东区、舟山定海区、嘉兴
秀洲区、台州椒江区、丽水莲都区。12 个农村调查点包括杭州富阳市、宁
波余姚市、上虞市、温州永嘉县、湖州安吉县、嘉兴桐乡市、绍兴越城区、台
州玉环县、仙居县、衢州衢江区、龙游县、金华东阳市。

2. 问卷调查

"2010 年浙江省城乡老年人口状况追踪调查"是"2010 年全国城乡老

年人口状况追踪调查"的一部分,浙江省是全国 20 个被抽中的省份之一和试调查省份。浙江省的样本共 2950 人(城镇 1450 人,农村 1500 人),约占全省老年人口的 0.5‰。在中国老龄科学研究中心的统一规划下,浙江省老龄科学研究中心组织成立了"2010 浙江省城乡老年人口生活状况调查"课题组,浙江大学公共管理学院的部分师生加入课题组,共同参与问卷设计、访问员招聘培训、访问质量督查、数据录入和结果分析等调研工作①。这个调查在 2006 年进行过一次②,组织调查的单位(浙江省老龄工作委员会)和 2010 年相同,其基础是 2000 年中国城乡老年人口状况一次性抽样调查③。而且参与调查人员也具备相关经验,由他们进行访问员培训、督导员选配培训等工作,保证了数据的质量。

本次调查一共有 24 位督导员、113 位访问员、295 位向导员参加。督导员均为抽样点所在地的老龄干部,每个市、县(区、市)级抽样点各配备 1 名督导员。访问员主要由浙江大学在读本科生和研究生担任,部分地区吸收了其他学校的学生,全部访问员文化程度均为高中以上。访问员数量基本上按照 30 个样本 1 名访问员的原则配备。考虑到部分老年人使用方言,访问员均为调查地本地人。访问员的职责主要是确定访问对象,完成对老年人的入户访问;主要的工作内容是现场调查前的各项准备工作、调查期间的入户走访、填写调查问卷(调查问卷由访问员填写,而不是被访问者自行填写,其目的是减少错误和缺失值),以及调查结束后对调查资料的检查与核实和调查资料的保管与交接。

访问员在入户调查前,都提前电话预约上门访问时间,如果当时该访问对象不在家,则访问员另约时间,直到三次预约都不成功时,才根据换样原则替换原访问对象。已确定的访问因被访者拒绝访问、死亡、生病住院、

---

① 本书所使用的数据由中国老龄科学研究中心提供。该调查始于 2000 年,到目前为止已经在 2000 年、2006 年、2010 年和 2015 年进行了四期全国性调查,前三期样本框、抽样原则和问卷保持一直,2015 年更换了样本、抽样原则和问卷,故本研究只能运用 2010 年及以前的数据库进行分析。该调查报告和基本数据分析见:吴玉韶,郭平. 2010 年中国城乡老年人口状况追踪调查数据分析[M].北京:中国社会出版社,2014.

② 郭平,陈刚.2006 年中国城乡老年人口状况追踪调查数据分析[M].北京:中国社会出版社,2008:4-9.

③ 2000 年该调查的数据分析见:中国老龄科研中心.中国城乡老年人口状况一次性抽样调查数据分析[M].北京:中国标准出版社,2003.

外出打工、搬迁等原因造成访问不能顺利进行时，由访问员确定替补人选并重新入户访问。替补的原则为该被访者所在的《家庭户抽样表》中的下一个家庭户。

调查问卷全部回收之后，核查人员对全部问卷进行了检查：包括访问员是否按确定的名单进行访问、是否有逻辑错误、是否规范填写问卷以及问卷缺失值的赋值等。此外，核查人员还根据问卷上的信息建立了调查对象花名册，记录了他们的基本数据，建立了访问对象档案。问卷的录入使用 Epidata 3.1 软件，采用"双录"的方式，以保证录入的准确性。"双录"完成之后，如果数据不一致，再对照原问卷确认正确结果。

四、变量测量

1. 健康水平[①]

本书对健康水平的测量主要包含以下五个维度：

第一，自评健康水平，采用从"很差"到"很好"的 5 分量表。

第二，慢性病，在调查中为"是否患有慢性病"和"患有哪些慢性病"。问卷涉及高血压、心脏病、糖尿病等共 25 种慢性病。本书将所患慢性病的种数（连续变量）作为测量指标（一共患了多少种慢性病），未患慢性病被编码为"0"。

第三，为了测量身体功能受限制的程度，本书采用了日常生活能力 ADLs 量表（Basic Activities of Daily Living Scale）和工具性日常生活能力 IADLs 量表（Instrumental Activities of Daily Living Scale），老年人自报处理以下 16 项日常事务的能力，包括吃饭、穿衣、上厕所、上下床、扫地、日常购物、做饭、洗衣、提起 20 斤重物、管理个人财务、步行 3～4 里、洗澡、在室内走动、上下楼梯、使用电话和乘坐公交车，分值范围是 16～48，分值越高表示日常生活能力越强。该量表在本书样本中具有较高的信度，Cronbach's Alpha 值为 0.932。

第四，精神健康维度，本书采用对 9 项风险的担心程度来进行测量，包

---

① 这里需要说明的是研究拟采用"健康相关的生活质素"（Health-related Quality of Life）量表（SF-36）来测量健康水平。但是由于二手数据分析的限制，问卷中没有相应变量，故采用了多维度的健康水平来测量。这亦是本书的重要研究局限之一。

括没有生活费来源、生病时没有钱治病、需要时没有人照料、社会不安定、子女不孝、养老金不够养老、子女失业、交通不安全,以及生病时治愈不了。分值范围是 9~45,分值越高社会风险因素越小,心理健康水平越高。该量表亦显示出了较高的信度,Cronbach's Alpha 值为 0.857。

第五,虽然健康相关的生活质量数据缺失,但为了测量疾病带来的生活质量的影响,本书引入了"生活整体满意度"这个变量,因为满意度也是老年人健康公平重要的主观衡量指标。这一变量在具体操作中为一个问题:"总的来说,您对自己目前的生活状况满意吗",这是一个 5 分量表。

2. 医疗服务利用

在西方的文献中,医疗服务利用在实际操作中一般被分为多个层面,如有的研究将其分为在一定时间内接受医疗服务的次数以及接受医疗服务的花费[1];还有研究按照目的、类型与分析单位来划分[2]。本书的医疗服务利用概念包括两个维度:医疗服务的可及性和具体的使用量。依据卫生经济学文献,这两个维度被具体化为"是否遇到可及性问题"(二分变量)和"具体的医疗花费"(连续变量)[3]。由于医院诊疗数据的不可获得性,本书依然以问卷调查自报的医疗服务利用情况为基础。

具体而言,医疗服务可及性的测量包括"患病后是否进行了治疗"、"未治疗的原因"、"去医院(诊所)看病是否方便"、"去医疗机构的时间"、"轮候时间";医疗服务的使用量被操作化为"今年到医院看病的次数"、"今年住院的天数"、"今年看病和住院一共花了多少钱",以及"其中医疗保险支付的费用"。本书对如上具体的医疗服务利用变量分别建立路径模型,得到了稳健的结果,本章 4.4 部分只汇列医疗支出作为中介变量的路径分析结果。

---

① Diehr P, Yanez D, Ash A, et al. Methods for analyzing health care utilization and costs[J]. Annual Review of Public Health, 1999, 20(1): 125-144.

② Andersen R, Newman J F. Societal and individual determinants of medical care utilization in the United States[J]. Milbank Quarterly, 2005, 83(4).

③ i. Wang H, Yip W, Zhang L, et al. Community-based health insurance in poor rural China: The distribution of net benefits[J]. Health Policy and Planning, 2005, 20(6): 366-374. ii. 刘柏惠,俞正,寇恩. 老年人社会照料和医疗服务利用的不均衡分析[J]. 中国人口科学,2012 (3): 86-95,112.

3. 社会经济地位

根据文献回顾,老年人社会经济地位的测量主要包含三个指标——收入、教育程度和职业[1];此外,医疗支出占家庭总支出的比率对老年人社会经济地位的影响也很重要[2]。因此,本书采取以上四个指标来测量社会经济地位。

其中,收入方面既考虑到老年人个人的社会保障待遇,又考虑到家庭总收入;医疗支出方面采用医疗费用支出占家庭总支出的比率。教育程度用最高的文化程度来表示。职业因素通过这样三个指标来表示——以前是不是干部、是退休还是离休,以及退(离)休前的工作单位性质。由于中国特殊的退休制度,不同性质单位的退休者分属于不同的医疗保障体系(企业退休者参加的是职工基本医疗保险,党政机关和部分事业单位离退休者参加的是公费医疗制度,而集体企业的退休职工通常没有医疗保险,后来被城乡居民基本医疗保险所覆盖)。所以,在中国考虑企业性质的不同和老年人离退休状态比职业量表更能反映他们的社会福利身份差距。

4. 户籍因素

在中国,长期的计划经济使户籍成为一个重要的身份标志,例如进城打工的农民不能把户口迁入城市,被称作"农民工",以区别于具有城市户口的工人。因此,一些学者认为户籍是研究中国社会福利公平性不能绕过的指标[3]。为了准确地测量户籍状态,本书采用的是"农业户口"、"非农业户口"以及"农转非"。因为户籍状态的改革涉及所参加的医疗保险类型的变化:"农转非"之后就要参加城镇居民基本医疗保险,而不再参加新型农村合作医疗,在合并之前两个制度的缴费水平和待遇给付不同。随着城镇化进程的加快,越来越多的老年人实现了"农转非"的身份变化,这不仅促动着加快进行户籍制度改革,而且进一步说明实行社会医疗保险城乡统筹

---

① Rudkin L, Markides K S. Measuring the socioeconomic status of elderly people in health studies with special focus on minority elderly[J]. Journal of Mental Health and Aging, 2001, 7(1): 53-66.

② Berger M C, Messer J. Public financing of health expenditures, insurance, and health outcomes[J]. Applied Economics, 2002, 34(17): 2105-2113.

③ i. 胡荣. 社会经济地位与网络资源[J]. 社会学研究,2003,5: 58-69. ii. 王毅杰,高燕. 社会经济地位、社会支持与流动农民身份意识[J]. 市场与人口分析,2004,10(2): 1-5.

的必要性。

5. 社会支持

本书用社会支持来表征社会关系网络因素对老年人健康公平的影响，主要包括结构(structure)(量的测量)和功能(function)(质的测量)两个方面。具体而言，结构方面用来测量是否存在与存在多少社会支持；功能方面则测量社会网络提供和得到哪些资源的社会支持[①]。社会支持对健康公平的影响虽然重要，但之前还没有成熟的测量量表，这也是本书的创新之一。本书通过以下三个变量整合了结构与功能维度来测量社会支持：联系支持(connecting support)、精神支持(emotional support)与实质支持(substantial support)。每一个变量代表社会支持的一个维度，他们分别用以下的问题测量：联系支持使用"每个月至少见一面或能联系的亲属、朋友数量"；精神支持使用"能放心与其谈论心里话的亲属、朋友数量"；实质支持使用"需要时能帮上忙的亲属、朋友数量"。本书所构建的社会支持量表显示的可信度可以接受，Cronbach's Alpha 值为 0.795。

6. 医疗保险

调查时中国的社会医疗保险类型主要包括三种：职工基本医疗保险(含公费医疗)、新型农村合作医疗、城镇居民基本医疗保险。社会医疗保险加上商业保险与无保险这 5 个选项，共同构成了对医疗保险的测量。每一类医疗保险都被重新编码为一个单独的二分变量(0，1)。

7. 疾病严重程度

疾病严重程度是影响医疗服务利用的重要因素，代表了最重要的对医疗服务的需求因素[②]，因此需要在模型中加以控制。疾病严重程度具体为"调查前两个星期内是否患病"和"自己感觉所患病的严重程度如何"。

---

① House J S, Kahn R L. Measurement and concepts of social support[C]//Cohen S, Syme S L. Social Support and Health. Orlando: Academic Press, 1985: 83-108.

② Freeman J D, Kadiyala S, Bell J F, et al. The causal effect of health insurance on utilization and outcomes in adults: A systematic review of US studies[J]. Medical Care, 2008: 1023-1032.

第二节　不同医疗保险类型参保老年人
健康水平的比较分析

过去 20 多年以来,中国城乡医疗保障制度覆盖面不断扩大,农村老年人的参保率从 2000 年的 8.9％上升到 2006 年的 44.7％,到 2010 年已经达到了 98.3％。新型农村合作医疗基本实现全覆盖并在过去 10 年中保持稳定;城镇老年人享受基本医疗保障的比率达到 95.3％,比 2000 年提高了 40％[①]。作为沿海经济发达地区,浙江省医疗保障的发展没有局限在覆盖面的扩大上,还在提高保障待遇和促进城乡统筹方面进行了有益的探索,真正触及了医疗保险改革的核心。浙江省在医疗保障领域实现了两个历史性转变:一是基本医疗保障制度的全面转型,二是基本医疗保障惠及范围的有效扩展。2019 年底,全省基本医疗保险参保人数达到 5461 万,其中职工医保参保 2427 万人,居民医保参保 3034 万人,户籍居民参保率达 99％以上[②]。

以上这些宏观数字可以反映出社会医疗保险改革对老年人医疗保障水平的改进程度,但是具体的各医疗保险项目参保老年人在基本特征、医疗服务利用和健康水平方面所存在的差距,则依然体现出不同老年人群体之间的健康不公平。

一、各保险项目参保老年人的基本特征

在总样本中,49.5％的老年人参加新型农村合作医疗,36.1％的老年人参加职工基本医疗保险和公费医疗,8.8％的老年人参加城镇居民基本医疗保险,0.4％的老年人参加商业医疗保险,还有 5.2％的老年人没有任何医疗保障。由表 4.1 可以识别出"无保障"老年人的特征:高龄、女性、无

---

① 中国老龄科学研究中心.中国城乡老年人口追踪调查主要数据简报(2010 年)[EB/OL].(2020-09-15)[2021-4-20].http://www.crca.cn/shujfb/2020-09-15/1586.html.

② 何文炯.浙江省医疗保障发展调研报告[R]//郑功成.中国医疗保障发展报告(2020):新机构、新成就、新挑战与新前景.北京:社会科学文献出版社,2020:308-328.

配偶、农村户籍、收入和受教育程度均较低。此外,在拥有医疗保险的老年人当中,也可以看到不同保险项目参保老年人的特征。

表 4.1　各保险项目参保老年人的基本特征

	职工基本医疗保险(含公费医疗)	新型农村合作医疗	城镇居民基本医疗保险	商业医疗保险	无保障
年龄 (岁)*	71.66	71.71	72.34	68.38	73.36
性别(%)***					
女性	43.4	49.3	65.4	61.5	57.2
男性	56.6	50.7	34.6	38.5	42.8
婚姻状况(%)***					
有配偶	78.6	64.3	61.5	76.9	53.9
无配偶	21.4	35.7	38.5	23.1	46.1
户口(%)***					
农村户口	2.7	90.8	10.5	7.7	55.3
非农户口	97.3	9.2	89.5	92.3	44.7
收入(元)					
家庭收入	33753.15	26068.15	20583.22	27880.00	15480.72
个人收入	6097.48	5019.71	4344.69	4041.25	4171.64
受教育程度(%)***					
不识字	10.2	52.2	32.7	23.1	53.3
私塾或小学	30.8	37.7	47.1	46.2	32.9
中专或高中	19.0	0.8	5.1	7.7	3.3
大专、大学及以上	13.4	0	0.4	0	0

*** $p \leqslant 0.01$,** $p \leqslant 0.05$,* $p \leqslant 0.1$

注:上表所显示的 * 并不是模型测量的结果,而是各变量单独与保险类型之间的关系(二变量分析);一元方差分析显示了各保险类型中至少有一组与其他组的年龄样本均值间存在显著差异($F = 2.698, p < 0.05$);但是一元方差分析结果并没有显示出不同保险类型之间收入(无论是家庭收入还是个人收入)的样本均值间存在显著差异。Cross-tabs 中 Pearson Chi-Square 统计显示了使用列联表分别解释性别、婚姻状况、户口、受教育程度这几个变量与保险类型关系的有效性。

与职工医保参保老年人相比较,新农合参保老年人的受教育程度较低,城镇居民医保的女性老年人和低收入老年人较多。如果比较老年人的收入水平,无保障老年人的平均收入(无论是家庭收入还是个人收入)最低,职工医保参保者的平均收入最高。有趣的是,单从收入均值来看,新农合参保老年人的平均收入高于城镇居民医保的参保老年人。也就是说城镇非退休老年人比农村老年人在社会经济地位上处于更加弱势的地位。这进一步打破了城镇老年人的医疗费用支付能力一定比农村老年人强的论断,从一个侧面支持了不分城乡、统一城乡居民医保的政策变革的可行性。当然,这可能与浙江省的区域独特性有关,作为东部沿海经济发达地区,随着城镇化进程的加快与乡村振兴,城乡居民的收入差距已大大缩小。

二、医疗保险类型与老年人的医疗服务利用

本书采用医疗支出来表征医疗服务利用,涉及被访老年人医疗支出的变量主要有三个:当年看病和住院的总花费、保险支付的费用和个人负担的费用。总样本看病平均花费为 2938.04 元,医疗保险平均支付 1932.54元,个人平均负担 1833.69 元。使用过医疗服务(看过病或住过院)的老年人看病平均支出为 5050.82 元,其中医疗保险平均支出 2336.98 元,个人平均支付 2181.86 元。图 4.2 反映了各医疗保险项目参保老年样本的平均医疗费用支出情况。

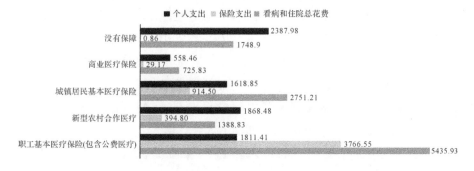

图 4.2　不同医疗保险类型的参保老年人医疗支出均值比较(单位:元)

由此可见,职工基本医疗保险(含公费医疗)参保老年人的住院和看病总花费均值(5435.93 元)与保险平均支出(3766.55 元)均远远高出其他保险项目。没有保障的老年人的平均个人负担(2387.98 元)最高,其次为新农合参保老年人的平均个人医疗费用负担(1868.48 元)。为了更准确地

考察以上各种保险类型参保老年人医疗支出的差别,本书引入一元方差分析,分别比较三个变量(总支出、保险支付、个人负担)的均值在各保险类型间的差别。

表4.2　各保险类型医疗支出的方差分析结果

| | 医疗保险类型 | | | | | F (df) | P value |
	职工基本医疗保险	新型农村合作医疗	城镇居民基本医疗保险	商业医疗保险	无保障		
看病和住院总花费	5435.93	1388.83	2751.21	725.83	1748.90	11.198 (4, 2735)	0.000
保险支出	3766.55	394.80	914.50	29.17	0.86	9.121 (4, 2014)	0.000
个人支出	1811.41	1868.48	1618.85	558.46	2387.98	0.310 (4, 2052)	0.871
个人疾病的经济负担	0.065	0.640	0.347	0.061	0.345	6.037 (4,1853)	0.000

由表4.2可见,各组看病和住院总花费均值中,至少有一组均值与其他组之间存在统计上的显著差异($F=11.198$, $p<0.05$);各组保险支出均值中也至少有一组均值与其他组之间存在统计上的显著差异($F=9.121$, $p<0.05$)。但是,各保险项目参保者个人平均支出之间并无统计上的显著差异($F=0.310$, $p=0.871$)。通过 Post Hoc 检验分别对每两组进行比较,职工基本医疗保险参保老年人看病和住院的总花费[$M=5435.93$, 95% CI(3948.54~6923.32)]显著高于新农合参保老年人[$M=1388.83$, 95% CI(1145.01~1632.64)]与无保障老年人[$M=1748.90$, 95% CI(920.97~2576.84)]的总医疗支出。职工基本医疗保险的保险平均支付[$M=3766.55$, 95% CI(2567.34~4965.76)]在统计上显著高于新农合[$M=394.80$, 95% CI(293.92~495.68)]和城居医保[$M=914.50$, 95% CI(439.06~1389.94)]的平均保险支付。

从个人支出绝对值看,虽然无保障老年人的个人平均支出最高,但并没有显示出与其他组别在统计上的显著差别。引入个人疾病负担这一变量后,各参保项目组别的均值之间显示出了统计上的显著差异($F=$

6.037，p<0.05)。Post Hoc 检验显示，新农合参保老年人[M=0.640，95%CI (0.370~0.910)]与无保障老年人[M=0.345，95%CI (0.144~0.546)]的个人疾病负担均值都显著高于职工医保[M=0.065，95%CI (0.049~0.081)]与商业医保[M=0.061，95%CI (−0.005~0.128)]参加者的个人疾病负担均值。这一结果进一步说明了职工基本医疗保险的待遇水平最高，且与其他项目相比，该保险项目切实降低了老年人及其家庭的疾病负担。与之相反，参加新型农村合作医疗的农村居民及无保障老年人依然承受着相对较高的疾病经济负担，医疗保险资源分配格局并未降低这些弱势群体的医疗支出压力，医疗保险制度的公平性亟须改善。

三、医疗保险类型与老年人的健康水平

如前所述，为了弥补以往实证研究中对健康水平测量的不足，本书采用了多元化的概念，把健康水平具体化为三个变量——自评健康状况、日常生活能力(身体健康)与心理担心程度(心理健康)。这里的健康水平既有身体健康也有精神健康。

首先，由图 4.3 可见，无保障老年人的自评健康情况较差，认为"很差和较差"的所占比率最高(25.7%)，其次是新农合与城居医保的参保者(分别为 19.9%与 18.4%)，而商业医疗保险参保老年人的自评身体状况较好。然而，认为自己身体"较好和很好"的老年人，在新农合与城居医保中的占比(分别为 41.9%与 40.6%)略高于其在职工医保中的占比(39.8%)，尽管职工医保参与者具有较高的社会经济地位。

其次，通过比较各组日常生活活动能力量表的均值，作者发现职工基本医疗保险参保者身体功能健康水平最高(46.06)，其次为商业保险参保者(45.38)，再次为城镇居民医保参保老年人(44.81)，新农合参保者(44.15)和无保障老年人的日常生活活动能力均值最低(43.32)。一元方差分析结果显示，以上各组之间至少有一组样本均值与其他组均值间存在显著差异(F=20.388，p<0.05)。Post Ho 检验显示，职工基本医疗保险参保老年人平均身体功能健康程度在统计上显著高于新型农村合作医疗、城镇居民医疗保险参保老年人和无保障的老年人。

在心理健康方面，心理担心程度量表与日常生活活动能力量表类似，

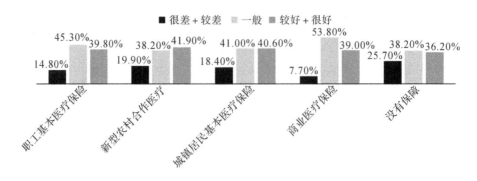

图4.3　不同医疗保险类型的参保老年人自评健康状况比较

职工基本医疗保险参保者显示出了最高的心理健康水平(34.31),其次是商业医疗保险参保者(33.50)。不同的是无保障老年人(32.61)的平均心理健康水平高于新型农村合作医疗保险(31.26)与城镇居民基本医疗保险(31.60)的参保老年人。一元方差分析结果显示,以上各组之间至少有一组样本均值与其他组均值间存在显著差异(F=26.075,p<0.05)。Post Hoc检验显示,职工基本医疗保险参保老年人平均心理健康水平在统计上显著高于新型农村合作医疗、城镇居民基本医疗保险的参保老年人。这一结果说明,较高的保障水平有助于降低老年人心理担心程度,减弱心理风险因素对健康的影响。

第三节　模型分析:医疗保险、医疗服务利用与老年人健康公平的关系

一、老年人健康水平的多元线性回归模型[①]

由上文可知,健康水平的不同维度在各保险项目参保老年人之间呈现出不同特点。因此,本书针对健康水平的不同维度建立分层多元线性回归

---

① 该小节内容发表在:刘晓婷.社会医疗保险对老年人健康水平的影响基于浙江省的实证研究[J].社会,2014,34(2):193-214,详见该期刊文章。

模型,探索老年人健康水平的影响因素。其中模型 1 的因变量是自我报告的健康水平,模型 2 解释身体功能健康水平,模型 3 预测心理健康水平,模型 4 因变量"整体健康水平"是由前三个维度组合而创建的变量[①]。本书所选取的自变量在微观层面主要有年龄、社会经济地位(包括受教育程度、家庭收入)、慢性病种数;在中观层面是社会支持、本社区是否拥有社区医疗机构;在宏观层面主要选取的因素是医疗保险(变量描述性结果参见表 4.3)。回归分析对缺失值的处理采用 Listwise 剔除方法,模型经检验不存在多重共线性问题。通过初步的多元线性回归分析,在微观部分剔除了统计上不显著的人口学变量,包括性别、婚姻状况。

表 4.3　回归模型中所用变量的描述性统计结果

变量	样本	均值 (标准差)	最小值	最大值	解释
因变量					
自评身体状况	2937	3.27 (0.877)	1	5	1~5 分定序变量
身体功能能力	2857	44.85 (5.663)	16	48	量表 Cronbach's Alpha=0.932
心理风险因素	2752	32.41 (7.563)	9	45	量表 Cronbach's Alpha=0.857
整体健康水平	2676	3.36 (0.898)	1	5	1~5 分定序变量
自变量					
年龄	2940	72 (7.647)	60	98	连续变量
受教育程度	2934	2.11 (1.121)	1	5	1~5 分定序变量
户口类型	2937	0.50 (0.500)	0	1	虚拟变量,1=城镇户口

　　[①]　"整体健康"的构建:首先将"身体功能能力量表"与"心理风险因素量表"重现编码为 5 分的定序变量,(ordinal variable),再将其与"自评健康水平"(五分量表)合并为一个反映综合健康水平的变量。

续表

变量	样本	均值 (标准差)	最小值	最大值	解释
家庭收入	2476	13496.70 (43932.72)	0	1851851.85	连续变量
慢性病种数	2940	2.11 (1.915)	0	16	连续变量
社会支持	1421	23.25 (18.694)	0	210	量表 Cronbach's Alpha=0.795
是否拥有社区医疗机构	2940	0.74 (0.437)	0	1	虚拟变量,1=本社区有医疗机构
是否有医疗保险	2934	0.95 (0.221)	0	1	虚拟变量,1=拥有医疗保险
职工基本医疗保险(含公费医疗)	2934	0.36 (0.481)	0	1	虚拟变量,1=参加职工医保
新农合	2934	0.50 (0.500)	0	1	虚拟变量,1=参加新农合
城镇居民基本医疗保险	2934	0.09 (0.283)	0	1	虚拟变量,1=参加新农合
商业医疗保险	2934	0.00 (0.041)	0	1	虚拟变量,1=有商业医保
无保障	2934	0.05 (0.221)	0	1	虚拟变量,1=无任何医疗保障
看病和住院的总花费	2747	2938.04 (14717.135)	0	500000	连续变量
医疗保险支出	2024	1932.54 (12409.627)	0	400000	连续变量

注:本研究计算家庭收入时考虑到家庭规模,参考了 OECD 的"等值家庭收入"(Equivalence Scale)①。计算公式为"等值家庭收入=家庭收入/[1+0.5(同吃同住的配偶+同住的父母数+同吃同住的儿子数+同吃同住的儿媳数+同吃同住的女儿数+同吃同住的女婿数)+0.3(同吃同住的孙子女数、外孙子女数)]"。

---

① Hagenaars A J M, De Vos K, Zaidi M A. Poverty Statistics in the Late 1980s: Research Based on Micro-data[R]. Luxembourg: Office for Official Publications of the European Communities, 1994.

表 4.4 给出了回归分析的结果,除去保险因素,模型 1 表明 4 个自变量(年龄、家庭收入、慢性病种数、社会支持)统计上显著地预测了因变量自我报告的健康水平[$R^2 = 0.174$, $F(12, 1240) = 21.793$, $p < 0.001$]。这个模型总共可以解释 17.4% 因变量的变异程度。比较各自变量的标准化回归系数可以发现,慢性病种数对预测自我报告健康水平的贡献最大($\beta = -0.382$, $t = -14.441$, $p < 0.01$);其次为社会支持($\beta = -0.063$, $t = 2.380$, $p = 0.017$)。

表 4.4　老年人健康水平的多元线性回归结果

变量	模型 1 自我报告的健康水平	模型 2 身体功能能力	模型 3 心理风险因素	模型 4 整体健康水平
	β (SE)	β (SE)	β (SE)	β (SE)
年龄	−0.054(0.003)**	−0.311(0.017)***	0.190(0.028)***	−0.078(0.003)***
教育水平	0.032(0.020)	0.082(0.109)***	0.045(0.174)	0.094(0.019)***
家庭收入	0.062(0.000)**	−0.005(0.000)	0.074(0.000)***	0.067(0.000)**
慢性病种数	−0.382(0.010)***	−0.235(0.057)***	−0.198(0.090)***	−0.374(0.010)***
户口	0.031(0.120)	−0.062(0.647)**	0.009(1.041)	−0.015(0.112)
社会支持	0.063(0.001)**	0.075(0.006)**	0.113(0.010)**	0.129(0.001)***
社区卫生机构	0.015(0.066)	0.064(0.355)**	0.055(0.594)**	0.070(0.064)***
职工医保	0.426(0.402)**	0.283(2.279)	0.555(3.565)**	0.588(0.403)***
城居医保	0.335(0.404)*	0.162(2.290)	0.301(3.585)*	0.363(0.405)**
新农合	0.234(0.406)*	0.103(2.305)	0.237(3.598)*	0.263(0.407)**
商业医疗保险	0.071(0.313)*	0.012(1.829)	0.094(2.703)*	0.083(0.317)**
无保障	0.162(0.413)	0.070(2.342)	0.231(3.667)**	0.197(0.414)*
常数	2.991***	57.916***	10.170**	3.056***
N	1253	1211	1202	1165
R^2	0.174	0.229	0.120	0.241

注:显著性水平,*** $p < 0.01$,** $p < 0.05$,* $p < 0.10$。

不考虑医疗保险变量,模型 2 显示 6 个自变量(年龄、教育程度、慢性病种数、户口、社会支持、拥有社区卫生机构)统计上显著地预测了因变量身体功能能力[$R^2 = 0.229$, $F(12, 1198) = 29.719$, $p < 0.001$]。这个模型可以解释 22.9% 因变量的变异程度。比较标准化回归系数,可以看到年龄与身体健康的负向关系对身体功能能力的解释力最强($\beta = -0.311$, $t = -11.754$, $p < 0.01$);其次为慢性病的种数,即控制其他变量,老年人

所患慢性病每增加一种,意味着身体功能能力下降 0.235 个标准差。此外,一个有趣的发现是,在控制其他自变量的前提下,城镇户籍的老人比农村户籍老人的身体功能差。而户籍因素在其他三个回归模型中并未显示统计上对健康水平的成功预测。同样是先不考虑保险因素,模型 3 说明有 5 个自变量(年龄、家庭收入、慢性病种数、社会支持与社区服务机构)对心理健康水平的解释具有统计上的显著性[$R^2 = 0.120$, $F(12, 1189) = 13.471$, $p < 0.01$]。这个模型可以解释 12.0% 因变量的变异程度。这里与模型 1 和模型 2 不同的结论是,老年人随着年龄的提高而担心的生活问题减少,心理健康水平提高,而身体功能能力与自评健康水平却呈现逐步下降的趋势。模型 4 表明,除户籍外的所有自变量对整体健康水平的解释都具有统计上的显著性[$R^2 = 0.241$, $F(12, 1152) = 30.548$, $p < 0.01$]。从以上 4 个模型中,我们发现社会支持因素对老年人健康水平的每一个维度都呈现了一致性的正向作用,以及慢性病种数与健康水平的负向效应。这是保险因素之外对老年人身心健康影响的重要的社会决定因素。

有关医疗保险对老年人健康水平的影响,相较于其他保险项目,职工基本医疗保险在模型 1、模型 3、模型 4 中最为显著,且标准化回归系数高于其他保险项目。本书也把是否拥有医疗保险纳入模型,结果该变量无论在哪个模型中均未呈现出统计上的显著影响,也就是说,有医疗保险的老年人并不一定比没有的老年人健康水平更高。但是否拥有职工基本医疗保险则可以显著地预测老人的健康水平。商业医疗保险的系数虽然在模型 1、模型 3、模型 4 中通过了统计性检验,但是其标准化回归系数较低,制约了其预测作用。需要强调的是,在模型 2 对身体功能能力的回归分析中,任何保险项目的回归系数都未呈现出统计上的显著效应。也就是说,由慢性病而引发的身体功能能力障碍并未受到现有医疗保障制度的影响。医疗保障制度所处理的疾病风险与身体功能能力下降而引起的失能风险要加以区分,长期护理保障制度才是解决失能老人照料需求的对症之策。

综上所述,这些自变量在对健康水平不同维度的影响上呈现出异同。相同点包括:社会支持在每一个模型中都呈现较强的正向作用,得到越多社会支持的老年人就显示出越高的健康水平;拥有慢性病种数越多的老年人,其身体健康和心理健康状况越差;本社区有医疗机构的老年人其健康结果比其他老年人好。不同点包括：家庭收入对身体功能能力没有统计上的显著影响；但是家庭收入越高的老年人对生活担心的程度就越低，心理健康水平就越高。

二、医疗保险的交互作用分析

以上多元线性回归分析揭示了"是否拥有医疗保险"对健康水平的预测并没有显示出统计上的显著效应，而具体的医疗保险项目对身体健康和心理健康水平才显示出了统计上的显著影响。为了检验医疗保险、医疗服务利用与健康水平三者之间的关系，除了考察医疗保险对老年人健康水平的直接效应，本书还加进了医疗服务利用，继续探究医疗保险的作用。这里可以继续假设：医疗保险作为一个调节变量（moderator），对医疗服务利用与健康水平的关系起到调节作用。于是，本节通过交互作用分析来探讨医疗保险的交互效应（interaction effect）。

1. "职工医保"作为调节变量

首先，从表 4.5 的主效应分析可见，过去一年的医疗服务使用越多，意味着当下的健康水平越差，即医疗服务的使用并未提高自评健康水平。这一结论当然不排除健康水平测量的有限性，这里缺乏一个综合反映老年人健康的指标（如健康相关的生活质量量表）。另一个重要的原因可能是由于较差的医疗服务效果和质量。既然医疗服务的利用与健康水平呈现负的效应，那么职工医保作为一个调节变量是否可以调节二者的关系？表 4.5 显示加入交互作用导致模型的解释力增加 1.5%。

表 4.5　交互效应分析结果（职工医保作为调节变量）

	自评健康水平	身体功能能力
β(SE)	β(SE)	β(SE)
看病和住院的总花费	-0.533 (0.000)***	-0.436 (0.000)***
职工医保	0.022 (0.035)	0.169 (0.228)***
职工医保 * 看病住院的总花费	0.390 (0.000)***	0.286 (0.000)***
常数	3.315***	44.462***
R^2	0.043	0.066
R^2 Change	0.015	0.009

注：显著性水平，*** $p<0.01$，** $p<0.05$，* $p<0.10$。

从表 4.5 与图 4.4 可见,交互效应表明,医疗支出对健康水平的影响在有职工医保和没有职工医保的两组老年人中呈现出不同的特点,如果拥有职工基本医疗保险,则可以缓解医疗开支对健康水平的影响。也就是说,在医疗支出较高的老年人中,拥有职工基本医疗保险的老年人比没有职工医疗保险的老年人显示出更高的自评健康水平。

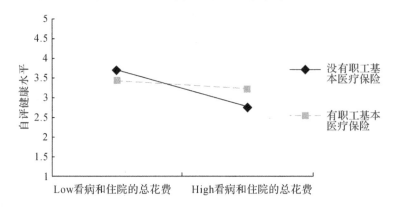

图 4.4　职工医保与医疗服务利用对自评健康水平的影响

2. "新农合"作为调节变量

如果把"新农合"作为调节变量,则会呈现出与"职工医保"相反的作用(见表 4.6、图 4.5)。在高医疗使用支出的老年人群体中,新农合参保者比其他保险项目参保者显示出了更低的自评健康水平。这进一步说明,新农合这一保险计划并未有效地改善参保老年人的身体健康水平。这可能是由于新农合因筹资水平较低导致了保障水平较低,新农合报销越多,则表示身体健康程度越差。相反,职工医保可以缓和医疗服务利用增加对健康水平下降的直接作用。这意味着,拥有城镇职工基本医疗保险的老年人与其他保险参保老年人相比,即使医疗开支同样较高,却会显示出较好的健康结果。

综上所述,对社会医疗保险因素的检视,将讨论从以往文献中对覆盖面的关注,扩展到不同保险项目之间的保障差别。同样作为调节变量的职工医保与新农合,却在对医疗总支出与健康水平关系的调节中呈现完全相反的结果。职工医保对医疗支出造成健康水平下降的缓解与新农合对医疗支出造成健康水平下降的恶化形成鲜明对比。不同保障项目之间反差如此之大,揭示了整合现有的医疗保险项目、建立公平的全民医保制度的迫切性与必要性。

表 4.6　交互效应分析结果(新农合作为调节变量)

	自评健康水平	身体功能能力
	β(SE)	β(SE)
看病和住院总花费	−0.131 (0.000)***	−0.142 (0.000)***
新农合	0.008 (0.034)	−0.123 (0.220)***
新农合 * 看病和住院总花费	−0.143 (0.000)***	−0.085 (0.000)***
常数	3.325***	45.844***
R²	0.045	0.048
R² Change	0.019	0.007

注:显著性水平,*** p<0.01,** p<0.05,* <0.10。

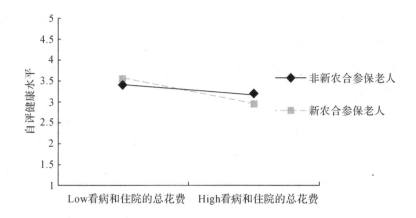

图 4.5　新农合与医疗服务利用对自评健康水平的影响

在中国,社会医疗保险这一因素不再仅代表有没有保障这一社会福利因素,因为是否有医疗保障在量化分析中已经显示不出统计上的显著差别。我们看到,同为被保险者,却因为所参加保障项目的不同而显示出健康水平的不平等。参加何种保障层次的保险项目,要依据职业身份地位、户籍与缴费能力,这说明仅考虑机会公平是不够的。与世界上大多数实行社会医疗保险的国家类似,我国也正在从选择性的、分割的医疗保险项目逐渐朝着全民医疗保险的目标迈进。但是,新农合与职工医保的差距说明,全民医保绝不仅是保险项目的全民覆盖,而是通过公平的医疗保障权益设计,促进老年人更加公平地享有医疗服务,最终实现更加公平的健康结果。

三、基于结构方程的路径分析[①]

虽然社会医疗保险改革扩大了覆盖面、增加了选择权,促进了机会公平,但是医疗保险改革通过对医疗服务利用的干预,究竟对健康结果产生了怎样的影响? 本书依然采用"2010 年浙江省城乡老年人口生活状况调查"数据,建立基于结构方程的路径分析模型,分析医疗保险、医疗服务利用与老年人健康公平的关系。基于结构方程的非递归路径模型分析显示,职工医保和城居医保制度提高了老年参保者的医疗服务利用率,从而增进了健康公平,但新农合的参保老年人与未参保老年人在医疗服务利用和健康结果方面均未呈现显著差异,原因是其保障待遇过低和制度设计缺陷。

1. 路径模型的建立

健康水平采用"自评健康",是一个从"很差"到"很好"的 5 分量表("很好"6.6%,"好"34.0%,"一般"41.0%,"差"16.5%,"很差"1.8%)。在分析医疗保险项目、医疗服务利用和健康水平三者关系时,最大的难点在于健康水平具有时滞性,即效应的延后性。一些研究从生命历程的角度研究老年群体间的健康不公平,揭示了不公平的形成原因在于弱势老年人不同生命阶段产生的累积劣势[②],不一定是由医疗保险待遇差别引起。由于健康水平具有复杂性,探索医疗保险对其的影响,即使通过实验或者类实验方法测量,也只是被限定在某个特定的范围内[③]。我们意识到采用截面数据来测量医疗保险、医疗服务利用和健康水平的关系可能存在问题。为了

---

① 本小节内容发表在:刘晓婷,黄洪. 医疗保障制度改革与老年群体的健康公平——基于浙江的研究[J]. 社会学研究,2015,30(4):94-117,244. 详见该期刊论文。

② i. Pavalko E K, Caputo J. Social inequality and health across the life course[J]. American Behavioral Scientist, 2013, 57(8):1040-1056. ii. 成梅. 以生命历程范式浅析老年群体中的不平等现象[J]. 人口研究,2004(3):44-51. iii. 徐洁,李树茁. 生命历程视角下女性老年人健康劣势及累积机制分析[J]. 西安交通大学学报(社会科学版),2014,34(4):47-53,68.

③ Card D, Dobkin C, Maestas N. The impact of nearly universal insurance coverage on health care utilization: Evidence from Medicare[J]. American Economic Review,2008,98(5):2242-2258.

弥补这一不足,本书引入了基于结构方程的路径模型,可以同时测量医疗服务利用和健康水平的双向关系——研究假设为医疗服务利用会提高健康水平,而较差的健康水平又需要更多的医疗服务。健康水平的时点数据因这样的研究假设和方法而产生了重要意义。

模型中主要的控制变量包括年龄、受教育程度、家庭收入和慢性病种数。其中,年龄取值范围为60~98岁,样本均值72岁。受教育程度分为5类,"不识字"占35.3%,"小学"占35.8%,"初中"占16.1%,"中专/高中"占7.9%,"大专/大学及以上"占4.9%。家庭收入考虑到家庭规模,采用了经济合作与发展组织(OECD)的"修正等值家庭收入"[①](Modified Equivalence Scale),公式为"等值家庭收入=家庭收入/[1+0.5(同吃同住的配偶+同住的父母数+同吃同住的儿子数+同吃同住的儿媳数+同吃同住的女儿数+同吃同住的女婿数)+0.3(同吃同住的孙子女、外孙子女数)]",均值为13496.7元/年。慢性病种数取值范围0~16,平均每位老年人患有2种慢性病。此外,户籍是研究中国社会福利公平性的重要指标[②],但是样本中90.3%农村户籍老年人参加了新农合,为避免多重共线性问题,模型没有包含户籍变量。

本书采用结构方程的路径分析,构建非递归模型,运用探索性模型构建方法,借助AMOS 17.0软件,利用最大似然估计的方法分析医疗保险类型、医疗支出和健康水平的关系。该方法的好处有二:一是可以从各种可能的模型中寻找最佳模型;二是可以测量"医疗支出"与"健康水平"之间的回溯关系。衡量模型拟合度的三个指标包括卡方统计量χ^2(卡方值,p>0.05意即模型具有较好的拟合度)、比较拟合指数CFI(Compared Fit Index,CFI>0.90表示模型具有较好的拟合度)和估计误差均方根RMSEA(Root Mean Square Error of Approximation,RMSEA<0.1表示模型具有较好的拟合度)。

2. 路径模型的估计

执行探索性模型探索分析,得到的最优模型见图4.6(外生变量的相

---

① Hagenaars, A J M, De Vos K, Zaidi M A. Poverty Statistics in the Late 1980s: Research Based on Micro-data[R]. Luxembourg: Statistical Office of the European Communities, 1994.

② 胡荣.社会经济地位与网络资源[J].社会学研究,2003(5):58-69.

关系数见表4.7)。该模型的BCC (Browne-Cudeck Criterion) 值为0.000，表明模型与其他模型相比具有较优的拟合度①。此外,卡方统计量($\chi^2 = 2.828$, df=5, p=0.727)显示无法拒绝该模型,CFI (1.000) 和 RMSEA (0.000) 均显示该模型具有较好的拟合度。模型中前置变量对医疗支出和健康水平的直接效应、间接效应和总效应见表4.8。

表4.7 外生变量间的相关系数(标准化相关系数)

	职工医保	城居医保	新农合	年龄	教育水平	家庭收入	慢性病种数
职工医保	1						
城居医保	−0.234***	1					
新农合	−0.747***	−0.308***	1				
年龄	−0.016	0.020	−0.015	1			
教育水平	0.557***	−0.050**	−0.464***	−0.189***	1		
家庭收入	0.116***	−0.013	−0.096***	0.007	0.133***	1	
慢性病种数	0.145***	−0.006	−0.136***	0.155***	0.041**	0.009	1

注:* p<0.05,** p<0.01,*** p<0.001。

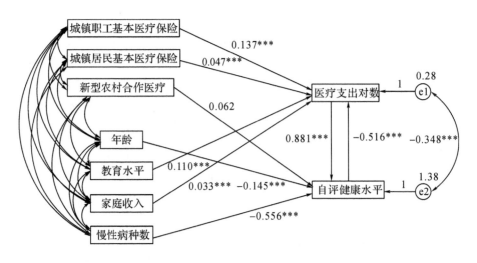

图4.6 最优模型的路径系数图(不含外生变量间相关系数)

① Burnham K P, Anderson D R. Practical use of the information-theoretic approach[C]//Model Selection and Inference. Springer, New York, NY, 1998: 75-117.

表 4.8　医疗支出与健康水平的直接效应、间接效应与总效应(标准化)

结果变量	决定因素	直接效应	间接效应	总效应
医疗支出（对数）	职工医保	0.137	−0.043	0.094
	城居医保	0.047	−0.015	0.033
	新农合	0	−0.022	−0.022
	年龄	0	0.052	0.052
	教育水平	0.110	−0.034	0.076
	家庭收入	0.033	−0.010	0.023
	慢性病种数	0	0.197	0.197
	医疗支出(对数)	0	0.312	−0.312
	自评健康	−0.516	0.161	−0.355
自评健康	职工医保	0	0.083	0.083
	城居医保	0	0.029	0.029
	新农合	0.062	−0.019	0.042
	年龄	−0.145	0.045	−0.100
	教育水平	0	0.067	0.067
	家庭收入	0	0.020	0.020
	慢性病种数	−0.556	0.174	−0.382
	医疗支出(对数)	0.881	−0.275	0.606
	自评健康	0	−0.312	−0.312

　　由图 4.6 和表 4.8 可见,在控制其他变量的基础上,不同的社会医疗保险类别对医疗支出和健康水平的直接效应和间接效应分别是多少。职工医保和城居医保对健康水平没有直接的影响,而是通过医疗服务利用这一中介变量进一步影响健康水平。与没有任何保险的老年人群相比,职工医保和城居医保参保者产生较高的医疗支出,进而具有较好的健康水平。通过比较总效应我们发现,职工医保(0.094)对医疗支出的影响要高于城居医保(0.033)。

　　然而,新农合对医疗支出的影响,参保者与未参保者没有在统计上呈现出显著差别;其对自评健康有直接影响的标准化路径系数 0.062 也在统计上不显著。虽然基本医疗保险几乎实现了全覆盖,但是不同保险项目之间的待遇差别较大,特别是新农合参保者并未在医疗服务支出和健康水平上比未参保者更有优势。

从该路径模型所识别出的医疗支出和自评健康的回溯关系可见,在控制保险因素、社会经济地位因素、人口学变量的基础上,医疗支出的增加对健康水平的提高具有正向的促进作用,其总效应(0.606)大于健康水平提高对减少医疗支出的总效应(-0.355)。保持一定的医疗支出水平,有助于显著改善老年人的健康结果。提高新农合与城镇居民参保老年人的待遇标准,对于改善健康公平具有重要作用。

此外,从反映社会经济地位指标(教育程度和家庭收入)的路径系数可见,社会经济地位的提高通过增加医疗支出这一中介变量来改善健康水平,而且教育对健康水平的贡献(总效应0.067)高于家庭收入(总效应0.020)。社会经济地位的提高,依然是改进弱势老年人健康公平的重要途径。

总之,基于结构方程的路径分析揭示了不同保险类型、医疗支出与健康水平的关系,为医疗保险改革指明了有效的干预路径。提高弱势老年人的医疗保障待遇(如新农合),对改善弱势老年人健康水平发挥着积极作用。这一作用虽然是间接的,但却是不能被忽略的。路径分析在控制其他社会决定因素的基础上揭示了社会医疗保险制度本身的不公平,这也是造成老年人健康不公平的制度化壁垒。

第四节 关于量化研究结果的讨论

一、健康公平社会影响因素的新变化与新发现

本书认为健康公平之所以与"社会正义"相关,是因为健康不仅由医疗服务系统决定,还与其他社会资源的公正分配密切相连。本书对以往实证研究中健康的社会决定因素与社会网络因素在中国的运用进行了发展。研究发现:首先,收入水平和收入保护固然是解释健康水平的重要社会经济地位因素,但是疾病的经济负担这一支出因素对老年群体而言更加不可忽略,而个人和家庭的疾病经济负担可以由医疗保险政策进行调节。其

次,户口这一在中国社会特殊的结构化因素虽然对城乡老年人口健康水平的直接效应不再显著,但是其依然是影响医疗服务利用(特别是医疗服务可及性)的重要指标,进而对健康水平产生间接效应。再次,疾病特征的变化与慢性病、失能造成弱势老年人地位的恶化,揭示了健康公平不再是基于"看病、住院"的医疗资源使用公平,而是基于需要的整体健康结果公平。最后,社会支持对老年人群体健康水平的显著效应是新的研究发现,一直以个人为单位的社会医疗保险改革主张得到了来自社会关系网络因素的挑战。这一发现提醒政策制定者打破传统观念,不仅关心老年人的个人与疾病风险,更要考虑社会关系网络的建立与维护。而且这些因素对身体健康与心理健康水平的影响呈现出差异化特征,需要发展"健康水平"的测量来更加准确地检测它们之间的统计关系。

具体而言,在社会医疗保险对老年人健康水平影响的回归模型中,通过比较标准化回归系数可知,保险因素对老年人健康水平的解释作用低于社会支持因素。社会支持因素显著地提高老年人的身体健康、心理健康和自我报告的健康水平。社会支持因素之所以重要,是因为老年人不仅面临着较高的疾病风险,也面临着与过去社会支持资源的分裂。一些产生压力的生命事件或过程有可能改变老年人的社会支持网络,使他们失去重要的社会支持(如丧偶、退休)。而中国现行的社会医疗保险以个人为参保单位,于是政策干预更多地关注个人因素,而忽略了个人在家庭、社区、单位等社会关系中的角色,这种忽略进一步影响了社会医疗保险的实施效果。这需要我们在医疗保险改革的过程中,不仅关心个人福利待遇的变化,还要关注社会支持网络的建构和维护,通过社会保险政策来动员家人、朋友等社会网络给老年人予以经济、实物和精神支持。

虽然"户籍"不再是一个影响老年人健康水平的重要预测变量,这说明在浙江省因城乡分割的户籍制度造成的老年人健康不公平正在缩小。但是绝大多数医疗保险参保老年人都是城镇户口,而且拥有职工医保即代表退休前有一份正规的工作,处于较高的社会经济地位,因此我们要清醒地意识到职工基本医疗保险对健康水平的预测作用背后真正起作用的因素,很可能是深层次的社会不公平。在方法上,本书没有消除医疗保险与健康水平的内生性问题[①],按保险项目划分的老年人社群的健康不平等很可能是由于社会经济地位的不平等、卫生资源配置的不公平以及社会支持网络的不健全造成的。也就是说,本书依然坚信健康不平等的社会因果论立场[②],但是在这一医疗社会学的讨论语境下增加了社会保险政策对老年人健康公平作用的探讨,为增加弱势老年人以结果为导向的实质健康公平提供了具有现实意义的启示。

二、改革中医疗保险对健康公平的调节作用

在以往的研究中,保险的覆盖面作为影响老年人医疗服务利用和健康水平的重要预测变量而被广泛运用。但是拥有医疗保险只是健康公平的一个方面,不同项目参保老年人之间保障权益的不平等和需要的不被满足才是更深层次的不公平。本书的"是否拥有职工基本医疗保险"取代"是否拥有医疗保险"对老年人健康水平的成功预测,其背后反映的实质很可能是医疗保险保障水平在起作用,因为职工基本医疗保险的保障范围最广、补偿比例最高。因此,职工基本医疗保险对医疗服务需求所发挥的作用也明显高于其他保险形式[③]。这个研究发现之所以重要,是因为以往的实证研究均以是否拥有医疗保险作为预测健康水平的重要变量,但是当绝大部分人都拥有了医疗保险资格之后,更为重要的是医疗保险的保障水平。在中国医疗保险改革的过程中,因为还没有拉平各保险项目之间的报销水平,职工基本医疗保险的保障范围最宽、保障水平最高,因此该项目的参保老年人在回归分析中显示出了比其他群体更高的健康水平。

交互作用分析也显示了职工基本医疗保险作为一个中间变量,可以调节医疗开支对健康水平的影响:拥有职工基本医疗保险的老年人与其他保险参保老年人相比较,即使同样医疗总费用很高,但是却显示出更好的健

---

①　Wagstaff A, Lindelow M. Can insurance increase financial risk?: The curious case of health insurance in China[J]. Journal of Health Economics, 2008, 27(4): 990-1005.

②　i. Goldman N. Social inequalities in health: Disentangling the underlying mechanisms[J]. Annals of the New York Academy of Sciences, 2001, 954(1): 118-139. ii. 王甫勤. 社会流动有助于降低健康不平等吗? [J].社会学研究,2011(2):78-101.

③　刘国恩、蔡春光、李林.中国老人医疗保障与医疗服务需求的实证分析[J].经济研究,2011(3):95-107.

康结果,从而缓解了老年人因看病而带来的后顾之忧。但是,我们也发现医疗保险改革并未降低个人的经济负担,各保险项目参保老年人个人自付的比率依然很高。医疗保险较高的共付比率、医疗费用控制的低效率,甚至其在减贫方面所发挥的作用,依然令人担忧[1]。

2009年新的医改方案启动,强化了"补需方"的改革思路,基本医疗保障作为增加政府卫生支出的重点方向之一,8500亿元的新增预算中有三分之二用于补需方,解决弱势社群的医疗保障问题:包括解决职工基本医疗保险中的历史遗留问题、提高城乡居民医疗补贴和巩固医疗救助制度,帮助低收入者参保、援助无力承担的自负部分。WHO也评价中国的医改从"国家的退出"转变为"国家的再介入"[2]。但是正如研究结果所示,也有学者指出改革把增加财政投入作为解决中国医疗问题的做法,并不意味着更好的健康结果[3]。鉴于此,医疗保险的角色反思在于:不同保险项目的待遇差别造成的新农合、城居医保参保老年人及无保障老年人在医疗福利待遇中的弱势进一步导致了较差的健康水平,造成了基于健康结果公平而言的弱势地位。

第五节　本章小结

本章在对相关概念进行界定的基础上,运用"2010年浙江省老年人口生活状况调查"数据,比较分析不同医疗保险项目参保老年人的特征,研究医疗保险类型与医疗服务利用和健康水平的关系,以此揭示不同老年群体健康水平与医疗服务利用的不平等(见第二节)。本章进而构建多元线性回归模型和基于结构方程的路径模型,分析医疗保险类型、医疗服务利用和健康水平的关系,识别影响老年人健康公平的社会经济、文化心理因素,

[1]　Yip W C M, Hsiao W C. Non-evidence-based Policy: How Effective is China's New Cooperative Medical Scheme in Reducing Medical Impoverishment? [M]//Health Care Policy in East Asia: A World Scientific Reference: Volume 1: Health Care System Reform and Policy Research in China. 2020: 85-105.

[2]　顾昕.公共财政转型与政府卫生筹资责任的回归[J].中国社会科学,2010(2):103-120.

[3]　Ramesh M, Wu X. Health policy reform in China: Lessons from Asia[J]. Social Science & Medicine, 2009, 68(12): 2256-2262.

并回答"医疗保险覆盖面拓展所带来的医疗服务利用提高是否改善了弱势老年人的健康水平"这一问题(见第三节)。最后,本章围绕量化研究结果进行了讨论,并对未来的医疗保险体系改革提出了建议(见第四节)。

　　量化分析揭示了医疗保险通过医疗服务而对健康公平产生影响,不同的保险项目对医疗支出和健康水平的影响存在差异。本书需要继续深入探寻模型背后不同的医疗保险究竟如何通过具体医疗服务的递送而对基于过程和结果的健康公平产生影响,回答为什么新农合并未通过医疗服务的有效利用改善健康水平。因此有必要引入弱势老年人在具体就医和享受医疗保险待遇过程中的主体经验,检视在医疗保险制度的具体落实中,是什么因素造成了老年群体间的健康不公平。

第五章　医疗保障制度改革对老年人健康公平的建构

医疗保障制度改革本身是一个非常复杂的问题,不仅涉及医保制度的改进、公共财政的支持,还涉及三医联动。故而,本章对健康公平的讨论采取了多元的概念,不仅关注机会公平,更涵盖对过程公平和结果公平的考察,继而建立多维度的健康公平理论框架。如果说第四章的量化分析是微观层面对健康公平的探索,本章的分析将聚焦宏观和中观层面:在宏观层面,通过讲述老年人、政策制定者和基层医生的主体经验,希望可以探索医疗保障制度改革与深层社会结构的互动。之所以要加入宏观层次的讨论,是因为较低的服务质量以及医疗领域其他深层的结构问题,或许是影响医疗服务公平性的关键因素,而这又进一步阻碍了健康水平的提高。之所以在中观层面基于社会支持等视角进行讨论,是因为老年人的健康公平不仅与个人的风险相关,社会关系网络因素也是影响老年人健康公平的重要维度,但这恰恰是在以往社会医疗保障的研究中被忽略的层次。

第一节　理论框架与研究方法

一、理论框架

本章希望通过中观、宏观两个层次的分析,丰富并拓展健康公平理论,重构并提出本书关于健康公平的理论解释框架(图 5.1)及其背后的运行机制,揭示并解释医疗保障制度改革对老年健康公平的影响。健康公平作为价值内涵指导医疗福利改革,亦不是一个高高在上的口号,本章通过理论框架的建立与分析,提出未来医疗福利体制改革乃至整个医疗体制改革的发展方向与具体变革措施,以此提高弱势老年人群体全面的健康公平(包括机会公平、过程公平与结果公平)。

理论框架的建构,首先聚焦中观层面,该模型扩展了中国社会医疗保险的关注对象。传统医疗保险研究主要围绕参保的老年人个体而展开,忽略了社会关系网络因素。本书将社会支持因素与基层医疗机构引入分析框架,帮助识别弱势老年群体的多元健康需求。其次聚焦宏观层面,在第四章的模型识别了医疗保障体系中处于弱势地位老年人群体的具体特征之后,宏观层面的主要分析单位是医疗体制与社会医疗保障制度,探寻在医疗保障制度改革的背景下,弱势老年人、基层医生与政策制定者这些利益主体是如何理解"健康公平"的,以及他们在接受医疗服务过程中对"过程公平"的理解。

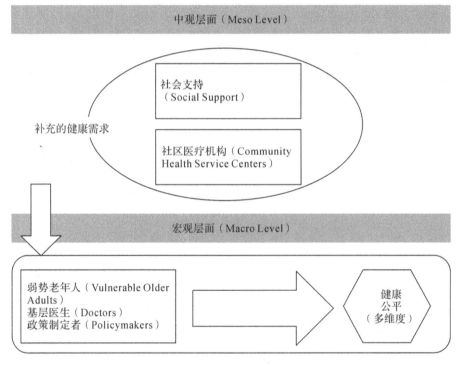

图 5.1　健康公平的理论框架

综上,本章从机会公平、过程公平以及结果公平的分析框架出发,分别从中观与宏观层次展开研究,最终期望得到一个具有丰富内涵的"健康公平"理论框架,使得"健康公平"的研究不再是基于单纯的"穷"与"富"、"有保障"与"无保障"、"身体健康状况好"与"身体健康水平低"等二元论的分析。这个研究框架应该是包括以上提到的社会结构特征、社会关系网络、疾病风险以及其他从研究结果中所发现的特征在内的,综合性、多维度的健康公平的理论框架。这个框架的获得有助于更加具体地指导未来的医疗福利与服务体系改革,以期提高弱势老年群体的健康公平。

二、研究假设

基于质化研究方法,本章建构质化研究的理论假设,图 5.2 要回答的研究问题是:在医疗体制及医疗保障制度改革的背景下,各利益相关者(弱势老年人、基层医生和政策制定者)是如何理解"健康公平"的? 本章在宏观层面的分析单位是医疗体制和保障制度改革系统,但不应该只从政策文件和宏观实施的角度分析改革过程,而应该把改革作为研究背景,分别从政策制定者、基层医务人员以及弱势老年人的视角出发,探寻彼此之间以及与改革系统的互动关系,并在互动关系中建构"健康公平"的解释框架。本章在分析中采用"底层视角",以弱势老年人的医疗福利需求和健康权利为标尺,探究医改过程中对"弱者优先"正义原则的推动或违背。

质化研究将拓展"健康公平"的概念维度,这里的"健康公平"具有多元维度。"健康公平"的概念是通过与利益主体的动态互动过程而建构起来

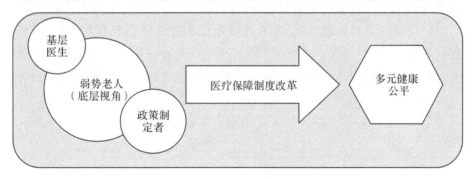

图 5.2 质化研究假设

的,希望以此打破医改中的结构化壁垒,实现基于弱势老年群体而言的底层健康公平,即建构起政府的责任底线与个人的权利底线。

三、样本选择

质化研究的样本选择与量化研究的事先确定不同,它是一个贯穿于整个研究的长期过程,是一种灵活的(flexible)和反复的(iterative)方法。也就是说,在进入场域之前,抽样策略也只能是一种意向和猜测①,要在研究过程中不断予以调整。本研究在初始阶段计划采用的抽样策略是目的抽样,选择可以提供丰富信息的个案②。依据研究需要选择典型参与者,获得一个目的性样本③。具体而言,首先获得一个涵盖城乡的弱势老年人样本,可以提供他们在过去医疗服务利用过程中对于"健康公平"的深入理解;其次获得一个基层医生样本,期待他们提供对于"健康公平"与大医院医生不同的解读;最后得到来自多个部门的政策制定者样本,可以提供不同的意见表达。

1. 选取弱势老年人

本书之所以选择弱势老年人而不是一般老年人作为资料提供者,其目的是探索最底层的老年人在医疗保障制度改革过程中健康公平的变化。通过对医疗保障制度改革的梳理可见,建立在身份地位差别基础上的医疗福利改革,事实上造成了对弱势老年人的医疗权益损害与医疗福利排斥。在这样的背景下,只有深入解析弱势老年人的主观体验,倾听他们对"健康公平"的诉求,才能提出有效的政策建议。

质化研究的目标对象是 60 岁及以上使用过医疗服务(门诊服务或住院服务)的弱势老年人。其中的"弱势"包括两个维度——长期慢性病或者重症失能(需求的角度,疾病严重意味着具有较高的医疗服务需求),以及

---

① Marshall C, Rossman G B. Designing Qualitative Research (5th ed.) [M]. Los Angeles: Sage, 2011: 141-178.

② Patton M Q. Qualitative Research and Evaluation Methods (3rd ed.)[M]. Thousand Oaks, CA: Sage, 2002: 243-250.

③ Morse J M. Strategies for sampling [C]//Morse J M. Qualitative Nursing Research: A Contemporary Dialogue. Newbury Park, CA: Sage, 1991: 127-145.

没有被医保覆盖,或者由于较低的社会经济地位与断裂的社会支持因素造成的健康权利不能得到有效保障的老年人。本章在初始的个案选择阶段将按照参加的医疗保险项目类型进行分类,在城市按照参加社会保险的类型分为三类:职工基本医疗保险参保老年人、城镇居民基本医疗保险参保老年人以及接受医疗救助的老年人;在农村则再分为两类:参加新农合的老年人以及享受医疗救助的老年人。这样的抽样策略虽然不能推广到总体,但是希望可以通过不同保障类型的老年人对"健康公平"的理解,来反映保障制度的差别对老年人医疗需求与健康权利的影响。

具体的个案选择遵守以下原则:第一,所有老年人的年龄要超过 60 周岁;第二,长期患有慢性病或者在过去两年中因病住院;第三,家庭人均年收入低于浙江省平均水平的一半①。这里需要说明的是,为什么不以低保标准作为选取个案的原则,而是以社会平均收入水平的一半为标准。主要原因是本研究中的弱势老年人不仅是收入最低的群体,其健康状况代表了重要的需求因素,并会进一步影响消费结构。也就是说,即使是收入较高的家庭,由于家庭成员中有身体状况较差的老年人,也可能由于医疗开支的增加而处于弱势地位。

2. 选取基层医生

如果说老年人是医疗服务的使用者,那么医生作为医疗服务的直接提供者,也是医疗改革中的重要利益主体。与大医院的医生相比,基层医生的收入较低、工作任务繁重,他们自称是医疗服务体系的弱势群体。根据上一章量化研究的发现,患有多种慢性病是老年人重要的疾病特征,而在医改之后基层社区卫生服务机构承担了慢性病管理的职能。基层医生作为与老年人长期接触的基层医疗服务提供者,他们对"健康公平"的理解将直接影响老年人的医疗服务利用。另外,一个与"健康公平"相关的改革背景是,起源于 20 世纪 60 年代的中国"赤脚医生",在医疗资源极其匮乏的年代,"赤脚医生"向农村以及基层提供了低成本、高效率的基础医疗保健

---

① 根据浙江省统计局的数据显示:2010 年浙江农村人均纯收入 11303 元,城镇居民人均可支配收入 27359 元。

服务,被世界卫生组织誉为"解决发展中国家医疗服务资源短缺的成功典范"[①]。虽然"赤脚医生"群体已经成为历史,但是有关基层医生如何提供信息性、精神性与实质的社会支持,依然是新医改需要直面的问题,其对老年人"健康公平"的影响也需要进一步在研究中检视。

3. 选取政策制定者

中国医改是一项庞大的系统工程,有 10 多个部委参与,其中与弱势老年人的医疗权益密切相关的部门主要是卫生部门、社会保障部门与民政部门等[②]。这些政策制定者掌握着政策变革的话语权,他们对健康公平的理解决定了医疗保障制度改革的方向,而且他们在改革前后的观察和经验将深化本研究对这一问题的理解。

在质化研究的样本选择中,究竟是应该选择同质化的样本,还是异质化的样本? 一方的观点认为应该最大范围地选择多样性的样本来代表不同类型的人及他们的经历、信仰和观点;而另一方则认为应该选择在某些方面具有同构型的样本来增加样本内的可比较性,从而帮助识别样本的类似性和多样性[③]。本书认为,样本的同构性还是异质性取决于研究问题本身。此研究关注医疗保障制度改革对老年人健康公平的影响,个案选取的方法是寻求不同弱势特征参保老年人在社会结构方面的异质性(比如不同户籍、不同的社会支持程度、参加不同的医疗保险类型);但是在每一个层次内部,则要寻求某些方面的同构性。特别是对于焦点小组访谈而言,同一小组内部的同构性是彼此平等对话的前提。

四、样本获得与个案简介

1. 样本构成

与量化研究需要较大的样本量不同,质化研究需要多少样本量并没有

---

① Zhang D, Unschuld P U. China's barefoot doctor: Past, present, and future[J]. The Lancet, 2008, 372(9653): 1865-1867.

② 2018 年国家医疗保障局成立之前,由人力资源与社会保障部门管理职工基本医疗保险、城镇居民基本医疗保险,由卫生部门管理新型农村合作医疗,由民政部门负责医疗救助对象的认定和医疗救助资金的给付。

③ Luborsky M R, Rubinstein R L. Sampling in qualitative research: Rationale, issues, and methods[J]. Research on Aging, 1995, 17(1): 89-113.

固定的标准,而是依据研究的问题、资源和时间等条件而定,一个合适的样本量能够足以回答提出的研究问题就好。本书深度访谈的弱势老年人有8位,同一焦点小组参与的老年人有7~8位(被访老年人基本情况见表5.1);政策制定者3人,基层医生2人。政策制定者分别来自医保、卫生和民政部门;基层医生中一人供职于武义县S街道卫生服务中心,另一人来自杭州市Y社区卫生服务站。考虑到研究伦理,作者承诺对被访者资料进行保密,文本分析采取匿名形式对其进行编码。

表 5.1 被访老年人基本信息介绍

地区	编码	性别	年龄	身体状况	家庭收入情况	亲属支持	医保类型
杭州市	T	男	60	神经性肌肉萎缩	无工作低保对象	女儿读大学,妻子打工	城镇居民基本医疗保险,医疗救助
	M&N 夫妻	男65 女63		男:尿毒症	破产企业退休职工,退休工资低	与小儿子同住,由老伴照料	职工基本医疗保险,大病医疗保险
	J 夫妻	男87 女86		男:高血压、脑梗、中风	企业退休职工,退休工资较低	夫妻二人单独生活,保姆照料	职工基本医疗保险
	C	女	74	卵巢癌	企业退休职工	与小儿子同住	职工基本医疗保险
海盐县	F	男	67	高血压、脑溢血造成偏瘫	农民,无收入来源,靠其妻子每月打工的900元生活	与小儿子同住,但子女不负担家用,老伴照顾	新型农村合作医疗
	A	女	64	高血压、中风	靠其丈夫每月打工1300元生活	夫妻俩单过,老伴照顾	新型农村合作医疗
武义县	focus group		73~82岁	多种慢性病	参与者均为失地农民,村集体发失地补贴	独居者居多	新型农村合作医疗

总体而言,被访的弱势老年人身体状况均较差,他们患有多种慢性病,失能状况严重,家庭收入较低;农村弱势老年人作为失地农民不能依靠土地过活,打工的收入也较低;他们往往得到较少的子女支持,无论是经济支持还是照料支持都较少,主要由配偶提供照料;被访老年人均拥有社会医疗保险,以职工医保和新农合居多,只有一个被访者得到医疗救助。

2. 样本获得

根据城乡医疗保险管理体制的不同,本研究在农村和城市地区选择不同的进入方式。在城市,作者选择杭州地区作为案例,一是因为医疗保障制度改革在杭州率先开展,政策改革最完善的地区也是杭州,杭州对整个浙江的医疗保障制度改革而言具有代表性;二是基于作者与浙江省和杭州市相关部门建立的良好关系,他们推荐的 G 街道代表了杭州市基层医疗的一般水平。在农村,作者选择海盐县,一是因为海盐县的社会医疗保险发展可以反映浙江省的一般水平,二是借由朋友的资源,对该地区的新农合发展比较熟悉,也较容易进入。

在质化研究选择和招募参与者的过程中,"守门人"会影响作者的进入。社区工作人员在本研究中扮演了"守门人"的角色,在杭州 G 街道工作人员的协助下,作者找到了符合条件的弱势老年人。但是为了避免基层工作人员认为作者是上级单位派来"监督检查"的而造成心理压力,作者访谈之前向被访老年人强调了研究的学术性质和私人性质,并在社区工作人员带领下进入之后,又在半年内单独对每一户符合资格的老年人进行了二次回访。社区工作人员不在的时候,老人们更敢讲真话。

为了消除因官方推荐进入带来的失真风险,以及避免对社区工作人员的过分依赖和避免由"守门人"带来的进入障碍,作者在对关键信息提供者(key informants)进行选择时,联系了城乡社区医疗机构的医生。他们对本社区患者情况相对来说更了解,不仅可以建议哪些老年人适合访问,而且有利于扩展作者对该社区老年人整体医疗健康情况的认知。这样做的好处还在于:避开了社区工作人员因政绩考虑而对被访问的老年人作的偏向性筛选;作者以非官方渠道进入也可以适当弱化权力的迫使而造成的顺从[1]。

第三个进入的渠道是通过朋友介绍,海盐的样本就是基于这一路径获得的。朋友的母亲在海盐县经营一家工厂,厂里有一些老年人还在做工。作者通过介绍进入了 H 村,接触到了被访老年人 F 和 A。访问到的每一户人家都让作者倍感触动,没想到在浙江省这样富裕的地方,老年人一旦生病,还是会使家庭陷入绝境。这是之前任何官方都不会推介的人家,这些弱势的老年人家庭也没有得到医疗救助。

质化研究中案例的选择是个持续的过程,伴随着数据收集和分析进行调整,直到不再出现与研究问题相关的重要新信息[2]。在为该研究收集三次数据之后,作者判断现有的资料足以回答研究的问题并进而建构理论,没有发现重要的遗漏,于是停止了资料的收集工作,开始了分析和写作。

五、资料收集策略与分析方法

1. 个别访谈

如果按照受访者人数分类,访谈可以分为个别访谈与集体访谈。其中,个别访谈有助于访谈者与被访谈者建立比较融洽的关系。被访谈者在回答问题时,受外界因素影响小,减少内心顾虑,便于畅所欲言,有利于对某一问题进行深入的理解。与集体访谈相比,个别访谈避免了集体访谈中的团体压力以及由于不愿意暴露隐私而造成的沉默。在本研究的质化部分,主要采取个别访谈的方式收集数据。对老年人而言,根据抽样原则,所选择老年人的居住地分散,而且由于患有疾病、行动不便,因此以个别访谈为主。政策制定者包括人社、民政与卫生三个部门的工作人员,他们之间因为部门利益和立场不同,在医疗改革场域存在一定的冲突,集体访谈可能会使他们隐藏真实想法。从结构上看,无论是个别访谈还是焦点小组访谈,本书都主要采取半结构式访谈的方式。

---

① MacDougall C, Fudge E. Planning and recruiting the sample for focus groups and in-depth interviews[J]. Qualitative Health Research, 2001, 11(1): 117-126.

② Morse, J M. The significance of saturation[J]. Qualitative Health Research, 1995, 5 (2): 147-149.

2. 焦点小组访谈

焦点小组访谈不是简单的个人访谈的集合,而是通过小组成员的互动获得比相同参与者构成的个别访谈更丰富的信息[1]。焦点小组访谈不仅在健康研究中得到较多的应用[2];而且在各种不同群体中得到了成功的应用,其中包括低收入群体和老年人群体[3]。本书在武义县S街道采取了焦点小组的方式对老年人进行访谈,这里的经济合作社集体出资成立了老年大学,每星期定期组织老年活动,老年人之间彼此熟悉,为集中访谈提供了便利条件。除此之外,采用焦点小组的数据收集方式还有以下两点原因:

首先,焦点小组讨论时某些人在陈述自己看法的过程中可以使其他人产生共鸣或者反对,从而激发他们说出自己对健康公平的理解,以及使他们愿意分享自己在使用医疗服务和享受医疗保险待遇的过程中是否受到不公正对待的经历。本研究在武义的焦点小组访谈中,当研究者问老人家有什么看病中受到不公正对待的经历时,一个老人谈起自己被误诊的经历后,其他老人纷纷开始气愤地表达他们在医院看病时对医护人员的不满意,有些老人说到激动处还拍桌子。这样,就可以深入讨论和补充对"公平"的理解,呈现多元的真实,使焦点小组达到个人访谈达不到的深度。

其次,健康福利权利意识的提高是一个集体建构的过程,个人可能由于政策信息的局限不知道自己可以享受哪些保险权益,参与者通过彼此之间的交谈可以产生对政策知识、健康知识的建构,从而达到增权的效果。通过焦点小组访谈,作者不仅希望能收集到老年人关于健康公平看法的更丰富的数据,而且希望能够在一定程度上实现参与者的增权[4],即通过小组讨论,增加参与者对自身健康权益和医疗福利权利的认识。这一点也体

---

① MacDougall C, Fudge E. Planning and recruiting the sample for focus groups and in-depth interviews[J]. Qualitative Health Research, 2001, 11(1): 117-126.

② Willis K, Green J, Daly J, et al. Perils and possibilities: Achieving best evidence from focus groups in public health research[J]. Australian and New Zealand Journal of Public Health, 2009, 33(2): 131-136.

③ Linhorst D M. A review of the use and potential of focus groups in social work research[J]. Qualitative Social Work, 2002, 1(2): 208-228.

④ Magill R S. Focus groups, program evaluation, and the poor[J]. Journal of Sociology and Social Welfare, 1993, 20(1): 103-114.

现在我们焦点小组的访谈中,有一些老年人不知道跨区域就医的费用是可以得到部分报销的,他们听到其他老年人得到了报销,才恍然大悟,说:"多亏了来这里聊聊,赶紧去(医保部门)问问,可能报好几千块钱呢。"

3. 主题分析及过程

资料分析过程也决定了我们能否通过大量的原始数据解释并且建构意义,从而获得新的知识①。本书采用传统的主题分析方法,从最小的意义单位出发提出主题,通过主题提炼对"医疗保障制度改革是如何影响健康公平的"这一研究问题的解释。解释意味着为研究中的发现赋予重要性,使发现更加言之有理②。作者选择重要的数据来支持出现的事件,并展现对研究问题的回答以及对社会现象的揭示。

转录过程中最大的问题依然是方言,海盐方言、武义方言与杭州方言各有很大差异,只能分别各找一位懂得当地方言的助理协助完成转录。但他们不可能把握住研究的问题,也不可能完整地记录每一句谈话与情绪的变化。于是,作者自己又在此基础上重新听录音、作补充,加入了被访者的简单描述以及备忘和注解。为了保证研究的有效性,作者又把已转录好的文本请翻译者复查了一遍。

在编码的时候,作者提醒自己抱着开放的态度,放弃前设和价值判断,让数据自己说话,而不要强迫数据,时时保持自我反省。由于作者的受训不足,刚开始的时候编码过于粗糙,而且很多码号似乎没有理解被访者的意思。编码可以来自多种渠道,包括文献回顾、数据中的词语和行为,也可以来自作者创造性的洞见。于是,在对资料反复阅读理解的基础上,进一步查阅相关文献,作者逐渐理解了被访者的意思,将编码做得更加细致一些。

在编码之后还要将其分成不同的类别,识别主题,依据研究问题和理论框架,来识别类属之间的关系,看这些关系是怎样反映研究问题的。作者建立了自己的分类原则:第一,根据不同的利益相关者分类(老年人、医生、政策制定者);第二,根据公平的维度分类(机会、过程、结果);第三,根

---

①　Thorne S. Data analysis in qualitative research. Evidence Based Nursing, 2000, 3(3):68-70.

②　Patton M Q. Qualitative Research and Evaluation Methods (3rd ed.) [M]. Thousand Oaks, CA: Sage, 2002: 243-250.

据改革对公平性目标的正负效应分类。作者在对这三类编码之间关系的理解基础之上识别了一些主题，这些主题与研究问题密切相关。

本书的质化研究是为了探寻一种因果关系，虽然质化研究不能过早地将因果关系强加到数据之上，应该注意数据本身所呈现的关系，但是因果关系确实是社会现象中一个十分重要的关系，不得不加以注意。因为本研究中质化的问题是医疗保障制度改革"如何"影响健康公平，而不是"是否"影响，那么通过数据分析，需要对事件发生的前后顺序进行描述，分析"改革"这个因素在事件发展的过程中如何影响"公平"因素的出现。改革中多层次保障体系的出现改变了"因人而设"的制度不公平，但是改革中部门利益的争夺却并没有改变老年人"看病难、看病贵"的过程不公，弱势老年人就用自己的行动逻辑来反映未满足的需要和不足够的保障。在这样一个因果链条的逻辑叙述中，作者建构了自己对研究问题的回答，以及对"健康公平"理论的贡献。

第二节　健康公平的主体经验：医疗保障制度改革的利益相关者

一、政策制定者：对形式公平与个人责任的强调

中国医疗保障制度改革作为医疗体制改革的重要组成部分，不仅涉及医疗保障部门的利益，还牵涉到卫生、民政、财政等多个政府部门。政策制定者们对"公平性"的理解和态度则直接影响到政策方向与执行，进而对老年人的健康权益和医疗福利产生影响。本书作者在浙江省访问了与老年人医疗保障权益最密切相关的卫生部门、医疗保障部门以及民政部门的政策制定者，被访者的不同立场构成了各自利益相关者对健康公平的理解语境。但是分析这些利益主体对健康公平的理解，可以从中发现一致的观点，就是政策制定者强调的公平是一种"形式公平"，而且在权利与责任的关系中更为强调个人和家庭责任。

之所以说"形式公平"，是因为政策制定者所理解的公平是一种参加保

险的机会平等。为了使弱势老年人获得参加医疗保险的机会,各级财政在筹资中承担了大部分缴费责任,使参保者不因缴纳不起保费而被制度排斥;而且弱势老年人被纳入到了医疗救助体系,拥有被救助的资格。各部门的政策制定者不约而同地把政府承担的筹资责任和老年人医疗保障资格的享有看作对弱势群体的"政策倾斜",是公平性的体现:

> "筹资方面,退休人员不缴费,对于参保的老年人财政补贴力度也是非常大的。比如说老年人参加城乡居民医疗保险(现在已经把新农合和城镇居民基本医疗保险合并),个人缴费低于30%;另外对于低保、困难以及终身残疾人、五保户、三无人员,全部由财政资助参保。"(Case policymaker 1,医保部门被访者 W)

> "弱势的老人,现在他参加新农合是不要交钱的,其他人要交钱的。低保对象、重度残疾人,他们参加城乡居民医保都不用交钱……"(Case policymaker 2,卫生部门被访者 Z)

> "我们对所有持证家庭参保(基本医疗保险)全部由政府买单,就是政府不让你付钱的;原来自己负担的部分,现在由政府支持……困难老年人如果有相应的医疗保障,看病底气也足一点,对不对? 如果他没有医疗保险,但是他属于困难家庭、有医疗救助,同样也相应增加他权益,对吧? 如果你没有任何医疗保险,又没有医疗救助,你说他这个人就更加困难了。不管怎么说,制度对他们来讲肯定是一种保障。"(Case policymaker 3,民政部门被访者 P)

但是,让弱势群体不因缴费能力的差别而平等地拥有保障资格只是起点的公平,在保障待遇和具体医疗服务利用方面的公平才是实质公平。医疗保险政策在保障待遇的设计上并没有给予弱势老年人平等的待遇水平,而是根据缴费能力"多缴多得",即参加职工基本医疗保险的退休老年人得到较高的医疗费用报销水平,而社会地位较低的城乡居民则承受较高的个人负担。我们可以从下面一组数字中看出这种实际保障水平的不平等:

> "门诊保障退休人员个人负担 15%,参加城乡居民保险的个人负担 50%左右。住院的话退休人员保障达到 80%,费用越高

个人负担越低；城乡居民现在报销率可以达到 60％ 左右。"（Case policymaker 1，医保部门被访者 W）

在接受医疗服务方面，政策制定者对公平性的理解过于绝对，认为一视同仁就是公平，并没有考虑到弱者的特殊需要：

> "在服务上没有歧视他（弱势老年人），接受服务都一样的，态度上、经济上都没有歧视，应该讲没有歧视他就算是公平了"。
> （Case policymaker 2，卫生部门被访者 Z）

此外，在问及对公平和正义的理解时，这些政策制定者持有一种剩余福利观，他们强调"个人和家庭的责任"，认为个人和家庭责任是底线，子女和家庭应该对老年人的医疗权益负首要责任，子女没有能力承担才由政府承担，而且要通过严格的资格审查。只有遵循这样的义务原则，对其他人而言才算公平。

> 访谈中民政部门的官员介绍："现在我们感觉有一种很不好的情况，就是很多的家庭问题推向社会，本来你家庭该承担的一些方面，就让你政府来管。……老人把你拉扯大了，他老了，生病了，你不管他！他说（老人）没生活来源的，你政府怎么不管？那你子女干什么的！是不是？"（Case policymaker 3，民政部门被访者 P）

政策制定者对公平性的这种理解，直接导致了他们对"道德风险"的强调，认为道德风险是影响公平与正义的重要阻碍因素："钻空子"、"鱼龙混杂"、"泥沙俱下"，这些词被用来形容道德风险问题；"低收入认定"、"资产审查"等技术手段被采用，以实现医疗保障制度的公平性目标。

民政部门的政策制定者继续说：

> "如果说你子女真的困难、没有抚养能力了，政府可以给他救助。你自己又不肯出具任何的证明来证明你没有收入来源，也没有很好地承担起子女应该赡养的义务，这里面我确实觉得有一个道德问题……所以在政策上面要完善，就是怎样能让他们少钻空子。"

……

　　"在制度的公平公正方面,我们重点搭建信息查询平台,对家庭财产(包括收入、资产、车辆、房屋等)进行核查,这个平台的建立对民政工作是非常有利的,特别是有的人知道了你们要核查,他(她)就不来(申请)了。真的,2010 年 11 月份正式实施的系统,过年的时候每年都要吵吵闹闹的,2011 年过年是最安耽的一年,没人来吵。你真正困难,你怎么困难,你跟我们说,我们核查了确实没有(资产),我们给你救助。你跟我们讲困难,我们核查了你这个不符,当然不行……我们把低收入者认定出来以后,对社会救助的公正目标起到了一个很好的作用。"(Case policymaker 3,民政部门被访者 P)

　　强调机会公平和个人、家庭责任是政策制定者对"公平性"的核心诠释,但是从以上分析可以看出,平等地享有医疗保险资格并不意味着老年人在医疗福利的补偿中获得平等的分享,也不意味着他们在医疗服务中得到优先的对待。道德风险固然影响公平性,但是过于苛刻的、被政策制定者引以为傲的资格审查技术会不会在规避道德风险和逆向选择的同时,也让真正有需要的人望而却步?而且从官员的话语中可见,虽然他们也在强调"代表老百姓的利益",但是"给他们保障"、"给他救助"这种"给"的观念根深蒂固,并没有把医疗保障和医疗救助看成老年人的基本社会权利。公平是建立在权利平等享有基础上的,正因为政策制定者对权利意识的忽略,才会使他们通过强调"个人责任"来解读公平性,而不去反思政府的责任底线。

二、基层医生:因医患矛盾和"付出—回报"失衡而产生的弱势感

　　作者对杭州市主城区 Y 社区卫生服务站的基层医生进行了访谈,在这里接受服务的是城镇老年人。在武义县老龄办的帮助下,作者还访问了武义县 S 社区卫生服务站,在这里接受服务的是农村老年人。基层医生之所以成为重要的被访者,是因为作为基层医疗服务的提供者,他们与老年人有着最直接的接触;老年人也是基层医疗服务中"重点人群享受重点服

务"原则下的重点服务人群。2013 年第五次国家卫生服务调查显示,老年人慢性病患病率为 71.8%,其中城市 81.1%,农村 61.6%[①]。基层医疗机构除了基本医疗,还担负着慢性病管理的任务,家庭签约医生对社区内的失能老年人提供相应的上门医疗服务。在承担繁重工作量的同时,基层医生还面临着工资水平低、医患矛盾紧张等困境。社会舆论和患者把对"看病难、看病贵"的怨气发泄到医护人员身上,使医疗工作者们失去了安全感。在问及对公平性的理解时,他们不约而同地把公平性放在医患关系中来解读,"受伤"、"不公"、"弱势"是他们对自身处境的形象描述,话语中还透露出对自身安全性的担忧。

"你提到公平,从我们医务人员的角度讲,我们是很受伤的。因为整个社会舆论对我们(评价)很低,好像我们医务人员都是狼,比魔鬼还魔鬼,我们以前是天使现在是魔鬼……深圳不是戴头盔上班吗?这个东西不管你怎么讲,我们肯定是弱势群体了。"(Case doctor 2,武义县 E 医生)

"现在还有很多人说你是黑心医生。我们说句不好听的,我们这里如果黑心的话,你全国肯定找不出红心的地方了,真的是这样……你说提高公平性,我们唯一的意见就是说他没有考虑到医护人员的人身安全,医护人员的安全谁来保障?"(Case doctor1,杭州市 O 医生)

基层医生们这种因医患矛盾而带来的弱势感和不公平感是因为长期以来付出和回报的失衡,因编制紧缺而造成的繁重工作量和"收入—付出"的不对等让基层医生觉得自己"到了生存的边缘"。在工作量方面,武义县 S 社区卫生服务站的 E 医生介绍说:

"我们现在人员上是青黄不接,老的老、少的少,人很不够的!这么少的人,我们要摆平的东西太多,实际上我们忙于应付。就是说每一轮的农民健康体检,这些年开展的宫颈癌、妇女病筛查,还有我们医生需要上门的,给老年人量血压、提供用药指导呀,也

---

① 国家卫生计生委统计信息中心.第五次国家卫生服务调查分析报告[M].北京:中国协和医科大学出版社,2013:138-168.

都需要人手。所以我们真的是疲于应付嘞,星期天(休息)什么的是蛮少的,少得可怜……人手少、任务重,年休假什么的不可能安排的!"(Case doctor 2,武义县 E 医生)

E 医生提到的上门服务大部分是为老年人提供的,特别是失能和独居老年人。针对老年人的上门服务和慢性病管理,给基层医生本来就繁重的工作又增加了负担。杭州市 Y 社区服务站的 O 医生说:

"我们这边经常要上门,很多独居和空巢老人,他有的时候卧床得褥疮,容易皮肤感染。这些东西你都要隔两天或者天天去帮助换药的。还有一些中风老人,他本身就有点偏瘫、行走不便。然后他经常会打电话给我说,比如今天天气冷了,他会感觉头痛头胀,然后他吃药的方式会跟你说一下。这个时候我们不可能不上门给他量血压就让他加药量。我们比较辛苦,就是说,有时候下雨天还得跑过去。然后第二天还得给他量(血压),因为有时候药量可能吃多了,会变成低血压。所以说你要连续几天跑到他家里去……我们这里有三千多个老人,就我们 3 个医生、4 个护士。(病人和医务人员)绝对不成比例的,(工作量)肯定是超出的。"(Case doctor 1,杭州市 O 医生)

工作很辛苦,基层医护人员的收入却与之不匹配。而对于医生这个专业性较强的职业来说,一定要求他们具有高学历,这就意味着医生的成长期较长。但是与其他群体相比,较低的工资水平和现实的生活压力,进一步增加了基层医生的不公平感。

"你像我们做这个(基层医生)的,报酬完全不成正比。我们也不指望它(工资)提到很高,但是至少合理点吧。你像我们,在同等的情况下,不说别的,服装厂里做皮鞋的一个月(工资)还4000 块呢。那你(医生)干得这么累,你读出来的教育层次还比他高,如果你才拿这么点钱,跟你那些同学肯定产生落差了……(大医院)人家过节费还 8000 块呢,还是护士,你有吗? 你一毛钱都没有。就是说像这种的话,你没办法比。不要说体现(技术)价值了,就连自己的生活上都觉得有困难。"(Case doctor 1,杭州市

O 医生）

更为糟糕的是，在基层医生看来，这种不公平感并未因新医改后国家增加对基层医疗卫生的财政投入而减弱或者消除。"收支两条线"以后，医护人员的工资总额被核定，浮动的力度变小，造成了一定程度上收入的减少。用基层医生自己的话说：

> "在国家看来，原来给你（工资）2000 块，现在增加到 3000、4000 块，他觉得增加了很多。问题是原来我们自己干的话，就像企业一样的，你自己还有盈余的，那个时候单位还有点福利的。现在没有福利了，年终奖、过节费都没有了。所以相对来说（收入待遇）反而比原来更差了。"（Case doctor 1，杭州市 O 医生）

究其背后的原因，作者认为：一方面是政府投入不足，特别是对医护人员待遇的财政投入存在缺口，另一方面是财政投入的效率较低。用 E 医生的话说：

> "譬如说我们需要 2300 万预算，但是他财政目前只能解决 1500 万到 1800 万，还缺 500 万。所以我们享受的一些东西呢，他政策上是说给你享受，但是实际上我们还没有看到那个实际的东西。"（Case doctor 2，武义县 E 医生）

可以说，医改对基层医疗卫生的投入给了这些基层医护人员期待，他们期待得到与之付出相匹配的回报。但是改革的结果却让他们依然"彷徨"，比较失望；因为政策的不明确，改革的不到位，使得基层医生看不到希望和方向，他们用"我们下面干活的人一头雾水"来形容改革思路的不清晰。

既然我们关注的是老年人的健康公平，那么这里引入基层医生对公平性的理解究竟意义何在？这使我们进一步思考，医疗保障制度改革所谓的提高公平性目标，不应该是政策制定者与老年人的隔空对话，它是通过怎样的机制实现的？怎样体现在老年人接受医疗服务具体的行为经验中？因此对这个问题的回答一定是沿着"政策制定→医疗服务→健康结果"这样的逻辑过程发展。那么基层医生作为老年人医疗服务和慢性病管理服务的直接提供者，他们心中"公平"概念的含义必然与老年人对"公平"的理解通过服务机制而产生关联。为了弄清楚两者之间的关联，我们不妨先来看看弱势老年人是如何基于自身经验来理解"公平性"的。

三、老年人：建立在比较基础上的不公平感

根据目的抽样原则，作者在浙江省各选取了一个农村、一个城市以及一个县城展开访谈：农村选择了嘉兴市海盐县 I 街道 H 村，这里的被访老年人是农村户籍，他们拥有土地，参加新型农村合作医疗；城市选择了杭州市 G 街道的 B 和 D 社区，这里的被访老年人是城镇户籍，他们有的参加职工基本医疗保险，有的参加城镇居民基本医疗保险；县城选择了金华市武义县 S 街道 X 经济合作社，这里的被访老年人虽然拥有农村户籍，但是他们的身份为"失地农民"。在方法层面，作者在海盐农村和杭州市对老年人采取了深入访谈的方法，一共经历了两轮访问，中间间隔 5 个月。而在武义县对老年人的访问采取了焦点小组访谈，因为该合作社的老年协会每星期定期组织老年大学等活动，便于集中接受访问。在医疗保险方面，这些被访老年人还拥有一个共同特点，即因为自身的弱势地位，均不需要缴纳医疗保险的参保费用便可享受待遇，保险费由财政负担。

海盐县位于浙江省北部杭嘉湖平原，隶属嘉兴市，总人口 37 万，新型农村合作医疗参保率 95.63%。在海盐的访问并不是通过政府介绍进入，而是因为朋友的父母在海盐的一家五金厂做管理工作，雇用了当地农村的一些村民，这些村民介绍了村里一些体弱多病且家庭经济状况较差的弱势老年人。杭州市 G 街道位于城西，属于西湖区，1986 年起撤乡建镇，2002年起撤镇建街，辖区总人口 4.07 万。B 和 D 社区是老社区，老年人较多，特别是空巢和独居老年人居多。其中，D 社区有 60 岁以上老年人 678 人，占总人口的 12%。在 G 街道的访问是通过联系街道办主任，由街道工作人员作为"守门人"推荐的。金华在浙江省属于经济发展中等的地区（义乌除外），医疗保险待遇在浙江相对较低。武义县主要发展旅游业（温泉），户籍人口 33 万（其中农业人口 28 万），新农合的参保率为 96.9%。此次在武义县访问的 S 村已经划归武义县城，转为 S 街道，但生活在这里的老年人全部拥有农业户口，属于被征地农民。访问经浙江省老龄委介绍，武义县老龄办推荐了 S 街道的 X 经济合作社，这里成立了老年协会。该合作社共有 1330 人，其中老年人 241 人，设 7 个理事。作者以老年协会为依托，

针对弱势老年人开展了一次焦点小组访谈,参加的老年人共有 7~8 人。

通过与弱势老年人交谈,听他们描述疾病和讲述生活,"苦"是反复出现的话语:"太苦了"、"苦得很"、"真苦"、"太辛苦了"、"够苦的"……在"疾病"与"苦难"的对话中,作者发现弱势老年人并未过多地把这种苦难归咎于不公平,也并未发现他们有很强烈的权利诉求,而是用"没办法"、"倒霉"这样的词来表述他们对疾病的接受和无奈。这些老年人认为自己"没有病就没事","身体不好就倒霉","得了病就没办法了"。对待疾病消极观念的背后,其实是老年人把疾病看成个人风险,是自己的事情,并没有对政府和社会有过多的期待和较强的公平观。但是不激进和不清晰的表达并不意味着他们对健康领域的不公没有批评。相反,弱势老年人的不公平感通常建立在与其他群体相比较的基础之上,具体体现在老年人的经验层面,特别是对于政府和医疗机构在政策和服务方面对待他们和对待其他群体的差别。老人们对这种差别待遇较为敏感,甚至对一些不公平的经历非常气愤。通过分析访谈资料,本书认为弱势老年人对健康公平的理解主要基于三类人群的比较:农村与城镇老年人比较;普通老年人与退休干部比较;非低保与低保对象比较。

1. 农村与城镇老年人比较:社会福利不公平与弱势地位的恶化

虽然说社会医疗保险起到了帮助参保者分担疾病的经济损失、提高医疗服务利用率的作用,但是由于城乡居民基本医疗保险的保障水平有限,老年人及其家庭依然要共同负担部分医药费用。在农村老年人看来,医疗保障水平的差异只是城乡福利待遇差别的一个反映,他们认为与城镇老年人相比较,最不公平之处就是包括养老和医疗在内的福利水平差别。这种差别直接决定了他们对待疾病的态度和医疗服务利用的决策。在访问中,作者觉得农村老年人对待疾病最真切的感受就是那句百姓耳熟能详的顺口溜:"小病拖、大病扛,抗不过去见阎王"。农村老年人一方面惧怕得病,另一方面倾向去看大病,忽略了轻症和预防,结果造成身体状况的恶化,进而陷入更加弱势的地位,而弱势地位形成最根本的原因在于城乡福利待遇不公平对农村老年人医疗权益和健康水平的损害。正是因为福利保障水平低,农村老年人才会"病不起",他们对待疾病的态度是"痛得不行了才去看一下"、"不痛不要管他"。在问及农村与城镇老年人相比,医疗待遇方面有没有差距时,农村老年人通常会说"当然差很多啦"、"那差远了"。具体而言,我们可以从农村老年人如下话语中窥见这种不公平对医疗行为产生的影响。

海盐县 H 村的 F 大爷今年 67 岁,因中风而偏瘫三年,疾病给本来贫困的生活加重了负担,全家 5 口人靠儿子和儿媳在工厂里打工赚的每月 2400 元钱过生活。提到看病方面与城里人的差距,F 大爷说:

> "怎么有钱去医院看病呢? 买买药吃。上医院,除非睡在那里爬不起来了,到医院去看,这个钱花下去就没底啦,能将就的就不可能到医院去住院啊、看病啊。这个钱我今天花掉明天就没啦。除非城市里面,城市里面他有退休金的呀,他用掉可以再去拿的! 农村里没有,就给我们每个月 100 块钱补贴……城里面那个医疗保险报销起码 70% 以上,我们大部分要自掏(自付)的呀。"(Case elderly 5,海盐 F 大爷)

更为糟糕的是,农村的卫生资源较少、医疗服务水平较低,如果要跨区域选择更好的医疗机构,医保基金异地结算的限制较多,即使由基层医疗机构实施转介,也会因医疗机构级别的提升而降低报销比率。武义的被访者 ZC 大爷说:

> "我上次流鼻血到武义(县)医院去(看病),他给我看错,我明明左鼻子流鼻血,他给我看成右边流,给我通了电,花了三千多块钱,一点用都没有! 七天过去了,我流了好多血,要死了。后来到了金华中心医院(市级医院),到那里医生帮我止了一下血,发现止不牢,就用消毒器看了下什么地方流血。她发现我这里有三个缺,第二个缺流血,一下子就把我治好了……还是那里(市级医院)医生厉害。但是没有报销,自掏的,因为不是这里(武义)介绍(转诊)去的。等他这里介绍,流血流死掉了。"(Focus group,武义县 ZC 大爷)

农村老年人的福利待遇水平低、享受的医疗服务质量不高,这些不利因素进一步加重了农村老年人的弱势地位、不利于他们健康水平的提高。之所以说这是不公平的表现,是因为这些不利因素的存在,同样的疾病状况,会造成老年人不同的健康结果。例如和海盐的 F 大爷同样中风的 L 大爷,是城镇居民,享受职工医保待遇。L 大爷的儿媳 U 阿姨介绍说:

> "当时他患病被我老公送进医院之后,请了上海大医院的主治医生,脑袋上打两个洞,把瘀血放出来,现在跟健康人一模一样。倒是花了不少钱,他小儿子(我小叔子)做大老板的,有钱啊对不对? 而且他自己那个保险报得也多,一点经济负担也没有。他 80 多岁了,跟我婆婆两个人潇洒得很,说去北京就去北京玩,说去四川就四川去一趟。他有退休金的,每个月 4000 来块钱呢"。(Case elderly 7,海盐县 L 大爷)

但是同样因为中风瘫痪三年的 F 大爷,却因为当时没有经济能力及时治疗而导致身体状况每况愈下,现在生活不能自理,甚至无法独立从屋内走到屋外。他形容自己的半身不遂:

> "我这半个死人,半个活人,这一边(不能动的一侧身体)嘛,叫火葬场里烧掉他,没有用啊"。

提到当时刚刚中风的情景,F 大爷的老伴说:

> "当时钱也没有(没有钱),有钱也给他打洞。当时可以打洞的,只要有钱。没有钱就没办法了。"(Case elderly 5,F 大爷)

同样的患病情况,农村的 F 大爷因为经济能力的差别而没有得到有效救治而使身体状况愈发恶化,而城里的 L 大爷虽然年纪比 F 大爷大 10 多岁,却因为及时救治而恢复了健康,拥有更加幸福的晚年生活。在 F 大爷及其老伴对作者"公平性"问题的回应中,虽然没有直接出现"不公平"这样的话语,但是从他们与城镇老年人的对比和对自身状况的描述中,不难看出他们面对这种差距时的无奈。这种无奈不仅是个体在经济地位上有没有钱的差别,还涉及结构化的因素,包括社会福利不平等带来的不安全感,以及医疗服务资源分配的不公平和较差的服务质量带给农村老年人的对基层医疗服务不信任。作者认为,农村老年人所表达的"同样情况并未同等对待"的不满其实就是他们对不公平的理解,因为这种不同等对待造成了农村老年人弱势地位进一步恶化的后果。

2. 普通老年人与离退休干部比较：身份地位差别导致的医疗服务不公平

除了城乡差别，弱势老年人经常把自己的健康权益与离退休干部比较，这是年轻时候的职业差别和社会地位在退休后的延续。相对于城乡差别，弱势老年人对这种因群体差别而造成的不公正对待更加气愤和不满意，直接体现在接受医疗服务的过程中医护人员对不同群体的态度差异方面。干部和农民不一样的福利待遇对农民造成的伤害，让他们对于这种不公感受强烈。这些老年人用"跟他们（干部）比不了的"来形容两个群体之间的福利水平差距。在看病的不公平方面，武义的失地老年人是这样描述的：

"ZC：不一样的！明显不一样的！国家干部看病跟我们不一样的！在时间安排上有差别，比如说我们去，他说房间没有，干部去房间就有了。我们去，即使房间有的，也给你最差的房间。但是他们去，我们即使住在里面也要我们出来。

LZ：是的，让我们住在弄堂里头。

WZ：这是有病的，还有没病的也住在（医院）里面。

ZC：哪里能一样？他（干部）是有功劳的！"（Focus group，武义县）

这种不公平是什么原因造成的？究其根本，还是由于离退休干部的医疗福利最好，保障水平最高，也就是说这类群体最有支付能力。对于拥有逐利动机的医疗机构来说，当然愿意服务这样的群体。在杭州市 G 街道的 B 和 D 社区，作者访问了 M 阿姨（63 岁）跟他的先生 N 大爷（65 岁）。N 大爷是退休职工，2009 年被检查出患有尿毒症，手术后每个星期需要透析三次，大病医疗保险报销 95％的透析费用。作者从 N 大爷夫妇二人的对话中可以听出弱势老年人对公平的理解：

"M：他们那些老干部都长期住在医院里的。

N：有的干部都不回去（回家）的。

M：有的退休工资一万多块钱了。

N：嗯，医院里（这样人）很多的，都是干部。就是床位空出来都没人住。他这床是 500 块钱一天，比外面旅馆还贵。

　　M:(干部住院)还不要钱的,全是国家报销。吃的喝的全是国家(管)的,老干部,一万多块钱一个月。

　　N:医院里以前我们去住,他说一晚上要 500 块,1000 块的也有。啊? 我们吓坏了。我们说不要好的,要差点的(床位),他(医院)说没有差的。200 块钱最便宜的,你说我们为了开刀(动手术)什么的只能住,我们没办法的。"(Case elderly 2,杭州市 N 大爷夫妇)

　　随着医疗体制改革和社会保障的发展,城乡差距依然存在,但是差距水平在逐渐缩小。然而,这种干部与非干部的身份地位差距不但没有缩小,反而通过弱势老年人在看病经验中的比较与观察,给他们留下根深蒂固的刻板印象,成为他们解读医疗服务不公平的重要话语。从以上失地农民和城镇弱势老年人的话语中可以发现,那种对医疗服务不公平的不满意显而易见,医疗资源分配的不合理影响到弱势老年人的医疗权益,而由于信息不对称,弱势老年人又无法与医院相抗衡,无法保障和伸张自己合理的医疗权益。从医疗保障的维度看,在前面对政策制定者的访谈中,作者发现政策制定者们一直强调代表或者兼顾老百姓的利益,而实际施行的医疗福利改革也仅限于增量改革,通过提高弱势群体的福利来缩小他们与其他群体的差距。另一方面,在医疗服务的维度,要消除对弱势老年人乃至整个弱势群体的歧视和排斥,则需要医疗体制改革的联动机制,改变医院的盈利模式和医保支付方式,这样才能让弱势老年人公平地、受尊重地利用和享受医疗服务。目前医疗体制改革的艰难,不可避免地制约了医疗保障制度改革的效果。

　　3. 非低保与低保对象比较:究竟谁更加弱势?

　　在弱势老年人以比较的视角对"公平性"的解读中,作者发现一个不合常理的现象:只接受医疗保险但不符合社会救助对象标准的老年人,认为他们比低保对象更加弱势,并感受到了低保制度造成的健康权益的不公平。在对弱势老年人的访问过程中,倾听他们讲述疾病和生活困苦的时候,作者一直有一个疑问:既然这么困难,为什么没有得到医疗救助和最低生活保障等社会救助? 老人们给予的最多回答是"有儿有女,不算低保"。他们认为只有鳏寡孤独的老年人才能申请到社会救助,而这些拥有低保的老年人可以得到一些他们所没有的特殊权益，反而生活得很好。的确，中国的社会救助资格是建立在最低生活保障资格享有基础上的，只有低保对象才能获得其他诸如医疗、住房、教育等分类救助。这些没得到医疗救助的老年人将自己与低保对象对立起来，用道德的标尺去度量低保户，认为这项制度是不公平的。

前文提到的杭州市患有尿毒症的 N 大爷一家虽然经济困难，但不是低保户。在问及为什么不申请低保的时候，N 大爷的老伴 M 阿姨说：

> "我们都很硬气的，家里条件很好的都是低保，我们条件那么差都不要求低保，能过去就过去。我们年纪大，都是要个面子，他们有的人都是很好的条件还是低保户，房子好几套，低保户房子好几套唉！"（Case elderly 2，杭州市 N 大爷夫妇）

同样前文提到的海盐中风偏瘫的 F 大爷也没有享受到医疗救助或者低保。在问及为什么没有得到救助时，F 大爷的堂弟说：

> "村里他们家条件最差了呀，有这么个负担，你看行不行？低保的事情，（到政府）讲是讲过的，没有用的。就去年过年的时候一次性给他们 250 块钱，其他没有，一分钱都没有的。（他）有儿子的，（低保）不给的。"（Case elderly 5，海盐县 F 大爷）

社会救助的安全底线作用之所以重要，是因为它可以缓解被保障者的经济压力和精神负担，在提高医疗服务可及性的同时也增加弱势群体对生活的信心和对社会的感恩。作者发现低保对象倾向于通过正面的维度来解读公平，而非低保对象则选择负面的维度来理解公平。具体而言，对同样问题的回答，低保对象会谈论什么是公平，而从上文的分析可以看到，非低保对象则只关注有哪些不公平。

居住在杭州市 G 街道的 T 先生 4～5 年前患上了绝症"神经性肌肉萎缩"（俗称"肌无力"）。由于他和妻子都是个体户（水产生意），没有工作单位，当时并没有参加任何医疗保险计划。昂贵的医疗费用和劳动能力的丧失给这个本来很富裕的家庭带来了巨大的改变，为了治病他们花光了所有的积蓄，可 T 先生的身体状况却越来越差。作者走进 T 家的时候，发现一家三口挤在 20 多平方米的老房子里，窗户玻璃坏了之后用木板挡上，白天都进不来阳光,暗弱的电灯泡一闪一闪的,甚至看不清屋内的陈设。社区帮助 T 家申请了低保,免费参加了医疗保险,给 T 先生的妻子发放了再就业证,还配备了电视机。提到对公平性的理解,T 先生的妻子说:

> "医保啊、低保啊什么的对我们家还算比较公平的。(如果)没有低保,我们更加苦了。政府在这点上,对我们还可以的。拿了这个证(低保证)之后,我们三个的医疗保险都免单的,就是政府给我们交的。跟外面那个职工(相比)哦,待遇一模一样的。原来自费(看病)实在吃不消了,再到社区去说的。社区对我们还可以,我们社区有什么困难都可以去说的……现在压力小很多了,好得多了!……医生对我们也很好的。我跟他说你开很好的药,我们消费不起的。他给开效果差不多的药,便宜点的,他(医生)照顾我们的。"(Case elderly 1,杭州市 T 先生)

低保对象觉得自己受到比较公平的对待,与非低保老年人认为的不公平形成了对比。社会救助制度有助于改善弱势老年人的地位,提高他们的公平感,这是毫无疑问的。我们承认 M 阿姨所提到的社会救助制度中存在的道德风险问题会影响公平性,但这不是社会救助制度最需要改善的维度,道德风险是任何保障制度都无法完全避免的;问题的关键是如何改进医疗救助制度,增加政府的财政责任,使其覆盖更多像 F 大爷和 N 大爷那样真正有需要的弱势老年人。因为在疾病面前,不能说谁比谁更加弱势,一旦患大病,大家都是弱者。在和这些患有重症的弱势老年人交谈的过程中,叙述者在谈到病情的时候屡次哽咽,他们明白这些疾病是不可能痊愈的,而且一旦患大病就意味着生命将走到尽头。用 N 大爷自己的话说即是:

> "我们这种人活着吗? 也就是活死人了。在医院里坐着,和我们一起血透差不多岁数的人,也都说,哎呀,我们活一天算一天了,思想上就是活不活都无所谓了。"(Case elderly 2,杭州市 N 大爷夫妇)

基于对生命的尊重,医疗救助制度不应该仅向那些经济状况最差的家庭开放,而应该与低保制度脱钩,从而有效地解决基于医疗需求带来的支出型贫困问题,分担医疗保险补偿之后依然存在的医疗费用负担。只有这样的制度才能够提高公平性,增加患者对生命的信心和勇气,重新点燃他们对生活的希望。

第三节　健康公平的反思:从机会公平到结果公平

一、机会公平:浙江省社会医疗保障制度改革实践

要想探寻弱势老年人对改革中公平性的感受和回应,我们首先要明确2009年新医改以来的十年,浙江省在促进医疗保障制度的改革中究竟进行了哪些探索,以及这些探索旨在实现怎样的公平性目标。浙江省医疗保障改革"理念的领先"和"政策的创新"一直是政策制定者引以为傲的成就。期间,浙江在全国率先完成了医疗保障制度的整合,包括城乡统筹、门诊统筹和医疗救助等制度的变革和完善。上述变革在一定程度上促进了医疗保障制度的公平与正义。用医保部门政策制定者自己的话说:

> "我们的医疗保障制度体系可以说已经基本建立健全了,而且从现在来看可能作为将来中国社会医疗保障的一个方向。无论是大医保的架构还是城乡统筹、门诊统筹的架构,可能会作为一个全国医疗保障制度改革的发展方向。"(Case policymaker 1,医保部门被访者 W)

> 另一位民政部门的官员也肯定了医疗救助改革的先进性:"(浙江)省的一些经验其实出自杭州,全国的经验出自浙江。"(Case policymaker 3,民政部门被访者 P)

政策制定者把以上谈到的"领先性"解读为公平、正义目标的达成,因为在这样的改革思路下,他们认为因病致贫的家庭得到了及时救助,农村老年人获得了国民待遇和"选择权"(可以选择参加较高保障水平的医疗保险计划),以及弱势老年人的医疗权益得到了优先保障。这种进步主要体现在对"机会公平"的努力与探索方面:建立多层次保障体系,改变"因人而设"的制度不公。

　　这里的"机会"既包括获得医疗保障的机会，也包括医疗服务可及性的机会。如果说医疗保险覆盖面的扩展是一种形式公平，那么接受医疗服务可及性的增加则代表实质机会公平。浙江的医疗保障制度改革为了提高机会公平，提出了"大医保"的理念，即把职工基本医疗保险、城镇居民基本医疗保险、新型农村合作医疗，以及医疗救助制度放到一个体系中合并，把制度化简，变成一个制度针对不同人群而设立，不再是分属不同的政策体系，而且待遇差距不断缩小。传统的医疗保险制度是建立在身份差别基础上的，不同的身份意味着差别化的福利待遇水平，制度复杂难懂，而且在人群之间产生了不公平。用医保部门官员 W 的话来说：

　　　　"如果不这样做，就会产生新的不公平。因为不同的人群如果站在不同的角度去设计制度的话，就会出现不公平。第二个是制度由繁到简，这个也很要紧。我们以前的三个保险制度是因人而设的，因人而设就是不公平的，这是一个很不公平的制度。我们原来的医疗保险制度也经历过职工、老年人、灵活就业人员、少年儿童、农民工、大学生等等。现在我们制度要化简，不化简的话老百姓看不懂，不知道怎么弄。"（Case policymaker 1，医保部门被访者 W）

　　然而，改变"因人而设"的不公平并不必然意味着我们目前的改革会使所有群体的医疗福利水平趋向一致，这是一个"多层次"的制度，也就是相当于提供产品、可供选择。具体而言，就是改革打破了过去制度硬性规定的城乡区别、职业区别，将制度的待遇水平设为高、中、低三个档次，让参保者根据缴费能力自由选择参加某个档次的保险计划。在政策制定者看来，过去的制度之所以不公平，是因为参保者没有选择权，不能自由决策；而现在制度之所以公平，在于选择机会的平等，但是这种平等却是建立在经济能力基础之上，具有强烈的自由主义色彩。我们可以从政策制定者的表述中窥见一斑：

　　　　"不要认为我们城里人一定比农民富，也不要认为农民一定比我们城里人穷。实际上我们发现，城乡接合部的农民比我们城里人富得多啦！也就是说我们要有不同的产品，可供城乡居民自

由选择。"(Case policymaker 1，医保部门被访者 W)

作者发现，政策制定者的自由主义思想的改革思路源于实用主义，我们承认这种思路可以在一定程度上切实和有效率地解决当下存在的问题。但从长远来看，我们不禁思考：依据缴费能力和经济实力而进行选择的形式机会公平的思路，会不会造成包括弱势老年人在内的弱势群体，其在实际医疗服务可及性和医疗服务利用方面更加弱势？实用主义者也并不是未考虑到这个问题，他们以加强医疗救助改革、提供基本的医疗保障给弱势群体来回应。医疗救助的对象不再局限于低保对象，还覆盖了"因病致贫"①的低收入边缘家庭；救助的标准零起付、无封顶，最高救助比率为医药费的 90％；而且从 2010 年开始，浙江省启动了及时救助制度，旨在降低弱势群体医药费的垫付压力。民政部门的官员通过与其他地区的比较优势，而对自己的医疗救助制度津津乐道：

> "我们市的这个因病致贫家庭，确实是从这项政策（医疗救助）中受益匪浅的，因为我们也去看了其他一些地方，他们那个救助相对标准比较低，门槛比较高，而且整个救助力度相对比较小，而我们这个没有封顶，最高报 90％，10 万、20 万（的医药费），只要符合条件我们都救助。"(Case policymaker 3，民政部门被访者 P)

给予最弱者社会救助与政策制定者的自由主义改革思路并不冲突，在美国等自由主义传统较强的国家亦曾同时存在，把医疗保障领域最弱的群体保护起来，提供基本的保障，其余的群体依据购买力在市场上自由选择。这样的改革思路看似实现了资源分配的优化，解决了过去计划经济体制下传统公费医疗和劳保医疗效率低的弊端，但是所谓的弱者真的能如政策制定者所说，获得与其他群体同等的医疗福利保障吗？大病或者大病之后康复的费用又由谁来负担？而且浙江省的医疗救助也只纳入户籍人口，那些为当地发展作出了贡献的农民工、外来工怎么办？"多层次"保障体系的建立和"因人而设"制度格局的改变，真的使弱势老年人看得起病了吗？这些问题将在后面的部分通过质化研究数据的进一步呈现来进行解析。

---

① 因病致贫的家庭是指家庭收入超过低保标准，但是如果因大病支付的医药费在 4000 元以上，那么收入扣减后的人均月收入在低保标准的 1.2 倍以下就可享受医疗救助。

二、过程公平:部门利益争夺中针对"看病贵"问题喜忧参半的改革

这里的"过程"指接受医疗服务和享受医疗保障待遇的过程,本书所考察的"公平"是围绕弱势老年人"看病"而产生的可能的促进或者阻碍因素。本书希望可以较为全面地评估,在医疗改革和医疗保障制度改革之后,弱势老年人在健康权益及医疗服务方面的"过程公平"。之所以说这是"喜忧参半"的改革,并且与部门利益相关,是因为一方面在医改的带动下,各相关部门从自身的立场出发,纷纷出台了有利于弱势群体医疗权益的政策,例如城乡居民基本医疗保险待遇水平的逐年提高、基本药物零差价的实施、为农村居民(包括老年人)每年进行的免费体检等;另一方面由于部门利益彼此之间冲突的复杂性,一些政策的出台只是出于治理的权宜之计,还存在很多"失范"之处,并不是基于民众的真实医疗需求而制定的长远规划。

在改革对过程公平影响的正面维度上,作者发现基层医生和政策制定者都强调了保障水平的提高和药品价格的下降。其中保障水平的提高与政府财政的支持密切相关,已经是一个不争的事实,也得到了老人们的认可和肯定。但是药品价格的下降却值得商榷,是否真正对缓解"看病贵"问题起到了良好的效果,尚存在争议。卫生部门的官员和基层医生反映,《基本药物目录》实施之后,药品价格的降低是事实,而且医护人员的经费也由财政给予了补贴。

> "现在我们已经没有利润了嘛,所有的药,就是我们开的方、收的钱都要上缴的。"(Case doctor 2,武义县 E 医生)。

但基层医生们对这种改革并不买账,他们认为药品的零差价造成了基层医疗机构药品种类的减少,不能满足病人的需要。杭州市 Y 社区卫生服务站的 O 医生说:

> "像我们这个社区,原来药多的时候,我们至少每天(接待)120～130 个(患者)肯定是有的,……现在空下来反而不习惯了。没有病人需要的药了。现在的药品目录还在不断增补,但是没有增补齐全,就是说我们很多简单的药都没有了。反正因为市场机

制,便宜的药药厂都不生产了,所以我们这边都没有了……药品集中招标,大药厂反正做的是量,薄利多销,可以把药价降下来。但是小药厂那些东西跟不上,顶不住只能倒闭。所以小药厂受(医改)的影响很大的,市场淘汰吧。但是我们在药价合理的情况下,希望种类尽量多一些。因为药少的话,刚刚医改的时候我们很惨的。"(Case doctor 1,杭州市 O 医生)

基本药物制度的实施不仅影响到基层卫生服务机构的服务提供,对大医院也产生了影响,改革的负面后果最终还是由病人买单。基层医生说:

"国家对大医院没有直接拨款,医院只能'以药养医',现在又要把药价控制得这么便宜,那势必要增加他的医疗检查费用才能赚钱。"(Case doctor 1,杭州市 O 医生)

这里提到的"增加检查费用"即是公立医院补偿机制改革带来的负面影响,药价下降而检查费用增加,让我们看到医改"换汤不换药"的本质;或者如果药价降低但是药量增加,依然不会降低药品费用。沿着这样的逻辑,我们不难理解老年人在接受医疗服务中所面临的制度和规则的失范,而失范背后的推力是部门之间利益争夺的暗流。卫生部门和医疗保障部门各有说辞,都将责任归于对方,让我们感慨在医疗改革中本该相互配合的系统并未实现整合,从而造成了改革的实际效果与公平性目标之间的某种背离。

谈到"看病贵"的问题,卫生部门的政策制定者认为所谓的"看病贵"并不是医疗定价较高,而是医疗保障的不完善。卫生部门的官员说:

"中国看病占收入的比率跟其他国家一比较,中国是低的,你不能把人民币跟那个美元去算啊,看病的费用占收入的比率,我们是低的……'看病贵'跟'看不起病'是两个概念,(看不起病)是收入的问题、是保障的问题,不是医疗的问题。"(Case policymaker 2,卫生部门被访者 Z)

在中国,卫生部门作为医院的主管部门,并不叫监管部门,卫生部门与医院形成了利益共同体。而医疗保障部门则"代表参保者利益",当然更为了医保基金安全,他们通过支付方式与谈判机制来约束医院的行为,结算办法能体现医保部门的谈判能力。提到目前改革中主推的付费方式,医保部门的官员认为,由医院倡导的付费方式并未能实现控费的目标。从下面医保部门被访者的话语中可见他们对卫生部门的不满:

> "现在我们的卫生部门都很聪明,都认为抛出来一个什么东西都是好东西,比如我们现在非常关心"单病种付费",包括"临床路径"……过去是说临床路径知道一定付费标准后才制定的,现在倒过来了,是先制定临床路径,根据临床路径再制定付费标准,实际上这又和项目付费一模一样了。而且付费方式和收费方式混在一起。(问:为什么说这两者混在一起?)因为你有没有发现,现在临床路径是谁在推?卫生部门。卫生部门管的是谁?是医院。医院关心的是收费,他不会去考虑付费。"(Case policymaker 1,医保部门被访者 W)

表面上看,卫生部门和医保部门有各自的职责分工,如果各司其职、能够保障老年人的看病权益,并未有何不妥。但是在 2016 年之前,新农合与城镇医疗保险分属卫生部门与保障部门,医疗救助还归属民政部门管理。杭州市医疗保险管理局的成立,整合了各个险种和医疗救助,使得大医保的理念得以实现,这也是 2018 年组建国家医疗保障局的初衷。杭州某医保部门的官员说,"部门利益的冲突在杭州不存在了"。而事实上,医疗保障管理体系的整合只是一个起点,也是改变医疗保障公平性格局的必要阶段,但这并不意味着部门利益的冲突彻底消失。我们肯定杭州市医疗保险部门改革的创举,承认它在整个医疗保障制度改革中的先行者作用,但是更为重要的问题是,(包括卫生部门和医药机构在内的)医疗体制的改革已经箭在弦上,如若不发势必会影响到医疗保障改革的现有成果,部门利益格局不会得到彻底的重组,公平性目标也不会真正实现。

三、结果公平:弱势老年人未被满足的需要与不足够的保障

1. 未被满足的长期照护需要

在医疗保障体制改革中,作者并未发现对"结果公平"的讨论,那是因为目前的改革尚缺乏以提高老年人健康水平为目标的"结果导向"视角,而

是停留在对"疾病"的关注层面。但是,可以治病并不等于健康水平的提高,医疗领域的社会政策无法在结果上保障弱势老年人健康水平的提高。也就是说,医疗保障制度改革虽然满足了弱势老年人的看病需求,但并未关注健康结果,其中最大的问题就是慢性病或者重大疾病的康复和照护需求。弱势老年人即便可以在医疗保险中获得较多的报销比率,也可以得到医疗救助的保护,但是医疗保险和医疗救助并未涉及对后期康复和照护风险的分担,弱势老年人无法得到较好的康复和照护服务。而且这些弱势老年人的家庭本来就因为劳动力的缺少而陷入经济困难,他们的照护者(一般是配偶)除了提供照护之外还要工作赚钱,工作与照护无法兼顾,增加了家庭负担。

杭州市 G 社区患有神经性肌肉萎缩的 T 先生平时靠便宜的消炎药控制病情,虽然是低保户,也在看病和生活中享受到一些优先的照顾,但还是无力支付康复的费用。T 先生的妻子说:

> "医生一定叫他去做康复治疗。康复很花钱嘞,就没有去做。(问:医院里康复费用高的话为什么不去社区里做?)他走不过去呀,走到社区医院去,起码要 1 个小时,他走不到的呀。不方便么,时间长了他就站不起来,站起来一定要扶着走一点路才好走。(问:您用轮椅推他过去康复呢?)我要上班的呀,我打三份工呢。我是早上七点开始做工,中午回来做饭,在家吃好又去做;做到下午三四点钟又回来,烧饭啊什么的,要买菜;然后晚上七点去做,做到十一点钟回来。我只能打杂工,七八个小时绊住,不回来照顾他不行的。(问:您上班的话谁照顾他呢?)他一个人(在家)啦。我不回来他就微波炉一插,就这样吃吃,我平时多做一点放在那里。"(Case elderly 1,杭州市 T 先生)

海盐农村的 F 大爷因中风生活不能自理,其老伴 63 岁还要到工厂里打扫卫生、做饭,家里的自留地也要由 F 大娘一个人料理,她还要承担照顾 F 大爷的任务。当作者问及"平时大娘上班,白天谁照顾您"的时候,F 大爷说:

> "自己照顾自己,我摔跤摔了好几次……反正苦得很,就靠一

只手舀饭吃。我还是用左手,右手不好使了,先用筷子,后来只能用勺子了,(由于只能用一只手)吃的时候那个碗咕噜咕噜都转起来了。"(Case elderly 5,海盐县 F 大爷)

在问及为什么子女不提供照料时,杭州 83 岁高龄的 J 大娘说:

"孩子们叫不应(叫不来),他们自己有家的,我也不好意思叫他们。我这个病啊,自己不晓得哦,厕所不能去。最多一次一个晚上 25 次小便,要保姆管的,保姆不在就老伴管。每天这样的,这个事情呢也治不好,这个病真伤脑筋。"(Case elderly 3,杭州市 J 大娘)

武义的 ZC 会长也提到了这个问题,他说:

"子女倒是有,可是夫妻两个人失去一个了,(另一个)生病了需要照顾,要儿子来、要女儿来,总不便的喽。半夜起来要小便,你身体不好怎么办? 谁来照顾你? 要保姆照顾,三五个月还好,一年两年的话谁雇得起?"(Focus group,武义县)

作者直观地感受到,配偶照护为主、子女照护缺失的现实,与传统文化中子女为老年人提供照护的理念正在发生某种背离。这种背离为老年配偶带来了照护的压力,也会因为丧偶增加照护缺失的风险。如此就更加需要社会政策的建构,提供社会化的康复和照护服务。医疗保障制度改革也关注到了此种需要,因为长期照护保障制度和服务的缺乏,老年人只能住在医院里,已经在事实上造成了对社会医疗保险基金的挤占。但医疗保险基金是针对疾病风险而设立的,不能把老年人的照护责任全部放到医保基金上,否则对其他参保群体而言也不够公平。国家和个人在满足老年人健康照护需要中应该如何分责,应当是未来改革需要考虑的重点,老年人长期照护需要的满足是改善健康结果公平的必要路径。

2. 不足的保障与弱势老年人的行动逻辑

如果说结果公平的缺失是医疗保障制度改革中被忽略的维度,那么弱势群体保障的不足则是医疗保障制度不公平的表现,老年人用自己的行动逻辑来回应改革的不公平,体现为弱势老年人医疗服务的行为选择。前文提到了医院补偿机制改革,卫生部门和医生认为基本药物目录的实施降低了医院的药品价格,但老年人依然选择到药店买药,宁可"东买一点、西买一点"也不去医院开药,因为老年人认为"进医保的药很贵很贵的"。其中的原因,一方面是老年人认为医院的药价比药店贵,另一方面认为基层医疗机构的药品种类少,没有其需要的药。问题是改革取消了药品加成,可百姓依然感受到了医院里的药自付部分还是比外面贵,这似乎形成了一个悖论。我们可以从武义的焦点小组访谈中感受到老年人的态度:

"LZ:那社区医院开药报销是可以报的,但他那药要贵出几倍呢。比如说他开 80 块钱的药,一样的药到药房里买,不到 40 块钱。

ZC:药店里买药不给报销的,但不报也还是医保(目录里的药)贵。

WZ:到那个卫生站去买,药很少的啦,想买都没有啊!"(Focus group,武义县)

同样作为弱势老年人,海盐的 F 大爷说:

"到我们村医务所去配药的话,不如到下面药店里去买……如果去报销的话,同样一瓶药只有更贵,药材铺里买只有便宜,那你看怎么办?实际上住院给开的那个药才有用……上次住院看病在人民医院,药吃完了马上去药房里买更便宜的药。"(Case elderly 5,海盐县 F 大爷)

杭州 G 社区的 C 大娘(患有甲状腺瘤、子宫肌瘤)也用亲身经历为我们呈现了医院和药店里同一种药的差价。她说:

"我这次发现了一个新大陆,为什么?我从来没到药店买过药,人家告诉我药店便宜。这次我拿着省中医院开的处方到药店买只花了十几块钱,在省中医院同样的药我花了 69.8 元,真的是便宜很多,我想以后我的那个钱到这用就会便宜。"(Case elderly 3,杭州市 C 大娘)

更为糟糕的是,在医改的过程中,中药不但没有起到对西药的替代作用,而且其价格反而上涨。C 大娘接着说:

"我得癌的时候（几年前）吃中药，还算便宜，现在中药都吃不起了！中药涨价很厉害的。我现在中药都不吃了，中药很贵！"（Case elderly 3，杭州市 C 大娘）

尽管医院的药疗效好，但是因为保障的不足和药品定价的不合理，弱势老年人用自己的行为选择与改革的不公平作默默的抗争。分析其中的原因，前文提到的药品集中招标制度中垄断的形成，只是卫生部门的工作者和医生"可以言说"的原因，背后还存在着"寻租"等许多不能摆在台面言说的秘密。媒体也报道过药品从出厂到进入医保目录再到达患者手中，其间须经过多达十几个环节的链条，甚至有几百倍、几千倍的利润，官方权威的成本核算根本不准确。原国家发改委副主任、医改办主任孙志刚说：只要医药公司、医院、医生等各个环节利益均沾的潜规则不改变，药品中标价就很难回归到合理范围①。而新医改的集中采购造成了权力的集中，这必然增加了寻租的空间和可能，而寻租的成本和暴利的后果却只能由百姓买单。

还有，由于医院的逐利动机并未改变，检查费用的上涨和保障水平的有限之间的矛盾，其实并没有从根本上降低弱势老年人的疾病负担。老人们表示"报销得太少了"，"保障程度根本不够"。保障不足直接导致了老人们依然惧怕看病，看不起病、不去看病是许多弱势老年人的无奈选择。在杭州跟 M 阿姨交谈，作者问为什么不给 N 大爷换肾时，M 阿姨说：

"要钱呢，要好几万，哪里去弄？（问：医保对于大病不是有很高的保障吗？）医保要拿出好几十万，我们自己也要拿好几万。你说我怎么拿？我们这么穷的人家。医院要我们六个月后去复查，我们都没去，万一还要住院手术，我们哪有钱啊？那么多钱！"（Case elderly 2，杭州市 N 大爷夫妇）

由此可见，虽然浙江省医疗保障制度改革在促进形式公平和实质公平的维度都进行了有益的探索，但是本书还是从"底层视角"出发，发现了改革对弱势老年人需求的忽略和权益的损害。这些"失去"比"获得"更值得

① 吴杰.医生，天价药的替罪羊？南方周末[EB/OL].（2011-11-23）[2021-4-20]. http://www.infzm.com/content/65080.

我们反思,因为改革的目的是增加公平性,不再让弱势老年人与其他人相比时觉得自己受到了不公正的对待。但实际上却不尽如人意,让我们不得不正视改革效果与目标的差距。

第四节 健康公平理论的重构

一、社会正义论的发展:建立"基于结果的健康公平"理论框架

如前文所述,"弱者优先"的社会正义论关注弱者本身福祉的提高,这也是本书的理论出发点。但是研究发现,弱势老年人对健康公平的解读是建立在与其他社群相比较基础之上的,这是一种平等主义的观点,即健康权利的平等与相对差距的缩小。这种公平不再是有无保障的机会公平,而是基于权利和需要而言的过程与结果公平,是个人权利底线与政府责任底线的统一。于是,本研究重新构建了"基于结果的健康公平"理论框架(表 5.2),它使得健康公平不再是单一的形式机会公平,而是综合保障老年人的健康权利、满足整体健康需求的必要探索。可喜的是,目前我国已经完成了城乡基本医疗保险的整合,城乡居民大病医疗保险制度也已经建立并逐步完善。但是有关不同社群之间基本医疗保险待遇差距是在缩小还是在扩大,

表 5.2 "基于结果的健康公平"理论框架的重构

	之前的界定	本研究的重构
	机会公平	过程与结果公平
基于权利的公平 (right-based equity)	参保机会平等 自由选择保障档次和医疗服务机构	服务过程一视同仁; 健康结果公平
	医疗费用补偿	医疗费用和照护费用补偿
基于需求的公平 (need-based equity)	分人群而设的医疗保险; 大病补充医疗保险; 医疗救助	"同样需要同等对待"的全民医保; 以家庭和社区为基础的长期照护

在实证研究中还存在争议①,全民医疗保险制度建设依然任重而道远。

二、全民医保的角色反思:从机会公平到结果公平

研究中国医改问题的专家叶志敏(Chi-Man Yip)等②认为:中国医疗体制改革面临的最大挑战,是如何实现从重视投入转变为注重成本效益的服务。要实现"公平性"目标,需要将政策执行的目标从关心输入转向输出,进而达到更好的政策效果,包括提高健康水平、服务品质、病人的满意度以及减轻患者的经济负担。全民医疗保险可以改变以往基本医疗保险制度依托的选择性原则和身份歧视等特点,充分体现普及性、全民性、平等性、基本权利、基本需要和健康优先等现代福利价值观念。

本书揭示了不同的基本医疗保险项目对老年人医疗服务利用和健康水平影响的差距,尤其是新农合参保老年人,路径模型显示其在医疗支出和健康结果的公平性上并未呈现出与未参保者的显著差异。"基于结果的健康公平"也需要通过全民医疗保险来建构起这个"底线",践行"弱者优先"的公平福利观念。全民医保是一个"底线公平"的制度,而"健康结果公平才是底线公平"。基本标准是弱势老年人有机会在全民医疗保险中获得与优势老年人相比较而言的公平的健康结果。这样的标准体现了发展的观点,从过去关注看病、治病的层次,上升到包括预防、治疗和康复照护在内的全面的健康公平。

三、整合社区的社会与医疗服务:建立长期照护服务与费用
保障制度

改革中未被回应的长期照护需求也是本书的重要关注点,这要求医疗保障改革从化解疾病的经济风险扩展到回应整体的健康需求。机构照护较高的成本使弱势老年人无力承担,因而建立以家庭和社区为中心的长期照护体系就成为一条可行的改革之路。美国涌现出了包括终身医疗、安乐

---

① i. 解垩.与收入相关的健康及医疗服务利用不平等研究[J].经济研究,2009,44(2):92-105. ii. 齐良书,李子奈.与收入相关的健康和医疗服务利用流动性[J].经济研究,2011,46(9):83-95.

② Yip W C M, Hsiao W C, Chen W, et al. Early appraisal of China's huge and complex health care reforms[J]. The Lancet, 2012; 9818(379): 833-842.

生活方式、加州三藩市长者联盟以及年龄友好纽约城等社区照护模型,整合了社区的社会服务与医疗服务资源。当前我国的社区卫生中心主要提供公共卫生与疾病服务,虽然开始逐渐发挥慢性病管理功能,但仍然缺少精神健康、老年医学等综合性的健康服务功能。社区另外一套由民政部门主导的居家养老服务体系,虽然提供娱乐活动、家政等服务,但又缺少专业化的社工服务。对此,政府应该通过加强人力资源培训、完善质量监控机制、扩展日托所功能、提高政府对社会服务事业的投资、建立税务激励机制等途径推动社区长期护理社会化服务事业的发展[①]。这就要求尽快建立调节机制、整合社区资源,构建综合性的健康及长期照护体系。

在资金来源方面,是否建立强制型社会长期护理保险尚存争议[②]。德国和日本的长期护理保险经受着较为严重的财务危机[③]。浙江省从2012年开始率先建立城乡统一的养老服务补贴制度,参照重度残疾人补贴标准,为机构和居家失能老年人提供护理服务补贴[④]。这是以服务使用者为中心的需方导向的补贴机制,通过分类分层的对象界定,优先保障了重度失能、低收入家庭、独居老年人等弱势群体的长期照护需求,让他们在接受服务时得以优先分享,把"弱者优先"的公平观落到实处。当然,长期护理服务补贴只是制度建设初期的财政保障机制,还需要进一步建立多层次的长期护理保障机制。

第五节　本章小结

本章建构了多维度的健康公平理论框架(见第一节),通过对医疗保障制度改革的利益相关者(包括政策制定者、基层医生和老年人)进行深度访

---

① 吴蓓,徐勤.城市社区长期照料体系的现状与问题——以上海为例[J].人口研究,2007(3):61-70.

② i.荆涛.建立适合中国国情的长期护理保险制度模式[J].保险研究,2010(4):77-82. ii.戴卫东.中国长期护理制度建构的十大议题[J].中国软科学,2015(1):28-34.

③ Cuellar A E, Wiener J M. Can social insurance for long-term care work? The experience of Germany: Germany may be the only country in which most of the beneficiaries and the money are in community-based long-term care settings[J]. Health Affairs, 2000, 19(3):8-25.

④ 董红亚.中国养老服务补贴制度研究[J].社会科学辑刊,2012(1):55-60.

谈，分析他们对"健康公平"理解的主体经验（见第二节），进而对健康公平问题提出了反思，医疗保障制度改革不仅应该关注机会公平的提高，更应该改善过程公平和结果公平，这样才能保障弱势老年人的基本医疗保障权益（见第三节）。基于这一"底层视角"，本章对健康公平理论进行了重构，建立了"基于结果的健康公平"理论框架，作为对罗尔斯社会正义论的发展，并且提出了全民医保的角色反思，以及对建立整合型健康照护服务与费用保障机制体系的政策倡导（见第四节）。

　　未来以过程和结果为导向的健康公平，一定是包含长期照护在内的整体公平。医疗保障制度改革的方向不仅是人群和制度的全覆盖，更是要建立公平享有的全民医保制度。本书希望将关注过程和结果的健康公平作为建立全民医保的理论基础和价值取向，这是制度顶层设计之前必须明确的方向，也是深化医疗福利体制改革的核心。

第六章 县域医共体医保支付方式改革与老年人健康公平

医疗保障制度不是一个孤立的体系,它受到医疗卫生体系、公共卫生体系和药品流通体系等的影响。医疗保障制度改革对老年人健康公平的影响也与三医联动密切相关。为进一步推动健康中国建设,更好地实施分级诊疗和满足群众健康需求,医疗联合体建设成为我国实现区域内医疗资源共享和提升基层医疗服务能力的重要探索方向。与此同时,医保支付作为调节医疗服务行为、引导医疗资源配置的重要杠杆,亦在基本医保管理和深化医改环节中得到充分重视。本章首先系统回顾了医疗联合体建设和基本医疗保险支付方式改革的政策背景、理论基础和试点经验,之后以老年人作为这一改革过程中的聚焦对象,分析其在医疗支出上的健康公平性,以期为改革过程中可能存在的偏倚提供一定参考。

第一节 县域医共体改革

21世纪以来,构建整合型医疗卫生服务体系逐渐成为全球医改中最为显著的发展趋势和重要内容。2016年,世界卫生组织(WHO)提出了整合型医疗卫生服务体系的基本框架,并将其作为实现可持续发展目标的全球卫生发展战略[①]。同年,中国政府、世界银行和世界卫生组织发布了联合研究报告,提出了构建"以人为本的整合型医疗卫生服务(PCIC)"的建

---

① 世界卫生组织.第六十九届世界卫生大会:以人为本的综合卫生服务框架[D].2016.

议。其中,初级卫生保健是整合型医疗卫生服务体系的基础,只有重视和发挥初级卫生保健的关键作用,满足大部分非急诊临床服务的需要,保证信息传递的持续性和促进整合服务的供给,才能以较低的成本实现较好的健康结果。

我国也在积极探索建立整合型医疗卫生服务体系。尽管从新一轮医药卫生体制改革实施以来,我国全民医疗保障制度体系加快建立健全,基层医疗卫生机构服务条件显著改善,以全科医生为重点的基层人才队伍建设不断加强,基层服务长期薄弱的状况逐步改变,基本医疗卫生服务公平性和可及性明显提升,但要看到,强基层是一项长期艰巨的任务,我国优质医疗资源总量不足、结构不合理、分布不均衡,特别是基层人才缺乏的短板,已成为保障人民健康和深化医改的重要制约。开展医疗联合体建设,是深化医改的重要步骤和制度创新,有利于调整和优化医疗资源结构布局,促进医疗卫生工作重心下移和资源下沉,提升基层医疗卫生服务能力,促使医疗资源上下贯通,提升医疗服务体系整体效能,更好地实施分级诊疗、满足群众健康需求①。

医疗联合体,简称医联体,是指由不同级别、类别的医疗机构之间,通过纵向或横向医疗资源整合所形成的医疗机构联合组织。目前,我国的整合医疗主要包括医联体(即医疗联合体)、医共体(即医疗共同体)、专科联盟和远程医疗协作网四种组织模式。其中的医共体是县域开展医联体建设的主要模式。重点探索以"县医院为龙头,乡镇卫生院为枢纽,村卫生室为基础"的县乡一体化管理,并与乡村一体化有效衔接,充分发挥县医院的城乡纽带作用和县域龙头作用,形成县、乡、村医疗卫生机构分工协作机制,构建县、乡、村三级联动的县域医疗服务体系,其中尤以安徽省天长市县域医共体为代表②。

伴随着一系列文件的出台和国家政策的推动,医共体建设得到不断的

---

① 中华人民共和国中央人民政府.国务院办公厅关于推进医疗联合体建设和发展的指导意见(国办发〔2017〕32 号)[EB/OL].(2011-11-23)[2021-4-20]. http://www.gov.cn/gongbao/content/2017/content_5191699.htm.

② 中国政府网.《国家卫生计生委关于开展医疗联合体建设试点工作的指导意见》解读[EB/OL].（2017-05-11）[2021-4-20]. http://www. nhc. gov. cn/yzygj/s3594q/201701/d992dd00295e48ec8f62bea6c4b66869.shtml.

完善和发展。2016 年 12 月,国家卫生计生委发布《关于开展医疗联合体建设试点工作的指导意见》(国卫医发〔2016〕75 号)。2017 年 4 月,国务院办公厅下发《关于推进医疗联合体建设和发展的指导意见》(国办发〔2017〕32 号),医联体试点在全国范围内全面启动。2019 年 5 月,国家卫生健康委会同中国医药局联合制定《关于推进紧密型县域医疗卫生共同体建设的通知》和《关于开展紧密型县域医疗卫生共同体建设试点的指导方案》,县域医共体改革在全国范围内全面展开,作为强化基层医疗卫生服务水平的关键措施,其重要性得到高度强调。

一、县域医共体改革的原因

1. 基层医疗卫生服务能力薄弱

我国基层医疗卫生服务能力薄弱,是开展县域医共体建设的直接动因。基层医疗卫生服务机构就诊率低,这是基层医疗卫生水平不高的体现。一方面,由于长期以来,我国优质医疗资源集中于城市公立医院,如省、市三级医院,因此患者也相对集中于大医院,导致大医院人满为患,基层医院首诊率低,就医结构难以下沉;另一方面,城市大医院对于优质医疗卫生人才具有虹吸效应,削弱了基层医疗机构的服务水平,进一步导致患者涌向大医院,导致基层医疗卫生机构出现"门可罗雀"的现象。这种"倒金字塔"型的医疗卫生服务体系,不仅不利基层医疗服务能力的提升,而且阻碍了分级诊疗制度的健全和发展。此外,"新医改"推行的公立医院"药品零差率"改革,并没有使基层三级医疗卫生服务体系更加健全,基层医疗人才缺乏、医疗服务能力薄弱的问题也未得到解决。因此,基层医疗问题不解决,基层首诊、分级诊疗则无基础,看病难题就难以根治[①]。有研究认为,县域医共体建设不仅是实现分级诊疗的载体,也是对农村医疗服务体系的纵向整合,对于优化区域医疗资源配置,提高基层医疗服务能力将起到重要作用[②]。也有研究以安徽省天长市县域医共体的建设为例,认

---

①　郁建兴,涂怡欣,吴超.探索整合型医疗卫生服务体系的中国方案——基于安徽、山西与浙江县域医共体的调查[J].治理研究,2020,36(1):5-15,2.

②　林伟龙,代涛,朱晓丽.安徽省天长市县域医联体改革实践分析[J].中国卫生经济,2017,36(4):74-77.

为农村三级医疗卫生服务体系存在"县级不强、乡级不活、村级不稳"的问题,且系统内部缺乏有效沟通和协作,不利于分级诊疗功能的实现。县域医共体的建立有利于合理配置县域内医疗卫生资源,降低农村居民就医风险[①]。

2. 供给侧改革的契机

县域医共体建设为医疗卫生服务供给侧改革提供了一种可行的解决方案。Wang 等指出,中国目前的医疗卫生体系是零散的,体系中各个层次的医疗机构缺乏有效合作,如果不进行医疗改革,中国的医疗费用将由2015 年的 4180 亿元增加至 2035 年的 19159 亿元,占当年 GDP 的比率将由 5.6% 上升至 9.1%,因此,医共体改革势在必行。其还认为,医联体的建设有利于中国建立以人为本的整合型医疗服务体系,促进医疗服务体系从以医院为中心和以治疗为中心,向以人为本和以社区为基础的综合医疗体系转变[②]。李芬等指出,整合医疗卫生服务体系在理念上强调以人为本,基于患者健康状况提供个性化服务,从供方来看,可分为部门整合、机构整合与服务整合这三个层次。其还认为,县域医共体改革实践主要是组织管理体系和机构整合,服务整合多为支持性功能整合[③]。郁建兴等认为,县域医共体以县级医院为龙头,整合县乡两级医疗卫生资源,形成了医疗体系,能够最大化发挥资源优势和技术优势,逐步提升县域医疗卫生服务质量,构建分级诊疗、合理诊治、有序就医的新秩序[④]。

3. 利益共同体的形成

县域医共体建设不仅符合世界各国加强医药卫生服务体系改革的必然趋势,也具有理论必要性。从我国实践和学界观点来看,紧密型医共

---

① 尹红燕,谢瑞瑾,马玉龙,等.安徽省医共体模式的探索和实践[J].中国卫生政策研究,2017,10(7):28-32.

② Wang X, Sun X, Birch S, et al. People-centred integrated care in urban China[J]. Bulletin of the World Health Organization, 2018, 96(12): 843.

③ 李芬,白雪,陈多,等.对整合卫生服务内涵与关键举措的思考[J].卫生经济研究,2019,36(3):9-12.

④ 郁建兴,涂怡欣,吴超.探索整合型医疗卫生服务体系的中国方案——基于安徽、山西与浙江县域医共体的调查[J].治理研究,2020,36(1):5-15,2.

体①可以有效降低医疗服务体系内部交易成本,实现整合医疗的目的。Curry 等认为,卫生服务市场中医患双方信息不对称,会导致委托—代理链条中各种问题的产生,如医生的诱导需求行为、医保参保人的逆向选择、医患合谋对于医保的道德风险,从而难以控制医疗费用的过快上涨,增加患者与医保基金负担。理论上可以用"一体化"来消除委托—代理关系产生的问题,即让医疗体系中各主体的利益一致,形成"利益共同体",为整个体系的目标服务②。李玲等也持有相似观点,认为从经济学的角度看,医疗服务是一种极为特殊的产品,存在医、患、保三方严重的信息不对称性,且医疗服务产品的质量难以度量,当医、患、保三方利益或医疗服务体系内部各部门利益不一致时,则容易产生委托—代理问题,从而损害医疗体系的运行效率、增加运行成本③。医共体建设可以使医疗体系中各主体的利益相一致,成为利益共同体,以最小成本维护全民健康,实现整合医疗的目的。

4. 控制医疗费用的必要性

县域医共体建设不仅是实现整合型医疗卫生服务体系目标的重中之重,也是保障医保基金可持续运行的新市场机制。郁建兴等认为,基层医疗卫生服务能力的薄弱,直接导致了基层卫生资源的可及性低,进而带来了个人医疗支出的增长,同时由于县域外就诊率的上升,造成了医保资金紧张和医保基金管理困难等问题④。顾昕指出,我国全民医疗保险的制度架构已基本成形,覆盖的广度和深度都有所拓展和提高,但与之相随的医药费用的快速增长未得到控制,长此以往,医保基金的可持续性将面临严峻挑战,核心在于建立一种医保机构集团购买医疗服务的新市场机制,形成新的激励机制,使得医疗机构只有向参保者提供最高性价比的服务才能实现自身的受益最大化⑤。县域医共体改革主要是为了解决基层医疗卫

---

① 即人、财、物、资源、服务的全方位整合,与松散型医共体相对应。这里的县域医共体也为紧密型医共体模式。

② Curry N, Ham C. Clinical and Service Integration: The Route to Improve Outcomes[R]. London: The Kings Fund, 2010.

③ 李玲,徐扬,陈秋霖.整合医疗:中国医改的战略选择[J].中国卫生政策研究,2012,5(9): 10-16.

④ 郁建兴,涂怡欣,吴超.探索整合型医疗卫生服务体系的中国方案——基于安徽、山西与浙江县域医共体的调查[J].治理研究,2020,36(1):5-15,2.

⑤ 顾昕.走向全民健康保险:论中国医疗保障制度的转型[J].中国行政管理,2012(8):64-69.

生服务能力不足、就医结构难以下沉的问题,通过对居民诊疗行为的调整来控制医疗费用,提升医疗服务质量。

二、关于县域医共体改革的组织形式和运行机制

1. 组织形式

县域医共体建设是我国 2012 年县域综合医改之后开展的一项综合改革,发展顺序可概括为"起源于安徽、拓展于山西、升级于浙江"[①]。具体来看,县域医共体的组织形式大致可分为两种:一是法人机构统一,即单一法人的统治模式,需撤销成员单位的法人地位,并将医共体重新登记为单一法人;二是法人代表统一,即多元法人的统一管理模式,不同于前者,医共体内成员单位保留了各自法人地位,但医共体内所有成员单位的法人代表均由医共体法人代表兼任,这个法人代表一般为医共体牵头医院院长。从我国实践来看,县域医共体的主要组织形式为法人代表统一,即每个县域仅设置 1~3 个医共体,各个医共体内成员单位法人代表由牵头医院法人担任,落实集团人事管理、财务调配、人员招聘引进、收入分配、职称晋升评聘和医疗业务发展等经营管理自主权。

2. 运行机制

从县域医共体的运行机制来看,主要包括人事编制与薪酬制度、财政补偿制度、医保支付制度、价格体制与药品集中招标采购制度四大机制。首先,从人事编制与薪酬制度来看,这两者直接关系到医务人员参与医共体建设的动力。在人事编制方面,主要有两种做法,一种是人事管理权统一到医共体,取消编制的级别限制,改为医共体编制,且财政投入"按岗不按编";另一种是保留原有县级和基层人员的编制身份,财政投入方式不变,我国目前医共体实践主要以后者为主。在薪酬制度方面,医共体规定"允许医疗卫生机构突破现行事业单位工资调控水平,允许医疗服务收入扣除成本并按规定提取各项基金后主要用于人员奖励",但由于"棘轮效

---

　　① 郁建兴,涂怡欣,吴超.探索整合型医疗卫生服务体系的中国方案——基于安徽、山西与浙江县域医共体的调查[J].治理研究,2020,36(1):5-15,2.

应"[1]，这一制度目前来看对医务人员的激励比较有限。其次，在财政补偿制度方面，主要以财政专项补助和政府购买服务两项为主，其中，安徽省和山西省以政府财政补助为主，浙江省则以政府购买服务的方式为主，后者对医共体的激励更大。再次，在医保支付方式方面（这也是县域医共体改革的核心与关键），目前我国医共体实践主要是在按项目付费的基础上，采取了总额控费、按人头服务、按病种付费等支付方法，但所占比重并不高。以浙江省为例，主要实施总额预付制下的多元复合支付方式，对住院医疗服务按 DRGs 结合点数法付费，对门诊服务主要结合家庭医生签约按人头付费，探索符合中医药特点的支付方式，逐步推行基层中医门诊常见病按病种支付。最后，在价格体制和药品集中招标采购制度方面，主要由牵头医院设立"中心药房"，实行药品、耗材的集中统一采购、配送，对医疗服务价格实施动态调整。

因此，人事编制与薪酬制度、财政补偿制度、医保支付制度、价格体制与药品集中招标采购制度这四大机制，一方面打通了县乡之间的人、财、物等要素的流通渠道，打破了编制、岗位、身份等的藩篱，另一方面也激活了职称评审、内部考核、绩效分配等内部机制。县域医共体改革不仅有助于医保、医疗和医药的三医联动，还有助于促进医疗机构之间的有序竞争和资源合理配置，旨在激发医疗机构对于规范行为、控制成本的内生动力，最终实现提高基层医疗服务能力和效率的目标。

三、关于县域医共体改革的现状及效果

县域医共体建设不仅是加强基层医疗卫生服务水平的必然要求，也是促进中国构建整合型医疗卫生服务体系的必要手段。王文婷等从供需双方的角度对安徽省县域医共体改革进行了分析，并指出医共体试点地区的门急诊次均费用及住院费用均低于同期全省平均水平[2]。林伟龙等通过对安徽省天长市县域医共体改革前后的住院及门诊次均费用、就诊率、患

---

[1]　即医院本年度结余越多，则下一年度医保部门总额预付的基数就越低，医院节省成本、创造结余的动力较小。

[2]　王文婷，陈任，马颖，等.分级医疗背景下的安徽县域医疗服务共同体实施路径[J].中国卫生资源，2016，19(6)：470-474.

者满意度等指标进行对比,得到医共体改革使医疗费用得到控制的结论①。同样,申丽君等以安徽省天长市为例,选择县域就医率、医务人员收入、人才结构、药占比、医疗费用、职工与患者满意度等指标进行趋势分析,认为天长市医共体模式在一定程度上实现了"医、患、保"三方的利益共赢,初步形成了以居民健康为中心、"15分钟看首诊,50公里看大病"的农村基层医疗服务体系②。刘双等从新农合参合居民就诊流向角度,对安徽省定远县县域医共体改革成效进行了分析,认为县域医共体建设有助于减少县域外住院人次,有助于减轻新农合基金压力③。

县域医共体的建设虽然取得了一定成效,但同时也存在诸多问题。黄胜利认为,县域医共体尚未形成真正长效的利益、发展、管理、责任和服务共同体,还存在以下几方面问题:政策供给与医共体建设匹配度低,管理效益与利益分配联动度不高,基层能力与分级诊疗承载度不高,信息化建设与医共体发展契合度不高,等等④。郁建兴等从法人治理结构、薪酬制度、财政补偿制度、医保支付制度、价格体制改革和药品集中招标采购制度这五方面对安徽省、山西省、浙江省的县域医共体实践进行了比较分析,并选取了基层门诊、住院人次费用、县域就诊率、县域外医保支出占比等作为考察县域医共体改革政策效应的核心指标,认为县域医共体建设对于提升县域医疗服务能力有着显著成效。其中,安徽省的县域就诊率已突破90%。但同时也指出,县域外医保基金支出增长,意味着县域医共体的建设一定程度上刺激了居民的就医需求,需进一步关注医保基金相关指标,从而对改革效应进行全面评价⑤。

---

① 林伟龙,代涛,朱晓丽.安徽省天长市县域医联体改革实践分析[J].中国卫生经济,2017,36(4):74-77.

② 申丽君,黄成凤,李乐乐,等.县域医共体模式的探索与实践——以安徽省天长市为例[J].卫生经济研究,2018(12):7-11.

③ 刘双,王芳,田淼森,等.县域医共体对新农合参合居民就诊流向的影响分析——以安徽省定远县为例[J].中国卫生政策研究,2018,11(4):45-49.

④ 黄胜利.当前县域医共体建设存在问题及对策思考[J].中国农村卫生事业管理,2019,39(12):838-841.

⑤ 郁建兴,涂怡欣,吴超.探索整合型医疗卫生服务体系的中国方案——基于安徽、山西与浙江县域医共体的调查[J].治理研究,2020,36(1):5-15,2.

第二节　医疗保险支付方式改革

医疗保险支付方式(下称"医保支付方式")是医保支付制度的核心组成部分,是指医疗保险机构对医疗服务提供方(医院、医生)提供的医疗服务所消耗资源的补偿方式。在卫生系统改革的过程中,医保支付方式作为控制柄,依靠自身的激励机制,决定着卫生资源的分配,并通过调控医疗服务提供方的行为,作用于卫生服务的效率、质量和可及性,进而影响到患者的健康状况、服务满意度及风险保护等卫生绩效目标。

一、医疗保险支付方式类别

20世纪80年代以来,全球范围内医疗费用快速攀升,世界各国不得不寻找一套有效的医保支付方式,以期达到控制医疗费用和提升服务质量等多个目标之间的平衡。目前国际上主流的医保支付方式总体上可以分为后付制和预付制,前者主要包括按服务项目付费制(Fee-for-service),后者主要包括总额预付制(Global Budget)、按人头付费制(Capitation)、按病种付费制(Diagnosis Related Groups,DRGs)等。理论研究表明,不同的医保支付方式将对医疗服务供给方产生差异性的激励效果,从而影响医疗费用的开支、医疗资源的配置,以及医疗服务的质量[①]。因此,基本医疗保险支付方式的科学与有效,关系到医疗保障体系的持续健康发展。

按服务项目付费即按照实际发生的医疗服务项目的内容和数量报销医疗费用,是一种典型的后付制,也是目前世界各国使用最为普遍、方便的付费方式。它在调动医疗机构积极性、满足参保者的服务需求和促进医疗技术进步等方面的效果较好,但存在难以约束医疗服务行为、容易导致过度提供服务等弊端,被认为是引发医疗费用不合理上涨的重要原因之一。

总额预付制是指医疗保险机构在综合考量了当地的历年医疗费用、人

---

① i. Ma C T A, McGuire T G. Optimal health insurance and provider payment[J]. The American Economic Review, 1997: 685-704. ii. Cutler D M, Zeckhauser R J. The Anatomy of Health Insurance[M]//Handbook of Health Economics. Elsevier, 2000, 1: 563-643.

口增长率及人口年龄分布、医院规模及医疗设备、医疗服务数量及质量等因素后,与医疗服务提供方协商确定年度医疗费用预算总额的支付方式。类似地,按人头付费制是指医疗保险机构在合同期内根据参保人数和每人固定收费标准,预先向医疗服务提供方支付医疗服务费用的支付方式。总额预付和按人头付费等预付费方式在促进医疗机构主动控制服务成本、减少过度服务行为等方面的效果较好,但容易产生医疗机构为节省成本而削减必要的服务等不良后果。

按病种付费制即根据国际疾病分类法将病人按疾病诊断、年龄等分为若干组,每组又依据疾病的轻重程度以及有无并发症、合并症分为若干组,分别对每一组的不同级别定价,按这种价格向医院一次性支付。在按病种付费制下,高于费用标准的部分将由医疗服务提供方承担,从而激励其主动降低成本。同时,医疗保险机构对各组病例的诊疗都有准确的预算,能够在一定程度上避免医疗质量的下降,因此对于住院和大病医疗费用的支付,具有良好效果。但是按病种付费制可能促使医疗服务提供方将病例诊断为高费用组别以获得更高的收入。另外,依据不同的医院类别、服务项目、服务质量等建立精确合理的分组系统,难度较大,管理成本较高。

二、医疗保险支付方式的理论分析

1. 道德风险理论

关于医疗保险支付方式改革的理论分析必定涉及医疗服务领域的道德风险问题。道德风险根据其来源,可以分为需方道德风险和供方道德风险。需方道德风险又可以分为事前道德风险和事后道德风险,前者表现为居民在获得医疗保险后,会减少对疾病控制的努力,比如增加吸烟和喝酒等对身体健康不利的行为,减少体育锻炼等预防动机。后者则表现为医疗服务需求者在患病后最大限度使用超过治疗必需的医疗服务,致使医疗费用不合理增长。供方道德风险则表现为医院或医生可能诱导患者接受不必要的诊疗以获取更多利润,即"过度医疗";也可能推诿重病患者以获取更多利润,即"诊疗不足"。

　　1963 年,经济学家 Arrow 首次将道德风险的概念引入到医疗卫生领域[1],通过对健康护理的研究发现,医疗保险保单持有者在有保险保障后风险防范动机会有所变化,并指出保险会导致健康护理服务的需求者对服务的过度使用。Pauly 的研究表明,由于无法观察到投保人的行为,保险合同无法有效约束投保人的冒险行为,会增加保险成本和降低市场效率[2]。需方道德风险对医疗费用的影响受到了广泛的关注,使得大量公共卫生政策设计都围绕需方道德风险控制展开,即医疗保险共付率的确定问题。

　　后来,Evans 的研究指出,医生所具有的专业知识及信息垄断,致使大量的医疗服务需求源自医生诱导,进而引起了医疗费用的上涨[3]。Starr 认为,20 世纪初期以来,医生执业方式的最大转变就是借助诊疗工具与化验手段了解患者健康状况。参保人对医疗服务的需求会受到医生医学知识的影响,患者无法评估医生处方的有效性,最终造成医生滥用信息优势,诱导患者过度使用医疗服务[4]。随后,系列供方道德风险的理论研究,对医生与患者的委托代理关系、最优医疗保险支付水平模型、医生的收入目标理论、医生在垄断竞争市场结构下的行为理论进行了深入的理论探讨[5]。至此,供方道德风险逐渐进入公共卫生政策讨论的中心,供方道德风险的控制及医保支付方式的完善开始主导大量的公共卫生政策设计与改革。

---

① Arrow K. Uncertainty and the welfare economics of medical care[J]. American Economic Review, 1963, 53(5): 941-973.

② Pauly M V. The economics of moral hazard: Comment[J]. The American Economic Review, 1968, 58(3): 531-537.

③ Evans R G. Supplier Induced Demand: Some Empirical Evidence and Implications [M]. London: Macmillan UK, 1974: 162-163.

④ Starr P. The Social Transformation of American Medicine[M]. New York: Basic Books, 1982: 3-29.

⑤ i. Ellis R P, McGuire T G. Provider behavior under prospective reimbursement: Cost sharing and supply[J]. Journal of Health Economics, 1986, 5(2): 129-151. ii. Ellis R P, McGuire T G. Optimal payment systems for health services[J]. Journal of Health Economics, 1990, 9(4): 375-396. iii. McGuire T G, Pauly M V. Physician response to fee changes with multiple payers[J]. Journal of Health Economics, 1991, 10(4): 385-410. iv. McGuire T G. Physician agency[J]. Handbook of Health Economics, 2000, 1: 461-536.

2. 激励相容理论

在当前的医疗服务体系中,三大行为主体——患者、医疗服务提供方和费用支付方都没有控费的动力和压力,却时常存在着互相利用、尽量扩大费用使用规模的动力。这既是三方理性选择的结果,也是有效约束机制缺失的表现。另一方面,根据激励相容理论[①],由于患者、医疗服务提供方和费用支付方三者间存在复杂的委托—代理关系,若代理人和委托人的目标函数不一致,再加上始终存在不确定性和信息不对称的问题,代理人的行为有可能偏离委托人的目标函数,而委托人又难以观察到这种偏离,无法进行有效监管和约束,最终导致代理人损害委托人利益的现象发生。为了解决这个问题,理论上一个可行的办法是,委托人需要一种能够把委托人与代理人的利益进行有效"捆绑"的机制,以激励代理人采取最有利于委托人的行为,从而委托人利益最大化的目标能够通过代理人的效用最大化行为来实现,即实现激励相容。

激励相容理论提示我们,研究中国的医疗服务体系时,必须牢牢把握每一委托—代理环节中的激励相容和委托人—代理人的利益平衡问题。医保支付方式改革为控制供方道德风险和医疗费用的增长,实现患者、医疗服务提供方、医疗费用支付方的激励相容提供了可能。医保支付方式看似是一个技术问题,但背后更是一种买卖双方利益机制的博弈问题。通过这种博弈,买卖双方才能在商品或服务的质量、数量、价格等方面实现共赢局面。医患博弈的实现很大程度上取决于支付方式的制度保障[②]。

三、医疗保险支付方式的实证研究

不论是在发达国家还是发展中国家,实证研究几乎都证明了医疗服务

---

① i. Vickrey W. Utility, strategy, and social decision rules[J]. The Quarterly Journal of Economics, 1960, 74(4): 507-535. ii. Mirrlees J A. An exploration in the theory of optimum income taxation[J]. The Review of Economic Studies, 1971, 38(2): 175-208.

② 姚宇. 控费机制与我国公立医院的运行逻辑[J]. 中国社会科学, 2014(12): 60-80, 206.

领域存在普遍的需方道德风险问题①。在供方道德风险方面,Hickson 等通过随机试验的方法,将患者随机分配到不同的支付方式及其对应的医生组,研究结果表明按服务项目付酬的医生组的患者,就诊率高于固定工资制医生组的就诊率,说明存在医生诱导需求的现象②。Dijk 等利用荷兰一次取消私人保险计划共付制,并在社会保险中增加后付制的改革,观测供方诱导需求的变化,发现供方道德风险确实存在③。Currie 等使用模拟实验研究了中国抗生素滥用的原因,发现当患者掌握抗生素知识时,医生抗生素处方药的开出率减少了 25%,同时诊疗费用下降,但医生减少了问诊时间。这一研究证实滥用抗生素不是患者而是医生导致的,这为后付制下供方诱导需求的存在提供了证据④。

　　卫生经济学界大多肯定了总额预算、门诊按人头付费与住院 DRGs 对降低医疗费用的显著效应。Moreno-Serra 和 Wagstaff 研究了 1990—2004 年期间 28 个欧亚国家的医保支付方式改革后发现,与按项目支付相比,按病种支付减少了住院时长,提升了医疗质量⑤。Widmer 通过对瑞士公立医院的研究发现,按人头付费具有最高的成本效益,预付制比后付制的确表现出了更加明显的控费效果⑥。Jian 等分析了我国部分试点医院引入 DRGs 后的影响,研究发现 DRGs 显著降低了患者的医疗费用,同时并

　　① i. Manning W G, Newhouse J P, Duan N, et al. Health insurance and the demand for medical care: Evidence from a randomized experiment[J]. The American Economic Review, 1987: 251-277. ii. Chiappori P A, Durand F, Geoffard P Y. Moral hazard and the demand for physician services: First lessons from a French natural experiment[J]. European Economic Review, 1998, 42(3-5): 499-511. iii. 谢明明,王美娇,熊先军. 道德风险还是医疗需求释放? ——医疗保险与医疗费用增长[J].保险研究,2016(1):102-112.

　　② Hickson G B, Altemeier W A, Perrin J M. Physician reimbursement by salary or fee-for-service: Effect on physician practice behavior in a randomized prospective study[J]. Pediatrics, 1987, 80(3): 344-350.

　　③ Van Dijk C E, Van den Berg B, Verheij R A, et al. Moral hazard and supplier-induced demand: Empirical evidence in general practice[J]. Health Economics, 2013, 22(3): 340-352.

　　④ Currie J, Lin W, Zhang W. Patient knowledge and antibiotic abuse: Evidence from an audit study in China[J]. Journal of Health Economics, 2011, 30(5): 933-949.

　　⑤ Moreno-Serra R, Wagstaff A. System-wide impacts of hospital payment reforms: Evidence from Central and Eastern Europe and Central Asia[J]. Journal of Health Economics, 2010, 29(4): 585-602.

　　⑥ Widmer P K. Does prospective payment increase hospital (in) efficiency? Evidence from the Swiss hospital sector[J]. The European Journal of Health Economics, 2015, 16(4): 407-419.

未发现重复入院率有提高①。

　　尽管多数研究结果表明,后付制有可能激励过度服务,而预付制可以减少医疗服务需求,控制供方诱导需求,然而研究也表明,预付制并非完美的支付方式。Newhouse 认为,预付制一方面会引发医疗服务提供不足,还可能导致医生为节省成本,大幅减少健康状况稍好的患者的医治②。Gaynor 和 Gertler 指出,预付制会减少医生工作努力的程度,例如支付方式从按项目付费转为按人头付费时,医生每周接诊量就会下降③。

　　各种支付方式都有其优缺点,没有哪一种支付方式是完美无缺的,目前尚没有哪一种支付方式既能很好地控制医疗费用上涨,又能确保医疗服务质量得以提升。正如公平与效率的关系,在医保支付方式的改革过程中,控制医疗费用不合理增长与确保医疗服务质量一直处于两难境地,如何找到二者的平衡点,是改革的重点难点。卫生经济学者的研究表明,只要医生不是患者的完美代理人,某种程度的混合支付方案总是最优的④,即在同一病例中对医院的支付为固定价格与具体治疗成本的加权平均,然而实践中却几乎观察不到理论所预测的混合付费形式⑤。

　　总结回顾发达国家和我国的预付制实施情况,可以发现几个标准化的事实:(1)医疗保障水平越高,越倾向于采用预付制。然而差别在于,发达国家医保患者自付率通常很低,而中国除了职工基本医疗保险自付率较低外,城乡居民基本医疗保险住院患者自付率较高,且我国推进预付制与提高医疗保障水平几乎同步。(2)我国和发达国家从后付制走向预付制存在路径差异,美国政府主办的老年医疗保险(Medicare)从一开始引入住院预

　　① Jian W, Lu M, Chan K Y, et al. Payment reform pilot in Beijing hospitals reduced expenditures and out-of-pocket payments per admission[J]. Health Affairs, 2015, 34(10): 1745.

　　② Newhouse J P. Reimbursing health plans and health providers: Efficiency in production versus selection [J]. Journal of Economic Literature, 1996, 34(3): 1236-1263.

　　③ Gaynor M, Gertler P. Moral hazard and risk spreading in partnerships [J]. The Rand Journal of Economics, 1995: 590-613.

　　④ i. Ellis R P, McGuire T G. Provider behavior under prospective reimbursement: Cost sharing and supply[J]. Journal of Health Economics, 1986, 5(2): 129-151. ii. Ma C A. Health care payment systems: Cost and quality incentives[J]. Journal of Economics & Management Strategy, 1994, 3(1): 93-112.

　　⑤ Dranove D. Health Care Markets, Regulators, and Certifiers[M]//Handbook of Health Economics. Elsevier, 2011, 2: 639-690.

付制就实行了 DRGs,而我国在改革和探索过程中逐步形成了中国特色的混合支付方式:部分病种实行后付制,部分病种实行预付制。这也与国外卫生经济学界预测的混合付费形式不一样。(3)分析美国老年医疗保险 DRGs 支付体系的演变,可以看到诊断相关组数目的增加趋势[1]。

综合国内外研究,我们在现阶段宜采用以总额预算为基础的混合付费方式。各种付费方式在控费效果、服务质量与管理难度之间存在差异,预付制虽然有利于医保基金的收支平衡,提高医疗机构的成本管控意识,减少过度医疗,但也有可能诱导医疗机构为了节约成本而降低医疗服务质量,甚至推诿医疗资源消耗多的重症患者;激励效果较差,抑制了医务人员临床创新的积极性[2]。支付方式的多元化是各方利益主体博弈的过程。因此,只有采用总额预算管理下的多元复合式支付体系,才能实现优化卫生资源利用和控制医疗费用的双重目标。

四、我国医保支付方式改革进程

1. 自主探索阶段

在 1998 年城镇职工基本医疗保险建立之初,原劳动与社会保障部出台了《关于加强城镇职工基本医疗保险费用结算管理的意见》(劳社部发〔1999〕23 号)。该文件指出:基本医疗保险的费用结算方式应根据经办机构的管理能力和定点医疗机构的类别性质作出相应选择,可采取服务项目支付、服务单元支付、总额预付等方式,各地还应根据不同结算方式制定相应的结算标准。在该阶段,许多城市自主探索支付方式改革,出现了上海的总额预付下的分级预算管理、淮安的按病种分值结算、柳州的总额包干的约定项目结算、牡丹江和济宁的单病种付费等典型做法[2]。然而在这一时期,后付制仍是我国基本医疗保险制度中最主要的支付方式。

由于政府对于医疗机构的补贴严重不足,导致医疗机构开始依靠

---

[1] 杜创. 动态激励与最优医保支付方式[J]. 经济研究,2017,52(11):88-103.

[2] 廖藏宜,闫俊. 我国医保支付方式的改革历程及发展趋势[J]. 中国人力资源社会保障,2019(6):13-15.

"开药"和"卖药"来维持经营，并通过数量和差价来谋取利益①。再加上药品提供方采用"回扣"等方式诱导医生向病人推销药品，且病人通常无法对处方的必要性作出准确判断，导致药品费用占总医疗费用的比重直线上涨并一度达到了 70%，远远超过世界卫生组织对于发展中国家所设定的标准②。在医疗卫生服务市场化改革的背景下，1998—2008 年期间，我国医药费用高速增长，卫生总费用由 3679 亿元上升到 14535 亿元，增加了 295%③。

2. 发展完善阶段

为了控制医药费用的不合理增长，2009 年中共中央、国务院《关于深化医药卫生体制改革的意见》提出，强化医疗保险制度对医疗服务的监控作用，优化医保支付方式，鼓励探索按人头付费、总额预付、按病种付费等多种支付方式，建立监管与激励机制。2011 年，人社部下发《关于进一步推进医疗保险付费方式改革的意见》（人社部发〔2011〕63 号），明确提出各地医疗保险基金需实行总额控制，对门诊医疗费用探索实行按人头付费为主的支付方式，对住院及门诊大病费用探索实行以按病种付费为主的支付方式。

随着我国政府相继推出"药品零加成"、"医药分家"等一系列措施，公立医院"以药养医"的乱象在一定程度上得到了控制。然而，面对降低药品支出占比的要求，医疗卫生服务供方同时增加了检查、化验等非药物支出，使得总支出仍然没有形成下降的趋势④，"以药养医"逐渐演变成为"以检

---

① i. Lu F. Insurance coverage and agency problems in doctor prescriptions: Evidence from a field experiment in China[J]. Journal of Development Economics, 2014, 106: 156-167. ii. Currie J, Lin W, Meng J. Addressing antibiotic abuse in China: An experimental audit study[J]. Journal of Development Economics, 2014, 110: 39-51.

② Jiang Q, Yu B N, Ying G, et al. Outpatient prescription practices in rural township health centers in Sichuan Province, China[J]. BMC Health Services Research, 2012, 12(1): 1-9.

③ 中华人民共和国国家统计局. 卫生总费用年度数据[EB/OL]. (2021-4-20)[2021-4-20]. https://data. stats. gov. cn/easyquery. htm? cn=C01.

④ i. Yi H, Miller G, Zhang L, et al. Intended and unintended consequences of China's zero markup drug policy[J]. Health Affairs, 2015, 34(8): 1391-1398. ii. Wu B. Physician agency in China: Evidence from a drug-percentage incentive scheme[J]. Journal of Development Economics, 2019, 140: 72-89.

查养医"和"以耗材养医",政策远未达到降低病人医疗负担的预期效果①。

此外,医疗保险政策也是引发道德风险,进而导致医疗费用增长的重要因素。我国已经基本建成了覆盖所有人群的基本医疗保障制度体系,医疗保险为解决国民"看病难、看病贵"的问题作出了贡献,但同时也为医疗机构的增收创效提供了条件。参保状态成为医生"定价"的重要判断依据②,并且随着保险报销比率的提升,医生过度诊疗的倾向变大。这种情况普遍存在于我国的基本医疗保险体系中③,不仅没有使国民的医疗负担得以减轻,还增加了医保基金的支出压力。

3. 全面推进阶段

为了进一步提高医疗保险支付方式的引导作用,提高医疗保险基金的使用效率,2016 年人社部出台了《关于积极推动医疗、医保、医药联动改革的指导意见》,要求"全面推进付费总额控制,加快推进按病种、按人头等付费方式,积极推动 DRGs 应用,探索总额控制与点数法的结合应用,建立复合式付费方式"。2017 年国务院办公厅印发《关于进一步深化基本医疗保险支付方式改革的指导意见》(国办发〔2017〕55 号),提出"全面推行以按病种付费为主的多元复合式医保支付方式,各地要选择一定数量的病种实施按病种付费,选择部分地区开展 DRGs 付费试点。到 2020 年,医保支付方式改革覆盖所有医疗机构及医疗服务,全国范围内普遍实施适应不同疾病、不同服务特点的多元复合式医保支付方式,按项目付费占比明显下降"。同年,国家卫计委在深圳市、克拉玛依市和三明市开展 DRGs 付费改革试点。2018 年国家医保局发布《关于申报按疾病诊断相关分组付费国家试点的通知》(医保办发〔2018〕23 号),提出"加快推进按疾病诊断相关分组(DRGs)付费国家试点,探索建立 DRGs 付费体系"。2020 年中共中央、国务院《关于深化医疗保障制度改革的意见》进一步明确"完善医保基

---

①　陈醉,宋泽,张川川.医药分开改革的政策效果——基于医疗保险报销数据的经验分析[J].金融研究,2018(10):72-88.

②　Sun X, Jackson S, Carmichael G A, et al. Prescribing behaviour of village doctors under China's New Cooperative Medical Scheme[J]. Social Science & Medicine, 2009, 68(10): 1775-1779.

③　i. 潘杰,雷晓燕,刘国恩.医疗保险促进健康吗？——基于中国城镇居民基本医疗保险的实证分析[J].经济研究,2013,48(4):130-142,156. ii. 马超,赵广川,顾海.城乡医保一体化制度对农村居民就医行为的影响[J].统计研究,2016,33(4):78-85.

金总额预算办法,健全医疗保障经办机构与医疗机构之间协商谈判机制,促进医疗机构集体协商,科学制定总额预算,与医疗质量、协议履行绩效考核结果相挂钩。大力推进大数据应用,推行以按病种付费为主的多元复合式医保支付方式,推广按疾病诊断相关分组付费"。

在上述政策的指导下,经过 20 多年的发展,我国基本医疗保险的角色已经从制度建立之初的事后付费者向战略购买方转变,支付方式也由单一付费不断向多元复合式付费发展。目前,医保支付方式基本上形成了以总额控制为基础,以协商谈判和风险共担机制为核心,门诊按人头付费、门诊慢病大病和住院按病种付费为特点,项目付费不断减少,病种分值和DRGs 付费正在逐步推进的总体框架[①]。

<h2 style="text-align:center">第三节　县域医共体医保支付方式
改革实践:以浙江为例[②]</h2>

一、改革的必要性

进入 21 世纪,国际经验表明,整合型医疗卫生服务体系是提升服务提供体系绩效的有效手段,也是我国新医改重点关注的领域之一。其中,医保支付方式作为有效调节手段,在整合型医疗卫生服务体系中起到"杠杆"和"引擎"的作用[③]。一方面,医保支付方式作为利益激励,直接引导服务提供主体围绕患者利益协作;另一方面,相较于其他激励措施也更容易操作,因此其成为国际上整合型医疗改革的必要配套措施。然而,目前在全国和浙江省的医共体实践中,出现了医保支付方式与医疗卫生服务系统整合之间的矛盾,尽管一些地区开展了多种支付方式改革的探索,但尚未形

---

①　廖藏宜,闫俊.我国医保支付方式的改革历程及发展趋势[J].中国人力资源社会保障,2019(6):13-15.

②　该节内容根据本书作者承接的"浙江省县域医共体医保支付方式改革研究"课题报告修改完善,涉及的数据来源于浙江省卫健委。作者感谢浙江省卫健委体制改革处对本研究的大力支持!

③　魏来,唐文熙,孙晓伟,等.医保支付和经济激励:整合的医疗服务系统形成的"引擎"[J].中国卫生经济,2013,32(5):35-38.

成对医疗服务的有效引导机制①。

如果医保支付方式依然以按项目结算付费为主,医共体建设将劳而无功,所有组成机构必将陷入三个不良后果并导致恶性循环:一是不得不参与到"抢病人"的竞争之中;二是缺乏约束与控制过度医疗的积极性;三是缺少积极主动介入促进民众健康行动的激励,公共卫生服务在医共体的建设有被边缘化之虞。此外,目前医共体医保支付方式还存在如下弊端:第一,各机构"以疾病为中心"而非"以病人为中心",以对治疗指标的追求代替对病人的整体考虑。第二,"重复检查"、"重复用药"等行为存在牟利空间,增加就诊患者的负担。现阶段占主导地位的按项目付费支付机制,诱使医生对无明显临床症状的患者过度使用检查和药物,从而导致医疗卫生费用过快增长。第三,激励了医疗机构的逐利性,公益性被蚕食,由此导致日益分裂的利益分配格局,进而加深医共体内部不协调的矛盾,使协同服务难以生根①。因此,医保支付方式的改革对于医共体内组成单位的利益整合至关重要②。

2020年,中共中央、国务院《关于深化医疗保障制度改革的意见》明确提出,"探索对紧密型医疗联合体实行总额付费"。医联体的总额付费制是将对单一医疗机构占用医保基金的支出预算进行测算打包并以预付的方式扩大到医疗集团,其本质是一种预算管理思想下的控费手段。我国针对医联体模式下的医保支付方式已有不少探索,有学者利用文献计量的方法,系统梳理了医联体模式下不同地区的医保支付方式和实施效果。我们从表6.1可以发现,医联体(县域医共体)支付方式改革一定程度上实现了支付方式的多样化,有助于提高医疗机构的控费积极性,同时降低次均诊疗费用,并促进分级诊疗和双向转诊。

---

① 唐文熙,魏来,张亮.支付方式与卫生服务体系整合:一个国内外实践与研究进展评述[J].中国卫生经济,2016,35(5):32-34.

② 顾昕.财政制度改革与浙江省县域医共体的推进[J].治理研究,2019,35(1):12-20.

表 6.1 我国紧密型医疗联合体支付方式及效果评价

文献	改革地区及起始时间	支付模型	主要效果评价
周显葆 (2018)①	福建三明市医联体,2014	总额预算制	城镇职工医保基金结余 1.43 亿元,同比增长 53.23%;城乡居民医保基金使用率 75.54%,同比下降 0.37%
张榕榕 (2020)②	江苏省医联体,2014	总额预算制	全省基层机构总体诊疗量逐年上升;基层医疗卫生机构转诊的住院人数及接收下转比率逐年递增
潘茂华 (2020)③	广西上林县县域医共体,2019	总额预算制	全县乡镇卫生院门诊人数较 2014 年增加 14.9%,住院人数增加 59.9%,业务收入增加 98.4%
陈莉(2020)④	湖南衡阳珠晖区医疗联合体,2017	总额预算制	转诊就医 10009 人,转诊住院 369 人,转诊检查 2836 人
郭敏(2018)⑤	安徽铜陵市医联体,2014	总额预算制	医联体上转病人 4715 人次,同比增长 66.37%;基层门诊同比增长 30.74%,慢性病患者基层就诊率增长 8.7%
苏丽丽 (2020)⑥	江苏连云港赣榆区医联体,2017	混合支付制(门诊按人头付费,住院按病种和 DRGs 付费)	外转患者率从 31.06% 下降到 28.25%

① 周显葆.福建三明打造紧密型医联体[J].中国卫生,2018(1):42.
② 张榕榕,王萱萱,李志光,等.江苏省医联体发展的实践与思考[J].中国医院管理,2020,40(1):18-22.
③ 潘茂华,梁增文,吴祖善,等.广西上林县县域医共体建设实践与思考[J].中国卫生产业,2020,17(3):114-117.
④ 陈莉,刘鸣江,伍洲颂,等.基于新医改背景下构建区域医疗联合体的实践与思考[J].现代医院,2020,20(2):179-181.
⑤ 郭敏.铜陵试水城市紧密型医联体改革[J].决策,2018(12):80-83.
⑥ 苏丽丽,侯静静,黄晓光,等.县域紧密型医联体的建设与发展研究——以江苏连云港赣榆区实践为例[J].卫生经济研究,2020,37(3):36-37,41.

续表

文献	改革地区及起始时间	支付模型	主要效果评价
孙锟(2018)[1]	上海新华—崇明医联体,2018	混合支付制(按病种、按人头付费)	崇明区各级医疗机构诊疗总次数均呈稳步上升趋势;提供疾病咨询6次、义诊6次,惠及群众近千人次
程念(2018)[2]	安徽来安县医联体,2017	混合支付制(区域人头付费制)	参保人群就医呈现从县外向县内流动的趋势;参保人群的次均住院费用变化均比较明显
徐艳萍(2018)[3]	陕西宝鸡市医联体,2017	混合支付制(人头总额付费和DRGs付费)	接诊基层患者28360余人次,开展新技术120余项,组织业务查房2613次、院内会诊1440次、疑难病例讨论1173次,开展手术示教1503次,抢救危重776人次

二、浙江县域医共体医保支付方式改革实践

随着构建整合型医疗卫生服务体系成为全球医改的重要内容,初级卫生保健日益为人们所关注,我国县域医共体作为基层医疗卫生的重要单元,不仅在强化基层医疗服务水平、提高基层医疗服务效率方面有着至关重要的作用,而且也是保障基本医疗保险基金可持续运行的新市场机制。医保支付方式改革是重建县域医共体激励机制的决定性手段,是医共体形成长效内生动力的制度引擎,是推进县域医共体建设的"牛鼻子",对于医共体内成员单位的利益整合至关重要。浙江省各县域在推动医共体医保支付方式改革中进行了有效的探索,获得了宝贵的"浙江经验"。

但是随着县域医共体改革的推进以及医共体医保支付方式改革的开展,在浙江省内各地市,县域相应的制度设计尚不完备,需要政策评估的及

---

① 孙锟. 新华—崇明区域医疗联合体建设实践与思考[J]. 中国医院,2018,22(11):21-23.

② 程念,汪早立. 典型地区医联体模式与成效对比研究[J]. 中国卫生经济,2018,37(7):12-15.

③ 徐艳萍. 供给侧改革下的紧密型医联体建设研究[J]. 经贸实践,2018(9):72-73.

时跟进与调整。本书通过对浙江省县域医共体医保支付方式改革文件的文本分析,构建了政策评估的三级指标体系,分别从提升有效性、激励性、可行性、公平性和可持续性五个维度对 11 个地市的相应政策进行结构评价、过程评价和结果评价。

1. 浙江省县域医共体医保支付方式改革方案

为了健全医保支付制度和利益调控机制,发挥医保支付在规范医疗服务行为、调节资源配置中的杠杆作用,促进县域医共体供给侧结构性改革和医保支付方式协同推进,防范化解医保基金运行风险,浙江省医疗保障局、浙江省卫生健康委等五部门于 2019 年 7 月联合印发了《关于推进全省县域医共体基本医疗保险支付方式改革的意见》(浙医保联发〔2019〕12 号)。

该方案确立了 2019—2021 年县域医共体医保支付方式改革的主要目标,一方面是"控基金",另一方面是"提质量"。县域医共体医保支付方式改革遵循四个基本原则:保障基本、健全机制、因地制宜和统筹推进。

改革的基本思路是探索建立总额预算管理下的多元复合式医保支付体系(如图 6.1 所示),对住院服务实行病组(DRGs)点数法付费;对长期、慢性病住院医疗服务,结合病组(DRGs)点数法,逐步推行按床日付费;对门诊医疗服务,探索结合家庭医生签约服务,逐步实施按人头付费;探索符合中医药服务特点的支付方式,加快推进医疗服务价格改革,逐步理顺医疗服务比价关系。在此思路基础上,各地级市依据实地情况,有序推进医共体医保支付方式的改革进程。

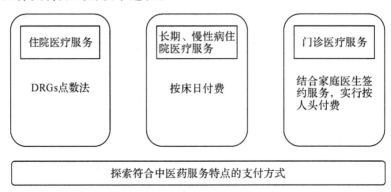

图 6.1　实施总额预算管理下的多元复合式医保支付方式

改革的主要举措包括如下四个方面：全面推行总额预算管理，不断完善住院医疗服务按病组（DRGs）点数法付费，探索建立以家庭医生签约结合按人头付费为主的多元复合式门诊付费方式，以及开展慢性病等住院医疗服务在 DRGs 原则下的按床日付费。

医共体医保支付方式的改革还有赖于协同配套机制的建立和完善，具体包括：推进分级诊疗制度，推进医疗服务价格改革，强化医疗服务行为监管，提升医保服务管理能力。

2. 浙江省县域医共体支付方式改革的成效

目前浙江省开展了支付方式改革的县域医共体建设已经初显成效，主要体现在三个方面：（1）完善体系、节约资源。浙江省医共体建设地区把 39 家县级医院和 170 家乡镇卫生院整合成 27 个医共体，县级医院向下转诊人次、乡镇卫生院向上转诊人次同比增幅均达 10% 以上，县乡医疗卫生机构层级割裂、医疗服务和公共卫生互相脱节的情况得到扭转。目前，全省实现区域检验、影像、心电、病理共享的县（区、市）分别达到 90%、100%、99%、89%，仅 2018 年下半年以来，各级医疗机构开展远程影像、病理和心电诊断累计超过 120 万例。（2）提升能力、留住病人。各试点地区以医共体名义统一招录人员 848 名，医共体内所有卫技人员统一培训率达 50% 以上，550 余名医共体牵头医院的医生定期在基层排班工作，基层卫生人才"招不进、下不来、留不住"的难题开始破局。乡镇卫生院新增床位 161 张，三分之一以上的乡镇卫生院恢复或新开了一二类手术，门急诊和出院人次分别增长 12% 和 22%，基层就诊率提升 6.10%，达到 64.96%；县级医院三四类手术例数增长 15% 以上，县域内就诊率提升 3.45%，达到 84.4%。县域医疗服务与信息化深度融合，网上预约、在线支付、远程医疗、检查检验结果推动和药品网络配送全面推广应用。（3）降低费用、收获口碑。医共体建设地区药品耗材采购费用平均降幅达 10% 以上，县级医院和乡镇卫生院门诊、出院均次费用增长均低于 5%，医保基金支出增幅下降 10.5%，医保异地就医结算全面覆盖。据第三方评估，群众对医共体满意度达到 97.8%，对医务人员满意度达到 94.8%，卫生健康系统在当地政府组织的部门绩效考核中明显提档进位。

3. 浙江省县域医共体支付方式改革的挑战

实践已经证明,改革在控制费用和提升质量方面具有成效,但是实施医共体医保支付方式改革仍然存在严峻挑战。

首先,从供方角度看,一是缺乏内部利益分配平衡协调机制。目前试点县预算总额的分配以历史总额数据为基准,缺乏以病种真实成本消耗为依据的内部利益分配平衡协调机制,导致区域纵向医共体内部分配不均,影响其内部利益共同体的形成[1]。二是医疗质量与绩效考核指标体系单一。目前医疗质量与绩效考核指标几乎都是绩效数量指标,医疗质量与安全指标缺失,且无预防保健指标[2]。三是基层医疗机构人才缺乏,信息化建设落后,医共体内医疗卫生机构能力不足,尤其是基层医疗服务机构,信息化建设落后,公民就医理念有待引导,不利于就医结构下沉[3]。

其次,从需方角度看,医保自由就医机制与按人头总额预付激励机制冲突,缺乏基于补偿结构与经济激励改革的引导机制。由于患者的就医习惯很难在短期内改变,自由就医政策不固定于某一医疗机构,不利于医共体控费[4]。患者的就医理念有待引导,虽然乡镇卫生院可以看常见病,但患者长期以来对乡镇医疗机构的不信任和风险厌恶等心理,导致其不愿去基层医疗机构就医[5],造成了基层医疗卫生机构"门可罗雀"。

最后,在实际执行过程中,试点县在推进医保支付方式改革上的进展有很大差异。相当一部分试点只是在既有按项目付费的基础上,加上了总额控制、按人头付费、单病种付费等零星的新支付办法,但新医保支付方式所涉金额在医保支付总额中的占比较低。与此同时,即便引入了以"打包付费"为特征的新医保支付方式,如果细节性制度设计不当,正确的激励效应也不会自动产生。在按项目付费的基础上实施总额控制,在全国范围内是一种普遍的实践。实施总额控制或总额预算的过程中,细节性规则设计不当的情形比比皆是[6]。

①②杨振然,谭华伟,张培林,颜维华,刘宪,郑万会,张云,吴蓓.我国区域纵向医疗联合体医保支付改革:实践模式与政策路径[J].中国卫生资源,2018,21(2):127-132.

③　曹艳芳.H市县域医共体建设问题与对策[D].合肥:安徽大学,2018.

④⑤杨振然,谭华伟,张培林,颜维华,刘宪,郑万会,张云,吴蓓.我国区域纵向医疗联合体医保支付改革:实践模式与政策路径[J].中国卫生资源,2018,21(2):127-132.

⑥　顾昕.财政制度改革与浙江省县域医共体的推进[J].治理研究,2019,35(1):12-20.

当前县域医共体医保支付方式改革的主要目标局限在医疗费用控制上，对服务协作和体系优化缺乏整体设计。由于不同主体缺乏围绕患者的共同利益激励，导致整合停留在"结构上而非功能上"[①]，协作空间大大收缩。从国内外现行支付形式看来，基于绩效的集团总额预付制和基于多机构协作的临床路径两种方式，能较好地兼顾费用控制和体系整合两个目标，从而成为整合型服务体系构建中支付方式改革的方向[②]。

三、浙江县域医共体医保支付方式改革的政策评估

1. 政策评估方法与指标构建

此处用于评估的政策方案来自浙江省卫健委提供的各地市出台的县域医共体医保支付方式改革文件。以工具理性为准则的医疗保险评估强调政策的效率，主要从投入、产出和效果等角度进行评价。代表者是美国医疗管理之父 Avedis Donabedian，他将评价分为结构评价（Structure Evaluation）、过程评价（Process Evaluation）和结果评价（Outcome Evaluation）三个维度[③]。对医疗保险的评估从其原本的制度结果，到制度的实施情况以及制度实施的效果，把管理学的积极因素注入医疗保险的评估工作中，即 SPO 评价理论。基于 SPO 评价理论，本书构建了指标体系，由一级和二级指标组成，对基于各地市的政策文件的支付方式改革进行评价。

根据浙江省浙医保联发〔2019〕12 号文件精神，本书梳理出如下六个关键政策阀门：如何合理编制总额预算，如何建立"结余留用、超支分担"的责任共担机制，如何确定住院 DRGs 的点数和点值，如何确定门诊按人头付费的费用标准，如何试点长期、慢病住院按床日付费方式，如何建立重要的配套措施（表 6.2）。这些政策关键点是指标体系构建的出发点。

---

① 迟沫涵,尚杰,孙涛.我国城乡卫生服务体系纵向整合的路径依赖研究[J].中国卫生经济,2014,33(8):8-10.

② 唐文熙,魏来,张亮.支付方式与卫生服务体系整合:一个国内外实践与研究进展评述[J].中国卫生经济,2016,35(5):32-34.

③ Donabedian A. Evaluating the quality of medical care[J]. The Milbank Memorial Fund Quarterly, 1966, 44(3): 166-206.

表 6.2　关键政策阀门梳理

关键政策阀门	主要内容
如何合理编制总额预算?	各地在编制总额预算之前需要进行医疗成本核算; 以上一年度医保基金收支决算结果为基础,综合考虑下一年度收入预算、重大政策调整和医疗服务数量、质量、能力等因素; 充分考虑医共体各方主体的利益关系,通过谈判方式确定医保基金总额预算。
如何建立"结余留用、超支分担"的责任共担机制?	建立留用和分担比率的原则、约定动态调整的规则; 各试点地区根据以往数据分析,"结余留用、超支分担"的比率发挥了怎样的激励约束效应; 各统筹地区建立医共体牵头单位与基层成员单位责任共担、利益共享的激励约束机制,如何促进医共体不同服务单元的分工合作。
如何确定住院 DRGs 的点数和点值?	DRGs 分组方案和点数付费办法由省级制定,地市如何根据费用数据计算区域内入组疾病的点数,各统筹地区如何确定点值。
如何确定门诊按人头付费的费用标准?	测算签约服务门诊按人头付费的费用标准; 配套人头费用包干对医共体医护人员的激励机制。
如何试点长期、慢病住院按床日付费方式?	各统筹地区选取若干精神病医院、康复医院进行试点,测算床日支付标准; 根据平均住院天数、日均费用及效果,折算成 DRGs 点数。
如何建立重要的配套措施?	启动价格体制改革; 医疗服务价格改革与耗材"零差率"同步推进,测算价格改革对医疗费用和医保基金的影响,分析"腾空间"的可行性并建立各方主体参与的风险评估机制; 建立适合在县域就诊的疾病"同病同服务同保障"的原则,引导合理的就医秩序形成; 加强"双向转诊"机制; 合理拉开统筹区内外和不同等级医疗机构(含医共体内成员单位)间的报销比率; 注重医共体成员机构的"下转率"; 强化医疗服务监管; 通过"智慧医保"的异常数据监测,及时预警基金支出增长过快的风险隐患; 在若干地区试点医保诚信体制建设(温州),建立包括医保医师、护师、药师以及参保人员在内的诚信管理体系并设置相应的应用场景。

经过对以上政策阀门的研究以及对 11 个地市政策文本的梳理,本书基于政策评估的原则,通过关键价值提取出了 5 个评价维度,分别是有效性、激励性、可行性、公平性和可持续性。其中有效性主要包含医保支付方式改革的 4 个主要任务:合理编制总额预算、住院 DRGs 的点数和点值确定、门诊按人头付费,以及长期、慢病住院按床日付费方式,每一个二级指标下面包含相应的三级指标。在激励性方面,本书把复合型支付方式中促进激励机制建设的指标提取出来,包括激励约束和决算管理中"结余留用、超支分担"的责任共担机制和优化基金决算管理,住院 DRGs 的点数和点值确定中 DRGs 权重绩效法(德清经验),门诊按人头付费中人头费用包干对医共体医护人员的激励机制等。在可行性方面本书考虑的是医保支付方式的外部环境条件,即配套措施的完备与否,具体包括医疗服务价格改革与耗材"零差率"、分级诊疗制度建设、医疗服务行为监管和医保服务管理能力。公平性考察的是不同医保项目参保者的待遇公平。可持续性考虑的是医保支付方式改革带来的医保基金支出变化趋势和相应的风险边际。由于获得的资料有限,有效性、激励性和可行性由文本分析评估,公平性和可持续性由数据分析评估(指标体系构建见表 6.3)。

由于各地医共体医保支付方式改革刚刚开展,尚无法得到结果数据,因此本书只能作结构评价、过程评价和部分结果评价。未来,随着医共体改革的持续开展,需要对结果指标作进一步评价,以监控医保基金的具体流向、医共体的服务质量和参保人员的健康水平。这些指标包括:基层就诊率和基层首诊率、基层医疗服务床位的利用率、双向转诊的畅通度(下转率)、医疗费用和医保基金支出增长率、医保基金县域内支出率、医保基金基层支出率、DRGs 难度系数、参保人员的健康指标等。

2. 政策评估结果

由于当前部分地区医共体支付方式改革刚刚起步,缺失相应的数据与结果资料,因此本部分主要从过程角度对浙江省目前已出台医共体支付方式改革的 11 个地市的政策文本进行梳理、比照与评估。围绕医共体医保支付方式改革实施细则的若干关键问题,本书从有效性、可行性、激励性、公平性、可持续性五个角度对现有政策进行评述总结。其中,有效性、可行性、激励性用政策文本的内容分析进行评估,公平性和可持续性运用 R 县

表 6.3 评估指标体系构建

一级指标	二级指标	三级指标
有效性	合理编制总额预算	合理编制预算 科学分配额度
	住院 DRGs 的点数 和点值确定	执行省级制定的 DRGs 标准 统一全市病组点数 确定统筹区 DRGs 点值
	门诊按人头付费	推进按人头付费 测算签约服务门诊按人头付 费的费用标准
	长期、慢病住院按 床日付费方式	医疗机构试点实施按床日支 付科学折算 DRGs 点数
激励性	激励约束和决算管理	"结余留用、超支分担"的责任 共担机制 优化基金决算管理
	住院 DRGs 的点数 和点值确定	DRGs 权重绩效法
	门诊按人头付费	配套人头费用包干对医共体 医护人员的激励机制
可行性	配套措施	医疗服务价格改革与耗材 "零差率" 分级诊疗制度建设 医疗服务行为监管 医保服务管理能力
公平性	职工医保与城乡居民医 保医疗费用负担差距	医疗总费用 医保基金支出 医疗费用个人负担
可持续性	医保基金风险	医保基金期望值 医保基金风险边际

的数据进行评估。

(1)有效性分析

基于对合理编制总额预算,住院 DRGs 的点数和点值确定,门诊按人头付费和长期、慢病住院按床日付费方式 5 个二级指标以及对应的三级指标的梳理和分析,可以发现:

各地市均按照"以收定支、收支平衡、略有结余"的原则,以上一年度医保基金收支决算结果为基础,综合考虑下一年度收入预算、重大政策调整、上年度医疗费的变化情况以及本市经济社会发展水平等因素对下一年度医保基金预算确立总额。各地市对于住院及门诊预算额度制定了科学的分配方案,其中,湖州、宁波与绍兴的医保分配方案更加详细具体,提升了方案的有效性。

在推行 DRGs 点数法付费方面,各地市均严格执行上级部门统一颁布的 DRGs 标准和 DRGs 点数付费办法,并统一全市病组点数和明确病组点值。

在推行门诊按人头付费方面,各地市在政策文本中均对参保人员进行分类,稳步推进门诊按人头付费;然而,在门诊按人头付费的费用标准上,只有宁波一地对其进行了详细说明,具有一定的可操作性,而其他地市在这方面的有效性略显不足。

在推行长期、慢病住院按床日付费方式方面,杭州、湖州、嘉兴、宁波和舟山选取若干定点医疗机构作为试点,而其余地市在试点机构选取上未作说明。除杭州和温州外,各地市文件中均明确说明要加强对平均住院天数、日均费用及治疗效果的考核评估,折算成 DRGs 点数并相应付费。

(2)激励性分析

基于对激励约束和决算管理,住院 DRGs 的点数和点值确定,门诊按人头付费 3 个二级指标以及对应的三级指标的梳理和分析,可以发现:

所有地市均明确要求建立"结余留用、超支分担"的责任共担机制,统筹区医保基金年度清算出现结余或超支的,应在分析原因、厘清责任的基础上,由医疗机构和医保基金按一定比例留用或分担。在客观因素导致基金支出发生重大变动的,医保基金预算总额应给予合理调整。

此外,DRGs 点数法付费有助于推动绩效管理,而配套人头费用包干则有助于对医共体医护人员产生激励。各地市均明确推行住院医疗服务按 DRGs 点数法付费,同时将与医共体家庭医生签约的参保人员的门诊医疗费用,按人头包干给相对应的医共体,充分发挥家庭医生"健康和基金"双守门人的作用。

(3)可行性分析

基于对医疗服务价格改革与耗材"零差率",分级诊疗制度,医共体监管以及医保服务管理能力等重要配套措施的梳理和分析,可以发现:

在推进医疗服务价格改革方面,各地市均按照"总量控制、结构调整、有升有降、逐步到位"的原则,合理确定医药费用总量,推进医疗服务价格改革。

在推进分级诊疗方面,各地市将合理拉开不同等级定点医疗机构(含医共体内成员单位)报销比率,同时引导参保人员到基层首诊,实现双向转诊,以稳步推进分级诊疗。

在医共体监管和医保服务管理能力方面,所有地市均明确强调要加强县域医共体医保服务协议管理,推进"智慧医保"信息系统建设,深化医保智能监管工作;同时深化医保领域"最多跑一次"改革,将部分医保窗口功能前移至县域医共体,提升经办服务便民化水平。

(4)公平性分析

基于对职工医保与城乡居民医保医疗费用负担差距这个二级指标和医疗总费用、医保基金支出和医疗费用个人负担这 3 个三级指标的梳理和分析,可以发现:

医保支付方式改革不仅是调节医共体内部利益的杠杆,也是影响患者就医行为的重要举措,不论是对医疗服务供方还是需方,其都发挥着利益调节的作用。医疗服务的公平性更多的是对需方而言,即医保支付方式改革会改变不同的参保群体的利益分配。本书通过分析医保支付方式改革对医保基金的影响,结合固定效应模型发现,改革效应更多地体现在了城乡居民参保群体身上,即医保支付方式改变并没有改变职工医保群体的就医行为,其县域外就医行为所带来的医保基金压力更多的是由城乡居民参保群体承担了,改革并未缩小不同医保项目参保者之间的不平等,具体分析详见第四节。

(5)可持续性分析

基于对医保基金风险这个二级指标和医保基金期望值、医保基金风险边际这 2 个三级指标的梳理和分析,可以发现:

医保支付方式改革有利于保障医保基金的可持续运行。也就是说,医保支付方式改革不仅在短期内可以使医疗费用有所下降,看到成效,而且从长期而言,医保支付方式改革也有助于减缓医保基金支出增速,降低医保基金超支风险,这对于医保基金长期稳定运行、实现政策目标具有重要意义。

第四节　县域医共体支付方式改革对老年人健康公平的影响

人口老龄化态势加剧和疾病谱转变,给我国医疗卫生服务体系和医疗保障制度带来挑战,老年人群体医疗支出占我国总医疗费用的比率不断增加。已有文献从理论和试点经验出发,较为系统地梳理了整合型医疗服务和医疗保险支付方式改革对于提升基层医疗卫生服务能力和规范供方医疗服务行为,进而控制成本和提高效率的重要作用。然而,作为医疗卫生服务的重点需求方,老年人群体从县域医共体医保支付方式改革中获益如何,其健康公平是否得到改善等问题,仍有待进一步考证。对此,本节以老年人医疗保障的公平性为切入点,旨在研究县域医共体的改革效应。具体而言,本节利用 R 县基本医疗保险数据,以 60 岁及以上人群为样本,运用固定效应模型,分析县域医共体支付方式改革对老年人医疗支出和医疗保障的影响,并解释相关机理。

一、数据来源与研究方法

1. 数据来源和变量说明

本节使用的数据来源于 R 县基本医疗保险微观数据,时间跨度为

2015 年 10 月—2018 年 6 月,共计 3707942 条结算数据[①]。本节的研究对象为 60 岁及以上的老年参保人群,同时为了构造面板数据,在限定年龄范围,并剔除关键变量缺失值和无法追踪的样本后,共得到 138168 个有效样本。

为了更好地解释县域医共体医保支付方式改革对老年人群体医疗保障的影响机理,本节选取与医疗支出相关的指标作为被解释变量,具体有:老年人医疗总费用、老年人统筹基金支出、老年人个人现金支出,分别用以观测医疗费用的总体负担、医保基金负担与个人负担。关于解释变量,作者考察县域医共体改革背景并查阅相关文献后发现,县域医共体的改革是否有成效,主要与法人治理结构的改变、医保支付方式、医疗服务价格、分级诊疗等政策措施有关,结合 R 县基本医疗保险数据情况,本节选取年龄、性别、是否在医共体内就医、就医发生的年份、就医类型和医保类型[②]作为解释变量。变量名称及其含义详见表 6.4。

2. 模型设定

为了研究县域医共体医保支付方式改革对老年人基本医疗保险基金支出的影响机理,衡量改革前后的差异,探寻差异背后的原因,本节基于 2015—2018 年 R 县个人面板数据,构建县域医共体改革对老年人医疗支出影响的实证模型,模型设定如下:

$$expense\_total_{it} = \beta_0 + \beta_1 medigroup_i + \beta_2 reform_i + \beta X_{it} + u_i + \varepsilon_{it}$$
$$(i = 1, 2, \cdots, n; t = 1, 2, \cdots, T)$$

$$expense\_fund_{it} = \beta_0 + \beta_1 medigroup_i + \beta_2 reform_i + \beta X_{it} + u_i + \varepsilon_{it}$$
$$(i = 1, 2, \cdots, n; t = 1, 2, \cdots, T)$$

$$expense\_cash_{it} = \beta_0 + \beta_1 medigroup_i + \beta_2 reform_i + \beta X_{it} + u_i + \varepsilon_{it}$$
$$(i = 1, 2, \cdots, n; t = 1, 2, \cdots, T)$$

式中,i 表示个体,t 表示年份。个人医疗总费用($expense\_total$)、个人统筹基金支出($expense\_fund$)和个人现金支出($expense\_cash$)作为被解释变量,分别用来观测医疗费用总体负担、医保基金负担与个人负担。以是否

---

① 原始数据的样本量指就医人次,即结算数据。

② 原新型农村合作医疗和原城镇居民基本医疗保险于 2016 年合并为城乡居民基本医疗保险,本节中的城乡居民基本医疗保险包含原新型农村合作医疗和原城镇居民基本医疗保险,下同。

表 6.4　变量定义及说明

变量类型	变量名称	变量定义
被解释变量	个人医疗总费用	总费用为每次统筹基金支出与个人现金支出之和
	统筹基金支出	每次就医医保统筹基金支出
	个人现金支出	每次就医个人现金支出
解释变量	是否在医共体内就医	0＝在医共体外就医 1＝在医共体内就医
	改革前后	0＝医共体改革前(2015—2017) 1＝医共体改革后(2018)
	年龄	≥60,连续型变量
	就医类型	0＝既门诊又住院 1＝仅门诊
	医保类型	0＝城乡居民医疗保险 1＝职工基本医疗保险
	性别	0＝女性 1＝男性

在医共体内就医(medigroup)为核心解释变量。X_{it} 表示改革前后、就医类型、医保类型、年龄、性别在内的一系列控制变量。u_i 为时间固定效应,表示不随时间变化的因素,ε_{it} 为个体随时间变化的误差项。

在面板数据的估计中,本节分别采用随机效应(RE)和固定效应(FE)模型进行估计,Hausman 检验的结果表明,个体效应同其他解释变量相关,因此固定效应模型的结果优于随机效应模型。同时,本节还报告了混合面板下的最小二乘估计(POLS)结果。

3. 描述性统计分析结果

表 6.5～表 6.6 报告了具体变量的描述性统计分析结果,在 2017 年 12 月实施县域医共体改革后,无论是老年人的个人医疗总费用、统筹基金支出还是个人现金支出,均由 2015—2017 年的上升趋势转为下降,且与 2017 年相比,降幅均在 50％左右。其中,老年人人均医疗总费用下降了 52.90％,人均统筹基金支出下降了 55.08％,人均个人现金支出下降了

50.59%,表明在县域医共体改革后,老年人群体的医保基金负担和个人负担均有所减轻(详见图 6.2)。

表 6.5 2015—2018 年人均医疗费用描述性统计　　　(单位:元)

年份	变量	样本量	均值	标准差	最小值	最大值
	个人医疗总费用	138168	1739.79	5900.24	0.03	385643.80
2015	统筹基金支出	138168	785.59	3516.70	0.00	168405.80
	个人现金支出	138168	954.27	3189.27	0.00	385643.80
	个人医疗总费用	138168	3907.53	14040.01	0.01	823142.50
2016	统筹基金支出	138168	2029.57	8068.75	0.00	434258.00
	个人现金支出	138168	1878.00	7630.49	0.00	546693.90
	个人医疗总费用	138168	4400.78	16041.94	0.01	783580.4
2017	统筹基金支出	138168	2267.82	8759.26	0.00	554467.1
	个人现金支出	138168	2132.97	9174.95	0.00	645075.6
	个人医疗总费用	138168	2072.62	7996.88	0.02	385974.9
2018	统筹基金支出	138168	1018.71	4574.50	0.00	188629.1
	个人现金支出	138168	1053.94	4325.53	0.00	385974.9

表 6.6 其他变量描述性统计

变量	解释	2015	2016	2017	2018
是否在医共体内就医	医共体内就医=1	0.5585	0.5281	0.5302	0.5552
	医共体外就医=0(参照组)	0.4415	0.4719	0.4698	0.4448
医保类型	职工医保=1	0.4388	0.4388	0.4388	0.4388
	居民医保=0(参照组)	0.5612	0.5612	0.5612	0.5612
就医类型	仅门诊=1	0.9630	0.8939	0.8834	0.9451
	既门诊又住院=0(参照组)	0.0370	0.1061	0.1166	0.0549
年龄	均值(岁)	71.0381	72.0381	73.0381	74.0381
	标准差	8.0134	8.0134	8.0134	8.0134
性别	男性=1	0.4826	0.4826	0.4826	0.4826
	女性=0(参照组)	0.5174	0.5174	0.5174	0.5174
样本量		138168	138168	138168	138168

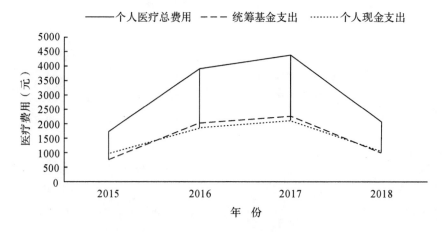

图 6.2　2015—2018 年老年人群人均医疗费用变化(单位:元)

二、实证分析结果

1. 县域医共体改革对老年人医疗支出的影响

当被解释变量为个人医疗总费用、统筹基金支出和个人现金支出时,表 6.7～表 6.9 分别呈现了运用混合模型(POLS)、随机效应(RE)、固定效

表 6.7　总医疗费用回归结果

变量	(1)混合 OLS	(2)RE	(3)FE
是否在医共体内就医	−177.1905***	−154.2717***	−35.9579
	(26.7580)	(26.2247)	(31.4344)
改革后	−545.7038***	−562.4157***	−1683.1736***
	(22.4773)	(22.4939)	(47.5944)
医保类型	1121.0602***	1134.5866***	—
	(31.8233)	(31.7684)	—
其他变量	控制	控制	控制
观测数	552,672	552,672	552,672
R^2	0.2677	0.2257	0.2273

注:括号内为稳健标准误;*** $p<0.01$, ** $p<0.05$, * $p<0.1$。

表 6.8　统筹基金支出回归结果

变量	(1)混合 OLS	(2)RE	(3)FE
是否在医共体内就医	164.5618***	158.2555***	146.1312***
	(16.6443)	(16.1189)	(18.5406)
改革后	−246.2901***	−257.5097***	−864.8148***
	(12.6050)	(12.6278)	(26.2292)
医保类型	864.0371***	871.9060***	—
	(17.8136)	(17.8718)	—
其他变量	控制	控制	控制
观测数	552,672	552,672	552,672
R²	0.2794	0.2400	0.2415

注:括号内为稳健标准误;*** p<0.01,** p<0.05,* p<0.1。

表 6.9　个人现金支出回归结果

变量	(1)混合 OLS	(2)RE	(3)FE
是否在医共体内就医	−341.7351***	−308.7009***	−182.0633***
	(15.3351)	(14.9755)	(19.7578)
改革后	−299.4228***	−308.3630***	−818.3199***
	(13.2633)	(13.2728)	(28.2689)
医保类型	257.0593***	265.3812***	—
	(19.7220)	(19.6102)	—
其他变量	控制	控制	控制
观测数	552,672	552,672	552,672
R²	0.1582	0.1319	0.1330

注:括号内为稳健标准误;*** p<0.01,** p<0.05,* p<0.1。

应(FE)方法的回归结果。当被解释变量为个人医疗总费用时,混合 OLS 回归和随机效应模型的结果均显示,在医共体内就医的医疗总费用显著低于医共体外,固定效应模型的结果同样显示,在医共体内就医降低了医疗总费用。此外,在 2017 年底实施县域医共体改革后,老年人个人医疗总费用与改革前相比有了明显下降,这表明县域医共体改革效应明显,有利于控制老年人群医疗费用的上升。从医保类型来看,职工基本医疗保险的参保老年人个人医疗总费用显著高于城乡居民医保的参保老年人。

表 6.8 和表 6.9 的回归结果表明,当被解释变量为统筹基金支出时,在医共体内就医的基金支出高于医共体外;而当被解释变量为个人现金支出时,在医共体内就医的个人负担低于医共体外。这一结果说明,在医共体内就医时报销比率高,老年人个人负担轻,在医共体外就医则相反。从年份来看,与 2015—2017 年相比,改革之后无论是统筹基金支出还是个人现金支出,均有所下降。这表明县域医共体改革不仅减轻了老年人群体的医保基金压力,也降低了个人负担。从医保类型来看,职工基本医疗保险参保老年人群体的统筹基金支出和个人现金支出均高于城乡居民医保参保老年人群体,说明参加职工医保的老年人群体实际发生的医疗费用更高,即可能大部分职工医保参保者更偏好去医共体外就医,给医保基金和个人支出都带来了更大压力,但这一结论还需进一步验证。

2. 不同医疗保险参保人群的差异分析

为了进一步分析县域医共体的改革效应,更好地观测职工医保老年人参保群体与城乡居民医保老年人参保群体对改革的就医行为反应,本节进而区分不同医保类型的人群,在基准回归结果的基础上利用固定效应模型进行分析,回归结果详见表 6.10～表 6.12。

尽管县域医共体改革切实有效地控制了医疗费用的上升,使得不同参保人群的医疗总费用、统筹基金支出、个人现金支出均有所下降,但分不同

表 6.10　分医保类型总医疗费用回归结果

变量	(1)职工医保	(2)城乡居民医保
是否在医共体内就医	464.5902***	252.4162***
	(53.7695)	(35.4840)
改革后	−2313.0002***	−1230.0661***
	(78.1615)	(58.9821)
其他变量	控制	控制
观测数	242,516	310,156
R^2	0.2436	0.2102

注:括号内为稳健标准误;*** $p<0.01$, ** $p<0.05$, * $p<0.1$。

表 6.11　分医保类型统筹基金支出回归结果

变量	(1)职工医保	(2)城乡居民医保
是否在医共体内就医	−201.6565***	212.2675***
	(34.0144)	(17.4586)
改革后	−1312.3651***	−547.1510***
	(50.4708)	(24.6628)
其他变量	控制	控制
观测数	242,516	310,156
R²	0.2573	0.2451

注:括号内为稳健标准误;*** p<0.01, ** p<0.05, * p<0.1。

表 6.12　分医保类型个人现金支出回归结果

变量	(1)职工医保	(2)城乡居民医保
是否在医共体内就医	−262.8869***	40.1561*
	(29.1999)	(21.1033)
改革后	−1000.5792***	−682.8877***
	(40.9927)	(38.6286)
其他变量	控制	控制
观测数	242,516	310,156
R²	0.1160	0.1533

注:括号内为稳健标准误;*** p<0.01, ** p<0.05, * p<0.1。

医疗保险类型的回归模型结果却表明,职工基本医疗保险的参保老年人,不仅在医共体内就医的医疗总费用低于医共体外,而且在医共体内就医的统筹基金支出也低于医共体外;而城乡居民医疗保险的参保老年人在医共体内就医的医疗总费用、统筹基金支出均高于医共体外。这一结果说明,与城乡居民医保的参保者相比,职工医保的参保老年人在就医时,更多地选择县域外的医疗机构,导致其医疗费用总体攀升。而且,职工医保的参保老年人在医共体内就医的个人现金支出明显低于医共体外,而城乡居民医保的参保老年人群的个人现金支出则高于医共体外。这进一步说明了不同医保类型参保老年人在县域医共体改革中的不公平就医行为,职工医保的参保老年人更容易选择县域外就医,给医保基金带来更大的压力,也进一步挤占了城乡居民医保参保者的医保资源。而且,县域医共体改革并未改变职工医保参保老年人的就医选择,不利于医疗服务利用的下沉,增加了不同医保群体参保老年人的医疗服务利用不公平。

三、研究结论

本节以老年人医疗服务利用的公平性为切入点,旨在研究县域医共体医保支付方式改革的效果。基于 R 县基本医疗保险数据,本节首先分析了县域医共体医保支付方式改革对老年人医疗支出的总体影响;在此基础上区分不同参保人群,探索县域医共体改革对老年人医疗支出的影响机理,分析了不同参保人群间的医疗服务利用公平性问题。本节研究结论如下:

(1)县域医共体改革可以有效控制老年人群医疗费用的攀升,减轻老年人群医保基金和个人负担压力。与 2015—2017 年相比,不论是医疗总费用,还是统筹基金支出与个人负担,均在 2018 年显著降低,说明县域医共体医保支付方式改革可以降低老年人群的医疗费用。

(2)县域医共体医保支付方式改革促进了分级诊疗机制的建设。在县域医共体内就医的老年人群医疗费用明显低于医共体外,且在医共体内就医所发生的费用大都由医保基金承担,个人负担轻,在一定程度上能够促使更多就医者选择在县域内就医,从而提高县域医共体内的基层就诊率。

(3)县域医共体医保支付方式改革并未缩小不同医保项目参保老年人之间的不平等。县域医共体的改革效应更多体现在城乡居民医保的老年人参保群体上,即县域医共体改革使更多的城乡居民留在了医共体内就医,降低了医疗费用和医保基金支出。相对富裕的群体即职工医保参保老年人群体更多地选择去医共体外就医,增加的医疗支出和医保基金压力,则更多由广大弱势群体即城乡居民医保参保老年人群体承担。

四、政策建议

医保支付方式改革是重建县域医共体激励机制的决定性手段,是医共体形成长效内生动力的制度引擎,是推进县域医共体建设的"牛鼻子",对于医共体内成员单位的利益整合至关重要。浙江省各县域在推动医共体医保支付方式改革中进行了有效的探索,获得了宝贵的"浙江经验"。例如德清县从绩效管理和医保支付角度同步推进 DRGs 权重绩效法付费改革，增强内生动力；瑞安市、德清县、东阳市、普陀区结合家庭医生签约服务，开展基层门诊按人头付费；东阳市、缙云县开展精神疾病、康复治疗按床日付费；淳安县、余姚市、德清县探索建立医共体医保专员派驻制，将医保监管延伸到医共体内部[①]。本书通过对浙江省各地市的医共体医保支付方式改革文件进行评估，的确发现政策的有效性、激励性、可行性和可持续性都得到了切实提升。但是目前的医保支付方式改革刚刚起步，需要更细致的细节性制度设计。而且，在公平性评估中，职工医保和城乡居民医保参保者的医疗费用和基金支出还存在不公平的问题，其所反映出的县域外就医和医保基金外流的问题并未完全因医共体的实施而得到扭转。随着医共体医保支付方式改革的推行，针对政策实施效果的评估也需要跟进。本书通过对医共体医保支付方式改革文件的评价，分别从提升有效性、激励性、公平性、可持续性和可行性五个维度对未来的制度改革提出如下建议。

1. 有效性：充分考虑各方主体的利益关系，科学进行预算管理

"打包付费"是各地新医保支付方式所普遍采取的措施，但"打包付费"不等于总额预算，即便是打包，也不能只打医共体的包，应该分为县域外、县域内医共体和县域内民营三种，以此解决权责不对等的问题，实现医保基金在医共体内部公平分配，形成长效的利益驱动机制。各地在编制总额之前需要进行医疗成本核算，将医保基金由"医疗业务收入"转为"成本支出"，进而规范医生诊疗行为和患者就医习惯[②]。在编制总额的时候，要充分考虑医共体各方主体的利益关系，将医共体作为整体与医保部门进行谈判，但也要顾及医共体内各成员单位的利益协调机制，不能因基层医保预算额度低而影响基层增加病人诊治的动力和牵头医院资源流向基层的积极性[③]。总额预算的不足之处，是可能诱致医疗机构降低服务质量，推诿使用较多医疗资源的重症患者。因此，在支付方式的改革中也要维护使用资源多的重症患者的医保权益。

---

① 张平.县域医共体建设的浙江承载[J].卫生经济研究,2018(12):3-6.
② 章平.县域医共体:要打通"关键路径"[J].中国卫生,2019(3):82-83.
③ 黄胜利.当前县域医共体建设存在问题及对策思考[J].中国农村卫生事业管理,2019,39(12):838-841.

2. **激励性：通过 DRGs 推动绩效管理与医保支付的"双激励"功能**

在医保支付方式的改革中,最重要的是如何通过支付方式的杠杆建立医共体内部利益分配平衡协调机制。德清县医共体医保支付方式改革的经验表明,住院 DRGs 改革不仅是一种有效的支付方式,更重要的是可以用于医院绩效管理,激发医疗服务供方主体的内在动力。对于医共体的医疗质量和绩效考核标准设置更加多元,且根据区域设置差别性的绩效系数。目前主要依托绩效数量指标,建议增加医疗质量指标、安全指标以及预防保健指标。推动医共体真正关注病人本身,具有人文关怀,而不只是看到一个个疾病,从"以治疗为中心"转向"以预防为中心",加强预防保健和健康管理工作,实现精细化管理和治疗。

本书建议根据区域的实际情况来确定是否采用 DRGs 点数法,建议点数法使用在医保基金收支平衡的地区。在老龄化加速的地区,医疗责任交到医院会造成医保基金超支较多,建议这些地区采用其他更为适合的支付方式。同时,需要进一步精细化 DRGs 疾病诊断分组,尤其是操作组和手术组,再在各市形成统一的疾病分组方案。在该方面,建议在医疗保险第三方的 DRGs 支付方式设计团队中加入专业医疗人员,以此设置更为合理数目的 DRGs,以及合理标准的 DRGs。此外,实现 DRGs 多角度控费的功能,大包调整医院,小包调整医疗行为。在现阶段要进一步加强住院病案的规范化建设。目前一些医院的住院病案首页填写还不规范,相关数据不够准确,给 DRGs 团队完善疾病分组的工作带来困难,需要加强病案填写的规范性。

3. **公平性：通过完善医保差别化待遇政策,引导医保病人合理有序就医**

推进分级诊疗政策实施,细化分级诊疗转诊目录,加强基本医疗保险差异化报销策略,充分发挥医保报销政策的杠杆作用。县域医共体改革并没有改变大部分职工医保参保者的就医行为,或者说现行的差异化医保报销政策不足以使职工医保参保者放弃购买较高价格的医疗服务。本书建议,一方面,可加大县域医共体内外就医的医保报销差距,尤其是对退休和在职职工群体,在现行政策下,在职职工县域外就医住院报销比率为 75%

～85%，退休职工县域外就医住院报销比率为80%～90%，且不区分金额段，可考虑根据不同就医金额设置不同的县域外报销比率，尤其是对大于3万元的高额医疗费用要额外减少报销比率；另一方面，要强化分级诊疗制度建设，细化医共体内外医疗机构转诊目录，减少高额医疗费用的发生。例如安吉县通过紧密型合作办医、建立优势学科等为122种"县内不轻易外转疾病"提供技术支持，从而最大限度提升县域就诊率。

4. 可持续性：建立医保基金风险预警机制，加强对医共体的监督管理

县域医共体改革不仅在短期有利于控制医疗费用增长，而且从长期看，也有利于减缓医保基金支出增速，降低医保基金超支风险。考虑到县域医共体作为基层医疗治理的单元，对构建整合型医疗卫生服务体系有深远影响，为了观测县域医共体的长期改革效应，提高医保基金使用效率，我们建议相关监督机构可建立基本医疗保险基金风险预警机制，尤其是通过对医保基金支出的风险边际测算，对不同医共体医保基金的使用进行预警，约束医共体的诊疗行为，避免过度医疗现象的产生，控制医疗费用的增长，保障医保基金的可持续运行。

5. 可行性：协调推进配套改革，加强医共体治理体系建设

医保支付方式改革的成败严重依赖配套改革的推行情况，尤其是医疗服务价格改革、财政制度改革、分级诊疗体系与信息化建设。目前市、镇两级还存在医疗服务价格倒挂现象，合理比价关系尚未形成，与医共体一体化管理机制存在冲突。基于编制的财政补偿体制也面临着向绩效购买服务的转型，这种财政制度改革为医共体改革提供了有效保障。还需要加快基层信息化建设，开设远程医疗、智慧医疗等服务来配合家庭医生的工作，提高基层医疗卫生服务能力，提升县域内就诊率，以配合支付方式改革。这些配套措施共同改善医共体的治理体系，一方面，对于医共体应当避免多头管理，明晰医保部门、卫生健康部门、财政部门以及人力社保部门等各自的职权；另一方面，对于医共体适当放权，同时保障其医保权、价格权、行政权和财务权，以促进医共体发展。

第五节　本章小结

　　本章首先从改革背景、理论和试点经验出发,对我国县域医共体改革和支付方式改革进行了较为系统的回顾。县域医共体建设已被实践证明是促进分级诊疗、提升基层卫生服务能力的可行方案;医疗保险支付方式改革则是规范医疗服务提供方行为、控制成本、提高效率的有效手段。两者相辅相成,成为进一步推动深化医药卫生体制改革的重要举措(见第一节和第二节)。在此基础上,本章以浙江省推动紧密型县域医共体实践为例,对已经开展县域医共体医保支付方式改革的 11 个地市进行政策评估,改革政策在结构评价和过程评价中具有较好的表现(见第三节)。最后,基于健康公平,本章利用 R 县基本医疗保险结算数据,分析了县域医共体支付方式改革的效果,研究揭示了不同医疗保险类型的参保老年人,其医疗服务利用和医疗费用负担存在差距,县域医共体改革并未改进不同老年人群体的结果公平(见第四节)。

　　尽管县域医共体医保支付方式改革在一定程度上控制了成本,提升了效率,然而实证研究的结果却表明其并未兼顾"弱者优先"的正义原则——使弱势群体获得更多的保障资源分享。改革的结果评价显示,目前的县域医共体改革方案牺牲了部分弱势群体的利益——城乡居民医保的参保老年人群更多地被留在县域内就医,改革并未本质上减少职工医保参保老年人的域外就医行为。在县域医共体医保支付方式改革如火如荼进行的同时,如何保证不同老年人群体间的健康公平和弱势群体的利益,应该引起我们足够的重视。

第七章 旨在提高老年福祉的整合照护路径探索

　　在老龄化社会,人口预期寿命的延长往往与失能失智生存相生相伴。根据中国老龄科学研究中心的数据,到 2015 年底,全国部分失能和完全失能的城乡老年人约 4000 万,占老年人口的 19.5%。其中完全失能人口 1240 万,占老年人口的 6.05%[①]。根据世界阿尔兹海默症报告的测算,中国是失智人口最多的国家,已达 950 万[②]。失能失智带来医疗需求和长期照护需求增长的双重压力,在长期照护服务与保障体系存在制度性缺失的背景下,社会性住院给医疗保障制度带来巨大的运行压力[③],也进一步加剧了老年人群体健康和照护福利享有的不公平。因此,为了满足老年人长期照护和医疗服务需求,增进老年人的健康公平,推进整合照护模式,发展医、养、护一体化服务,成为老龄社会的迫切需求。本章以发展失能失智老年人统一需求评估为抓手,探讨旨在提高老年福祉的整合照护模式与可行路径。

---

　　① 数据来自国家老龄科研中心。

　　② 数据来自 World Alzheimer Report 2015: The Global Impact of Dementia[R]. Alzheimer Disease International, 2015.

　　③ 戴卫东."社会性住院"现象及其干预路径:一个文献分析[J].安徽师范大学学报(人文社会科学版),2015,43(1):45-51.

第一节　老龄社会整合照护的必要性

一、整合照护与医养结合

整合照护(Integrated Care),是西方的概念,是指整合不同的照护资源,由单一的组织或者由一个以上的组织共同提供卫生和社会服务[①]。在卫生服务系统内部,整合照护是一种垂直整合,即连接初级卫生保健和次级医疗卫生服务,例如我国的县域医共体改革;横跨卫生和社会服务系统,整合照护是一种横向整合,是对健康服务和社会照护的整合。面对老龄社会带来的照护需求变化,整合照护可以解决在医疗和照护过程中的碎片化问题,可以提高资源的利用效率、服务质量和照护的连续性。因此,整合照护需要跨部门、跨学科、跨团队的合作,实现资金管理、人力资源、政策规划、信息管理和质量管理等功能的协调统一。

在我国的表述中,虽然整合照护的提法不常见,但是中央和地方所主张的"医养结合"就是整合照护的内涵。有限的医疗卫生和养老服务资源以及彼此相对独立的服务体系远远不能满足老年人的需要,应该为老年人提供医疗卫生与养老相结合的服务。具体而言,医养结合的内涵是向全体老年人提供的,集合生活照护、精神慰藉、文化娱乐等养老服务,以及专业的健康检查、医疗保健、疾病诊治、临终关怀等医疗照护服务为一体的新型养老服务模式[②]。医养结合体现了整合照护的特点,它是将医疗融入养老中,有助于满足高龄、空巢、失能、患病老年人的多重需求[③]。有学者认为,医养结合是一种有病治病、无病疗养,医疗和养老相结合的新型养老模式[④]。也有人认为,医养结合把老年人健康医疗服务放在更重要的地位,本

① 杜鹏,李兵,李海荣."整合照料"与中国老龄政策的完善[J].国家行政学院学报,2014(3):86-91.

② 宋璐,王超.从覆盖到发展:医养结合养老模式三步走战略[J].求实,2016(9):62-69.

③ 赵晓芳.积极老龄化视角下的"医养结合":理念、逻辑与路径[J].社会福利(理论版),2019(12):22-30.

④ 见《国务院关于加快发展养老服务业的若干意见》(国发〔2013〕35号),2013.

质是养老服务的充实和提高①。

　　医养结合为老年群体在地理空间上提供一种可及性的医疗和照护服务②。无论是整合照护还是医养结合，都是通过两个主要路径实现的，即机构整合模式和社区整合模式。我国目前对医养结合的理解还是以机构整合为主，可直接解释为"医院＋养老院""医疗＋养护"③。但是，由于90％以上的老年人居住在家中，大力发展以居家和社区为基础的医养结合才是未来提高大多数老年人福祉的主要模式，通过整合初级卫生保健系统、社区养老服务体系和社会的多元主体参与，才能实现社区资源的优化配置，提高照护的效率和质量。从医养结合的内容上来说，有学者认为医养结合提供了"医""养""护"全面支持④，也有人认为医养结合中的"医"是健康管理，突发疾病时的应急举措和护理康复等，"养"是健康管理和长期照护，核心是长期照护⑤。

　　本书将医养结合定义为整合医疗和养老资源，实现资源优化配置的一种养老模式。其中的"医"主要指医疗康复护理和保健服务，包括疾病的诊治、预防保健、康复服务等；"养"主要指日常生活照护、文化娱乐活动和精神慰藉服务。通过医疗和养老的有机结合，使得医疗服务与养老服务功能有效整合，满足老年人的多元化需求。根据《国务院关于加快发展养老服务产业的若干意见》（国发〔2013〕35号）和《国务院办公厅转发卫生计生委等部门关于推进医疗卫生与养老服务相结合的指导意见》（国办发〔2015〕84号）等文件，积极推进医疗卫生与养老服务相结合，推动医养结合发展，成为政府推动、社会普遍关注的重要民生问题。医养结合是当前老龄化社会面临的重点任务，也是国家积极应对人口老龄化战略必须回应的痛点和难点。

---

　　①　王素英，张作森，孙文灿．医养结合的模式与路径——关于推进医疗卫生与养老服务相结合的调研报告[J]．社会福利，2013(12)：11-14．

　　②　朱凤梅，苗于强．老龄化背景下"医养结合"的内涵、现状及其困境[J]．中国卫生经济，2018，37(3)：11-15．

　　③　李华才．依托信息化，创建医养结合服务新模式[J]．中国数字医学，2015，10(12)：1．

　　④　邓大松，李玉娇．医养结合养老模式：制度理性、供需困境与模式创新[J]．新疆师范大学学报（哲学社会科学版），2018，39(1)：107-114，2．

　　⑤　董红亚．养老服务视角下医养结合内涵与发展路径[J]．中州学刊，2018(1)：59-64．

二、医养结合的挑战

我国已经步入老龄化社会，并且正在经历从快速人口老龄化阶段（1999—2022 年）到急速人口老龄化阶段（2022—2036 年）的转变①。截至 2019 年底，我国老年人口达到 17603 万人，65 岁及以上老年人口占比升至 12.57%②。预计到 2050 年前后，我国老年人口数将达到峰值 4.87 亿，占总人口的 34.8%③。银发浪潮快速提升了医疗和养老需求。与此同时，中国的老龄化呈现出未富先老、家庭照护能力日渐削弱、失能失智群体迅速增长、养老机构数量和服务质量不足、慢性病日益严重等特点，这些挑战需要体制机制的创新加以解决，尤其是整合有限的资源，应对变化的医疗和养老需求。当前我国养老的最大难题之一是解决碎片化问题，在获得养老服务的同时，如何能够实现获得医疗护理的便捷性④。因此推行整合照护，发展医养结合服务，作为积极应对人口老龄化的长久之计，有利于满足老年人多层次、多样化的健康养老服务需求。

国务院出台的一系列文件⑤指出，目前有限的医疗卫生和养老服务资源以及彼此相对独立的服务体系远远不能满足老年人的健康和照护需要，推行包括医养结合在内的整合照护服务的迫切性已经达成共识。但是，推行整合照护还存在一系列的严峻挑战，具体包括以下四个方面：

首先，制度壁垒严重，即行政分割、条块管理使得各部门之间无法协调合作。我国医养结合的制度安排是一种行政分割的多头管理体制，管理"部门化"和政策"碎片化"是导致医养不能有效结合的主要体制性障碍。

---

① 总报告起草组，李志宏. 国家应对人口老龄化战略研究总报告[J]. 老龄科学研究，2015，3(3)：4-38.

②③ 中华人民共和国国家统计局. 2019 年总人口统计数据[EB/OL].（2020-04-20）[2020-04-20]. https://data. stats. gov. cn/easyquery. htm? cn=C01.

④ 汪连杰."银发浪潮"背景下全面推行医养结合养老模式问题研究[J]. 晋阳学刊，2017(4)：131-139.

⑤ i. 国务院办公厅. 关于推进医疗卫生与养老服务相结合的指导意见[EB/OL].（2015-11-20）[2020-04-20]. http://www. gov. cn/zhengce/content/2015-11/20/content_10328. htm. ii. 中华人民共和国国家卫生和计划生育委员会. 国务院关于加快发展养老服务业的若干意见[EB/OL].（2013-10-15）[2020-04-20]. http://www. moh. gov. cn/jtfzs/s3581c/201310/2a3a3148e1d8452287b3841f1dfb9d7c. shtml.

目前,医养结合涉及医疗卫生服务和养老服务两大领域近 20 多个行政部门,各部门都有自己的行政体系,有自己的职责分工。虽然上海、青岛、苏州等试点城市都尝试由政府强力推动来打破行政体制壁垒,但是上级政府依然属于行政分割的多头管理体制,其结果就是行政管理体制下改上不改、改也难改。

其次,医疗资源配置不合理,基层医护人员开展医养结合服务动力不足。由于目前护理型养老机构和护理院供给不足,那些需要长期照护或晚期临终的病人没有获得相应的照护服务,只能长期滞留医院,造成了"压床""住院难出院更难"的困境,占用了大量的医疗资源,不仅给老年人及其家人带来沉重的经济负担,也造成了大量医疗资源的浪费。在社区卫生服务中心,医疗设备和医护人员都远远不能和大医院相比,更加缺乏专业护理人员。加之基层医疗卫生服务任务艰巨,医养结合又没有专门的经费来源,老年人购买医养服务的经济能力不足,这使得医护人员开展医养结合的积极性不高,尤其限制了居家社区医养结合的开展。

再次,养老机构的医疗服务能力较弱,专业人才缺乏。当前养老市场需求巨大和专业人才供给不足之间的矛盾突出,老年人口的快速增长和人们对于生活质量要求的提高,使得专业护理人才的缺口越来越大。而当前市场上的护理人员大多是学历偏低、缺乏专业知识的中年妇女,这就使得养老市场难以达到医养整合服务的专业化要求。即便在已经引入医疗服务的养老机构,受制于医生职业发展空间的限制和职称评聘等现实困境,医护人员也多不愿意到养老院工作,养老院医疗专业人才缺乏的问题很难解决。

最后,缺乏筹资渠道和经费来源,医养结合可持续性堪忧。目前医养结合涉及的支付渠道主要有两个制度,一是基本医疗保险基金报销目录内的医疗费用,二是部分地区实施的长期护理保险基金补偿护理费用。但是由于没有整合现有的基金资源,又受制于基本医疗保险保障的风险性质要求,治病的"医保钱"不能转为"养老钱",需要长期康复和照护的患者依然面临着大量的资金缺口。目前医养结合的乱象也难以治理,不少机构开展医养结合的目的是为了套取医保基金。另一方面,目前长期护理保险基金筹资主要来源于基本医疗保险,财政根据基金使用情况给予补助。从长远看,医疗保险基金本身应该收支平衡,长期并不会也不应该有可持续的基金结余来支持长期护理保险制度的发展运行,而且目前的长期护理保障也以重度失能为主,大量的轻度、中度失能老年人的照护需求还缺乏制度性保障。

综上所述,虽然目前医养结合的需求量不断增加,但是受制于行政管理体制的分割,养老和医疗资源没有得到优化配置,需求和供给之间无法形成良性互动机制;医和养各自存在严重的结构性矛盾和专业性不足等问题,限制了医养结合的发展;更重要的是资金不足与资源浪费并存,且无法调动各方主体的内生动力,制约了医养结合的可持续发展。

第二节　整合照护的制度政策体系:医养护一体化

2020年11月,《中共中央关于制定国民经济和社会发展第十四个五年规划和二〇三五年远景目标的建议》发布,明确提出实施积极应对人口老龄化的国家战略。其中,构建居家社区机构相协调、医养康养相结合的养老服务体系成为一项重要任务。但如上节所述,我国的整合照护与医养结合依然面临严峻的挑战,构建旨在提高老年福祉的整合照护体系需要从国家层面完善顶层设计,建立健全整合照护的服务体系,并实现体制机制的创新。

一、整合照护的政策与服务体系建设

我国的整合照护在"十三五"时期就已经在国家宏观战略布局中被提到较高的地位,2016年国家"十三五"规划纲要提到了深化医养结合的内容。尤其在民政事业发展"十三五"规划中,专门把"医养结合"作为一节单列,明确提出要加快推进医疗卫生与养老服务相结合,建立健全医养结合体制机制和政策法规,推动医疗卫生和养老服务资源有序共享,形成覆盖城乡、规模适宜、功能合理、综合连续的医养结合服务网络。2016年中共中央、国务院发布了《"健康中国2030"规划纲要》,在促进健康老龄化的部分也提出了推动医养结合,鼓励社会力量兴办医养结合机构。如今,"十四

五"时期已经开启,医养结合继续作为"十四五"规划的重点内容被提出,体现了国家对于整合照护体系建设的决心,也亟须对整合照护的制度政策、体制机制做科学的研判和设计,真正实现提高老年人福祉和健康公平的目标。

1. 加强整合照护的顶层设计

有效整合医疗和养老服务资源已经成为满足老年人健康养老需求的题中之义。首先,只有通过整合照护才能有效回应老年人的多样化需求,提高医疗和养老服务质量,进而改善老年人的生活自理能力和身心健康水平,最终实现健康老龄化;其次,通过构建整合照护服务体系才能实现养老和医疗资源的优化配置,降低老年人家庭照护的经济负担,降低社会化养老的医疗成本;最后,通过建立整合照护政策才能促进并规范社会力量参与服务供给,提高专业人才队伍能力,构建多元共治的治理结构。

目前,国内对于什么是整合照护、整合照护的内涵是什么,及其与"医养结合"的关系如何,尚缺乏基于科学研究基础的共识。这恰恰是整合照护的基础环节。在这个基础上,应该重视对整合照护的顶层设计,避免碎片化的制度体系和服务体系。随着人口老龄化的发展,一些国家整合了老年人的医疗和福利服务资源,通过设置单一部门,以做好养老和医疗服务的统筹,解决因部门割裂而带来的制度壁垒。部门分割、职责不清所反映的体制机制问题,是制约整合照护发展最大的制度障碍。

基于国外"整合型照护"的五大要素:以人为本的照护、整体或需求评估、照护服务和/或专业人员的整合与协调、合作以及服务对象的自我管理,本书主张以老年人统一需求评估为抓手,整合社区和机构医养服务资源,建构医养结合的可行路径,切实推动整合照护体系建设。整合照护需要国家和省级政府层面政策的顶层设计,在具体的政策执行层面,应该以县(区、市)为单位建立区域整合照护管理中心,负责整合照护的协调、服务工作;由居民申请或家庭医生代为提出申请,中心进行初步筛查,对符合要求的申请对象进行统一的第三方需求评估。

然后,在街道(乡镇)和卫生服务中心(卫生院)联合成立居家医养结合服务小组,整合养老和医疗双方资源,制定规范的操作标准,组建专业的服务队伍,实现专业人员间的整合与协作,进而形成稳定的服务模式。

根据需求评估结果,为服务对象制定针对性的整合照护服务计划并核定服务项目,依托社区卫生服务中心、居家养老服务中心或者联合第三方提供居家整合照护服务。具体的服务内容包括四大块:基本生活照顾服务、精神心理照顾服务、康复护理照护服务、医疗护理服务。在主动输送服务的同时,积极提升服务对象对于疾病的自我管理能力,降低整合照护服务成本。最后,通过第三方进行服务质量评估之后结案(包括服务对象死亡、转好和转介三种情况)。整合照护的路径图见图7.1。

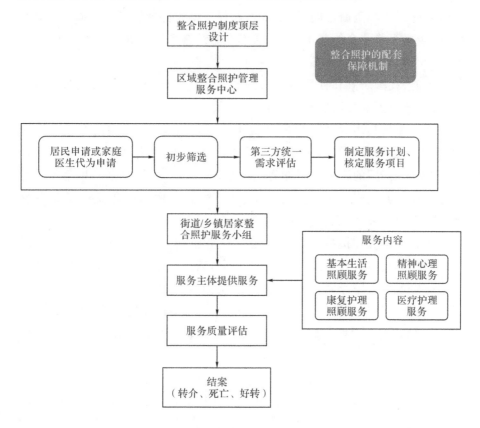

图 7.1　整合照护的路径图

2. 推进居家和社区的整合照护

整合照护作为应对人口老龄化的长久之计,有利于满足老年人多层次、多样化的健康养老服务需求,已成为政府与社会普遍关注的重点。民政事业"十三五"规划纲要提出,要重点加强医养结合机构建设,在深化养老服务供给侧改革时强调重点发展医养结合型养老机构。机构的医养结合固然重要,但是90％以上的老年人居住在家中。居家养老不只是中国的传统文化,其实全世界都在强调"在地老化"(Ageing in Place)的概念。社区卫生服务中心在医养结合服务的建设与发展中起着至关重要的作用,尤其是在老年人的慢病管理与长期照护方面①。另一方面,政府应该加强对机构医养结合的监管,医养结合型养老机构如果不规范行为,给医保基金带来的压力和负面影响,最终将影响到老年人自身的权益和福祉。相比而言,居家医养结合的成本较低,老年人能在熟悉的环境中度过晚年,也有助于身心健康以及社会参与。

目前,我国居家和社区整合照护的模式尚不清晰,综合文献与实地调研,可细分我国的社区居家型医养结合模式为三种。

第一种是利用社区卫生服务机构的床位资源,在机构内开设养老床位,实现分级诊疗与服务协同,如武汉市江汉区常青街社区卫生服务中心提供"先医后养"的康复养老服务;深圳罗湖医疗集团(公立)、中信产业基金等以社区卫生服务机构为依托开展基于社区的医养融合服务,提高机构区内床位周转率,实现"楼下医疗、楼上养老"②。

第二种是医疗机构联合社区卫生服务机构,即结合医院专科服务优势,以智能信息化(远程医疗)平台为桥梁,辐射所在社区的居家老人,将养老服务需求纳入医疗服务供给体系中,并针对养老功能加以整合,将三级医院优质医疗资源带到一、二级医疗机构、家庭、养老机构等,实现医院已有功能的辐射化,增强基层单位的医疗与养老服务能力,形成医院、社区、

---

① i. 朱亚珍,朱凌燕,许燕玲.社区卫生站护士对医院—社区—家庭慢性病一体化管理体验的质性研究[J].中华护理杂志,2018,53(5):528-532. ii. 赵庆,刘贤亮,牛淑珍,等.慢性病患者医院—社区联动延续护理质量指标的研究进展[J].中华护理杂志,2018,53(11):1386-1390. iii. Spoorenberg S L W, Uittenbroek R J, Middel B, et al. Embrace, a model for integrated elderly care: Study protocol of a randomized controlled trial on the effectiveness regarding patient outcomes, service use, costs, and quality of care[J]. BMC Geriatrics, 2013, 13(1): 62.

② 湖北省卫生和计划生育委员会.武汉:江汉区积极探索医养融合服务新模式挖潜康复养老五大优势[EB/OL].(2014-06-19)[2019-05-04]. http://www. hbwsjs. gov. cn/detail/201406191 12022623001. htm.

居家三位一体的"医养联合体"模式,如北京老年医院、杭州康久医疗等[①]。

第三种是社区卫生服务机构和辖区内养老机构合作,发挥社区卫生服务中心的专业优势,为社区老年人提供基本医疗与护理服务,同时让老年人就近得到日常照料。这种模式能够有效整合社区内的"医+养"资源,如深圳渔邨社区老年人日间照料中心与社康中心签订了《医养融合合作协议书》、上海市社区卫生服务综合改革等[②]。

3. 加快整合照护的平台建设

在数字中国的建设中,加快数字社会建设步伐,促进公共服务和社会运行方式创新,构筑全民畅享的数字生活,是"十四五"规划中的美好蓝图。这一图景为整合照护提供了重要的信息化手段和应用场景,即通过信息智慧化平台建设,可以推进医养结合的有效实施。图 7.2 是浙江大学老龄和健康研究中心与江干区卫生健康局合作的医养结合信息智慧平台的框架。以区县为例,在区域内成立医养护一体化的服务管理中心,逐步打通省市级医院、社区卫生服务中心、医养结合机构之间的数据壁垒,实现区域医养健康信息互联互通,相关信息在健康服务平台内部流转、评估、筛选后进行派单。第一步开放给医养结合机构,逐步覆盖至多方医养服务供给机构,形成多部门、街道社区、社会力量(社会办医、养老院、志愿者)、家属等广泛参与的线上联动工作机制。

医养结合的抓手可以是整合民政、卫健、残联等部门的整合型评估体系,通过整合评估实现信息共享,整合资源,提高效率。浙江大学老龄和健康研究中心团队协助杭州市人力资源和社会保障局、杭州市民政局起草了长期照护需求统一评估标准(见杭人社发〔2018〕262 号和杭民发〔2019〕44号),给未来打破部门壁垒的医养结合评估初步奠定了基础(见本章第三节)。

---

① 北京老年医院.建设区域医养结合服务体系[EB/OL].(2018-01-08)[2019-05-04].http://www.lnyy.com.cn/Html/News/Articles/12346.html.

② 郭斌.城市社区居家养老中的卫生服务提升研究——以上海市 XHCQ 社区卫生服务中心为例[J].领导科学论坛,2015(19):10-11,56.

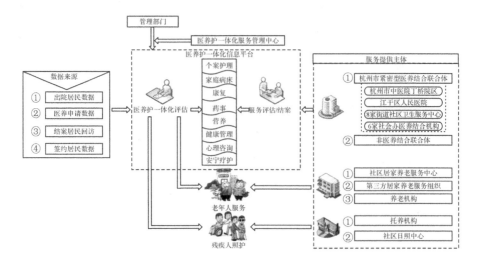

图 7.2　医养结合信息智慧平台框架图

二、整合照护的体制机制创新:杭州"江干模式"①

浙江省杭州市是全国医养结合的先行试点,2014 年 5 月,浙江省杭州市江干区以全科签约为载体,在全市率先探索建立医养护一体化服务新模式。截至 2020 年底,江干区户籍总人口 51.87 万人,60 周岁及以上老年人口 11.43 万,占全区户籍总人口 22.04%;80 周岁及以上老年人口 1.95万,占老年人口 17.03%②。人口老龄化程度持续加深,并伴随高龄化、失能化、空巢化等特点,老年人对医疗服务的需求日益突出。江干区为了响应社会关切,助推医疗、养老、康复、护理、安宁疗护等多业态融合发展,为推进医养结合、实现健康老龄化提供了"江干模式"。2019 年江干区率先建立"江医生"健康服务信息数据平台,2020 年启动紧密型医养联合体工作。

1. 以社区居家为基础的医养护一体化服务管理体系

医养护一体化服务是指辖区内社区全科医生与户籍居民自愿签订《江

---

① 本节资料由杭州市江干区卫生健康局提供,本书作者整理。
② 数据来自杭州市江干区卫生健康局内部资料。

干区医养护一体化服务协议书》，根据居民需要整合各级各类医疗资源，提供医病、养病、康复护理一体化的健康服务新模式。江干区面向签约居民推出的医养护一体化服务内容可以归纳为三个服务包，即基础服务包、增值服务包和个性服务包。基础服务包提供基本公共卫生服务，提供对象是全部常住人口；增值服务包提供"四诊四定"服务（四诊指预约诊疗、双向诊疗、定制诊疗、联合诊疗，四定指定药品比例、定处方金额、定输液组数、定抗生素使用比例），服务对象是以慢性病患者为主的签约居民；个性服务包的服务对象主要是有医疗需求的失能及半失能老年人、残疾人和有康复护理需求的居民，可以享受包括急性中、后期照护服务、出院准备服务计划、居家护理、居家康复、居家药事和居家营养等六大类36项服务。

江干区建立全新的工作体系，包括建立管理体系对服务定期进行考核，建立培训体系承担人才培训的相关工作。此外，江干区还积极进行信息平台建设，一是建立区级医疗资源管理调度中心，开发建设包含签约管理、预约管理、诊疗管理、转诊管理、互动平台及综合管理等六大模块的区级医疗资源管理调度中心。二是开发医养护一体化管理信息系统，负责采集信息、对医养护服务个案进行定期追踪管理及服务质量监控。三是创新医养护一体化服务载体，与浙江大学医学院附属邵逸夫医院合作开发手机程序软件，以及与华数集团合作开发数字电视健康服务信息系统，以方便居民的日常就医服务。具体而言，江干区医养护一体化探索形成了一套工作标准和两大联合项目。

（1）一套工作标准

江干区制定了《家庭医生签约服务居家护理规范》，其居家护理服务内容、规范工作流程，已上升为省级地方标准，在全区推广使用。江干区还起草了《居家医疗等专业技术服务管理规范》，为医务人员的居家医疗服务提供标准路径和制度保障。江干区在区域内建立了医养护一体化服务管理中心和培训中心，对区域内所有案例实行专人评估、统一派单，由各中心家庭医生团队开展上门服务。2019年以来，医养护一体化服务管理中心和培训中心提供医养护居家服务共计1762例，建立家庭病床1777张，上门服务 8810 余人次,累计培训 3162 人次[①]。

(2)两大联合项目

一是成立区域医养联合体。江干区医养结合机构与多家市级医院开展紧密合作,通过日常业务指导、上下转诊、技能培训,破解医养结合机构缺乏医疗支撑的共性问题。彭卫中心携手邻嘉康复护理院,探索构建公立社区卫生服务机构+社会办医医疗机构的共享式医养结合模式。

二是建立区安宁疗护中心。江干区在区人民医院挂牌成立安宁疗护中心,组建专业的安宁疗护团队,设置安宁疗护病房,为确有需要的临终患者提供安宁疗护服务。同时该中心也将为全区开展安宁疗护服务总结经验,并提供技术支持。自 2019 年 10 月成立以来,已收治患者 123 例,家属满意度 100%。2020 年在四季青街道社区卫生服务中心新建安宁疗护病床 20 张,截至目前共收治住院患者 20 例,居家安宁 2 例[①]。

2. 基于信息化的互联网+智慧医养护平台建设

在深化医疗领域"最多跑一次"改革的背景下,江干区面向辖区内综合医院、社会办医养结合机构和社区卫生服务中心,开展互联网+智慧医养护平台建设,打造"江医生"健康服务数据平台,切实推进医养护一体化,以破解健康资源不对称、医养服务不精准、医院转诊不顺畅等难题。具体而言,主要进行了三个智慧平台的建设。

(1)升级"江医生"健康服务平台,精准对接医养护服务需求。

江干区升级"江医生"健康服务平台,平台设置了医养服务申请、出院准备服务、医养评估派单及服务质量评价模块。"江医生"健康服务平台实现了全科闭环服务无缝对接,实现了社区卫生健康服务由"被动服务"向"主动服务"的转变。作为江干区区级统一的医养服务资源和需求的出入口,一方面链接综合医院、基层医疗机构及医养结合机构信息资源,在区域"江医生"健康联合体内开展出院准备服务;另一方面动态接收居民服务需求,居民可通过微信公众号、支付宝、电话或者委托自己的签约医生提出服务申请,由江干区医养护管理中心根据流程进行受理、评估、派单,为居民提供精准、优质、连续、主动的医养结合服务。

---

① 数据来源:江干区卫生健康局,内部资料。

第一，平台可通过多渠道接入目标医养居民数据，包括江干区三级医院出院居民数据、居民通过健康屋等平台自主申请的数据、结案居民回访数据以及家庭医生签约居民数据。第二，一体化评估医养护需求。专家在后台将接入的医养护需求进行一体化评估，通过评估，将患者按个案护理、家庭病床、康复、药事、营养、健康管理、心理咨询、安宁疗护等服务分类。第三，覆盖多方医养服务单位与机构。平台涵盖多方医养服务提供单位与机构，通过服务评估，将患者分拨至不同服务提供主体，包括杭州市紧密型医养结合联合体单位、非医养结合联合体单位、居家养老服务中心、第三方居家养老服务组织、养老机构、托养机构、日照中心等。

具体而言，该平台主要呈现如下三个特点：一是资源整合，打通信息交换"堵点"。基于区域健康联合体，做好顶层设计，谋划平台发展远景，进一步融合各级医疗、养老、社会资源，整合供需方信息，升级打造"江医生"健康服务平台2.0版本，并在2020年的医师节上线发布。二是精准对接，扫除单一通道"盲点"。基于统一呼叫中心，多渠道（医联体内出院准备、区域掌医、互联网医院、家医签约、健康小屋等各系统）动态接收目标居民医养数据。三是主动派单，破除居家服务"痛点"。基于医养护管理中心，开展医养需求一体化评估，将患者按个案护理、家庭病床、康复、药事、营养、健康管理、心理咨询、安宁疗护等分类并派单给社区卫生中心家庭医生团队，实现医养服务由"被动"向"主动"转变，同时做好跟踪随访，如满意度、健康情况等，以提升服务质量。该项目被省医协专家评为互联网＋医疗健康创新应用优秀案例。

（2）基于"社区未来健康屋"，打造智慧医养服务新形态。

依据互联网医疗便捷先进的理念，打造智慧医养服务新形态——社区未来健康屋，采用信息化手段将医疗服务延伸到社区基层医疗机构，建立长效健康监测机制，实现居民自主体检新模式。应用"互联网＋健康"技术，通过智能化的健康检测终端，对接"健康江干"和"家庭好医"平台，既方便居民查询了解自己的健康情况，收集到的病人信息又可实时同步到签约医生的智能终端上，帮助医生了解病人身体状况和用药情况，实现签约居民健康管理的闭环服务。截至2020年底，全区已建成65个"健康屋"，预计在2021年可达到100个布局规模。

（3）搭建云教学平台和"江医生"学院,提升基层服务能力与水平

为提高江干区基层医疗机构在康复、护理、营养、心理等不同领域的专业能力,逐步打造出一支素质良好、结构合理、分布均衡的基层医养结合人才队伍,江干区依托"云教学"平台开展了一体化教学培训,区域内医疗卫生机构之间实现了优质医疗卫生资源共享,可为医务工作者提供专门的学科培训、考试测评、学习统计、知识共享等服务。成立"江医生学院",首批学员是从 8 家社区卫生服务中心选拔的 42 名优秀骨干医师。目前已培训18 期,培训 1130 人次,课程反馈满意度达到 99％。

第三节　整合照护的评估体系:失能失智统一需求评估标准

伴随着养老服务补贴制度的实施和长期照护保险的试行,我国亟须建立起既科学又便于操作的老年人整合照护需求统一评估工具和系统。首先,从目前全国的实践来看,政府与机构采纳和正在使用的评估工具过于碎片化、简单化,部门之间也缺乏整合,造成资格认定的不互通以及资源的浪费。其次,基于对文献的梳理,需求评估工具应该包括失能状况与失智状况的综合评定,而目前除了上海和青岛等少数城市,其他地区均未涵盖失智老年人评定与专业化服务。因此,本书针对"失能与失智统一需求评估标准整合"这一问题,在杭州调查了 10 家机构的 1024 位老年人,进行了科学分析,并提出了适用于多部门的整合评估标准,为从身体功能能力评价向服务需求设计的过渡奠定了基础。

一、建立统一评估的背景

失能老年人需求评估是长期照护保障制度运作的起始环节,具有"守

门人"的作用①。然而,我国各地已经开始施行的长期照护保障制度(包括长期护理保险和养老服务补贴)所采用的长期照护评估工具存在碎片化、主观化、单一化等问题,制约了制度的可持续发展。尤其是注重身体功能这一单一维度的鉴定,而忽略了另一重要维度——认知能力评价。即便上海、青岛等少数城市的长期照护评估系统中涵盖了认知能力评定,也只是将其与身体功能得分简单相加,并未建立起认知能力与身体功能的逻辑关系,更无法满足失智老年人照护的专业化需求。在国际上,一个统一、全面、客观、有效率的需求评估系统,被认为是德国、日本和荷兰等国家长期照护保障制度成功的关键②。因此,我国亟须借鉴国外经验,参考国际通用工具,充分考虑实际国情,建立涵盖认知能力与身体功能逻辑关系的,规范、客观、可操作的长期照护需求评估体系。

截至2017年末,浙江省60岁及以上老年人口达到1080.08万人,占总人口的21.77%,老龄化程度位居全国第六位③。2017年杭州60岁及以上老年人口167万人(占22.16%),比2011年提高4.63%。上城区老年人口占比高达30.59%。高龄老年人口和纯老家庭老年人口也分别高达26.97万人和28.28万人,占老年人口的16.15%和16.92%。人口老龄化和高龄化带来了失能失智老年人规模的扩大。2017年杭州失能和半失能老年人9.3万人(占老年人口的5.6%),其中失能老年人2.92万人,半失能老年人6.42万人,分别占老年人口的1.75%和3.84%④。另一方面,失智老年患者数量也大幅上升。

杭州市长期照护服务设施相对完备,2016年每百名老年人拥有床位数4.24张,位于浙江第一,全国前列⑤。近两年,杭州市开展了养老服务业综合改革试点的探索,进一步提升了养老服务能力,加速了养老产业发展。桐庐县于2016年底在浙江率先推行了长期护理保险制度,为杭州长期照

① i.彭希哲,宋靓珺,茅泽希.中国失能老人问题探究——兼论失能评估工具在中国长期照护服务中的发展方向[J].新疆师范大学学报(哲学社会科学版),2018,39(5):102-118,2. ii.张晖,许琳.需求评估在长期护理保险中的作用及实施[J].西北大学学报(哲学社会科学版),2016,46(5):124-131.

② 孙洁.长期护理保险受益资格评估机制探析[J].中国医疗保险,2018(9):13-17.

③ 数据来源:2017年浙江省老年人口和老龄事业统计公报.

④ 数据来源:2018年杭州市老龄事业统计公报.

⑤ 数据来自于杭州市民政局,内部资料.

护需求评估标准的整合与发展提供了基层经验。

需求评估是长期照护服务目标人群的重要识别工具,作为长期护理保险实施的首要环节,是被保险人是否获得补偿资格、等级以及服务种类的评估标准,是照护服务资格的守门员[①]。有关认知与身体功能能力的关系,流行病学、老年医学的大量文献表明,两者具有高度相关性,认知受损会进一步导致身体功能的衰退,身体的失能也会造成认知水平的下降,两者具有一些共同的风险因素,比如慢性病、心脑血管疾病、激素水平紊乱等[②]。因此,在世界各国和地区的长期照护需求评估系统中,均把失能、失智作为两个不可忽略的维度应用于长期照护服务和保障制度中,包括以长期护理保险为主要制度模式的日本、德国、韩国,以服务补贴为主要制度框架的英国、澳大利亚、我国台湾与香港地区,以及混合模式的美国。在我国大陆地区,目前除了少数试点地区之外,其他统筹区均未涵盖失智老年人评定标准与专业化服务。

本书通过长期照护需求评估调查分析,探究机构老年人认知与身体功能能力在评估系统中的关系,进而构建涵盖认知能力与身体功能能力在内的多维度整合性的评估体系,为整合照护制度的设计奠定科学基础。

二、建立统一评估的基础

1. 认知能力与身体功能关系的研究

认知能力与身体功能关系的研究存在于医学和社会科学两个领域,以前者居多。在医学和流行病学领域,国外的研究在一定程度上揭示了认知能力与身体功能的相互影响关系:一方面,身体功能衰退的老年人出现认

---

① 彭希哲,宋靓珺,茅泽希.中国失能老人问题探究——兼论失能评估工具在中国长期照护服务中的发展方向[J].新疆师范大学学报(哲学社会科学版),2018,39(5):102-118,2.

② Robertson D A, Savva G M, Kenny R A. Frailty and cognitive impairment—A review of the evidence and causal mechanisms[J]. Aging Research Reviews, 2013, 12(4): 840-851.

知损伤的概率增加,而且会进一步提高阿尔兹海默症的患病率①;另一方面,在通过结构方程模型控制反向因果关系的同时,有研究发现,认知能力(尤其是记忆力)对老年人的身体功能变化具有较强的预测作用②。有研究运用自然实验的方法,也证明通过认知训练可以显著改善老年人的身体功能③。

越来越多的外国文献聚焦于解释认知能力和身体功能之间关系的影响机制,提出了共同的发病机理与可能的病理路径。认知能力和身体功能拥有共同的发病机理,如激素水平(睾酮素可能是身体功能与认知衰退两者关系间的中介变量,也可能是共同的潜在因素)④、抗胰岛素性(对胰岛素敏感度的下降会带来个体功能的衰退和认知损伤)⑤、营养(如蛋白质和微量元素的摄入不足会导致较差的认知状况和身体功能能力下降)⑥、慢性炎症(慢性炎症会导致不良的身体状况与肌群质量弱化,而身体任何部

---

① i. Feng L, Nyunt M S Z, Gao Q, et al. Physical frailty, cognitive impairment, and the risk of neurocognitive disorder in the Singapore Longitudinal Ageing Studies [J]. The Journals of Gerontology Series A, 2017, 72(3): 369-375. ii. Buchman A S, Boyle P A, Wilson R S, et al. Frailty is associated with incident Alzheimer's disease and cognitive decline in the elderly[J]. Psychosomatic Medicine, 2007, 69(5): 483-489.

② Buchman A S, Boyle P A, Wilson R S, et al. Frailty is associated with incident Alzheimer's disease and cognitive decline in the elderly[J]. Psychosomatic Medicine, 2007, 69(5): 483-489.

③ Ross L A, Sprague B N, Phillips C B, et al. The impact of three cognitive training interventions on older adults' physical functioning across 5 years[J]. Journal of Aging and Health, 2018, 30(3): 475-498.

④ i. Muller M, Grobbee D E, Thijssen J H H, et al. Sex hormones and male health: Effects on components of the frailty syndrome[J]. Trends in Endocrinology & Metabolism, 2003, 14(6): 289-296. ii. Maggio M, Dall'Aglio E, Lauretani F, et al. The hormonal pathway to cognitive impairment in older men[J]. The Journal of Nutrition, Health & Aging, 2012, 16(1): 40-54.

⑤ Barzilay J I, Blaum C, Moore T, et al. Insulin resistance and inflammation as precursors of frailty: The Cardiovascular Health Study[J]. Archives of Internal Medicine, 2007, 167(7): 635-641.

⑥ i. Bartali B, Frongillo E A, Bandinelli S, et al. Low nutrient intake is an essential component of frailty in older persons[J]. The Journals of Gerontology Series A: Biological Sciences and Medical Sciences, 2006, 61(6): 589-593. ii. Kim G, Kim H, Kim K N, et al. Relationship of cognitive function with B vitamin status, homocysteine, and tissue factor pathway inhibitor in cognitively impaired elderly: A cross-sectional survey[J]. Journal of Alzheimer's Disease, 2013, 33(3): 853-862.

位的炎症都可能导致脑部的炎症反应,进而对认知能力产生严重的负面影响)[1]、血管性风险因素(任何部位的血管损伤都可能导致流向大脑、骨骼肌或心脏的血液减少,而脑部血流量的降低将会带来认知能力的下降;与此同时,由于血流量减少导致的骨骼肌功能损伤将会使老年身体功能下降)[2]、造成抑郁等心理疾病[3]等。

　　然而,在社会科学领域,对于影响两者关系的社会心理因素的研究还很不完善。如前所述,既然许多影响认知的社会因素被识别出来,认知能力又会影响身体功能,那么如果能阐明社会心理因素在"认知能力—身体功能"因果关系中起调节作用或者中介作用,则可以通过改变这些影响因素来提高认知水平,进而改善身体功能。只有探寻出认知能力对身体功能影响的因果关系和相应的社会解释机理,才可以正确设定长期照护需求评估的背景参数,从而准确估计需求方向,提供精准服务;通过对这些影响因素进行干预,进而通过减缓认知衰退速度来提高老年人独立生活的能力,降低照护成本。

2. 长期照护需求评估研究

　　在国际上,照护服务需求评估工具的发展经历了由单一评估量表到多维评估工具,由各部门分别建立评估标准到多部门联合制定统一评估标准,由"以疾病为中心"的诊疗模式到"以人为中心"的综合模式的转变[4]。尽管长期照护保障制度在一些地区已经建立,但是我国的照护需求评估还处于较为粗放的初级阶段,多采用日常生活能力(ADLs)和工具性日常生活能力(IADLs)来测量身体功能的失能程度,而较少采用认知功能量表来

---

　　① Rosano C, Marsland A L, Gianaros P J. Maintaining brain health by monitoring inflammatory processes: A mechanism to promote successful aging[J]. Aging and Disease, 2012, 3 (1): 16.

　　② Jack C. The vascular hypothesis of Alzheimer's disease: Bench to bedside and beyond[J]. Neurodegenerative Diseases, 2010, 7(1-3): 116-121.

　　③ i. Mezuk B, Edwards L, Lohman M, et al. Depression and frailty in later life: a synthetic review[J]. International Journal of Geriatric Psychiatry, 2012, 27(9): 879-892. ii. Shimada H, Park H, Makizako H, et al. Depressive symptoms and cognitive performance in older adults[J]. Journal of Psychiatric Research, 2014, 57: 149-156.

　　④ 江海霞,郑翩翩,高嘉敏,等.老年长期照护需求评估工具国际比较及启示[J].人口与发展, 2018,24(3):65-73,84.

进行认知能力评估;各地所采用的评估办法也五花八门,存在严重的碎片化问题。而且需求评估的研究还存在误区:一是认为费用成本越大照护需求也越高的费用成本论,二是失能越严重照护需求就越高的失能程度论。更大的问题是在长期护理保险中,有些失能程度的评定并未被作为分配护理资源和制定服务计划的依据,而评估仅决定"申请人能否获得某种特定的护理服务",实际上是一种"定向申请"。

因此,有研究提出,照护需求评估应该转变理念,不单纯依据老年人的健康指标,而应学习日本、韩国的经验,衔接身体状况与照护服务,并对老年人所需要的照护服务程度作出客观评估,找到"身体状态—照护服务"之间的逻辑关系[①]。整合身体功能和认知能力维度,统一评估标准、提高需求评估的科学性和客观性已经成为共识,但是对于如何基于身体功能与认知能力的逻辑关系建立评估标准,尚需要大量的科学研究。而且,如何实现由身体状态评估到照护服务需求评估的转变,也需要创新方法的支持。

三、失能失智老年人需求评估体系分析

1. 样本选择与调查情况

从 2017 年 12 月到 2018 年 8 月,本书项目组在杭州主城区和萧山区、余杭区共选取了 10 家各类型的长期照护机构进行调研,对 1024 位失能、失智患者进行了有效的问卷调查。这 10 家机构包括公办养老院(杭州市社会福利中心)、民办护理院(随园护理院)、二级医院(南星街道卫生服务中心、清波街道卫生服务中心)、医养结合机构(绿康老年康复医院、萧山爱心老年病医院)、养老社区(万科随园嘉树老年公寓)、社区嵌入型养老机构(随园杭钢智汇坊、府苑新村智汇坊),以及残疾人托养机构(杭州市残疾人托管中心)。在机构中随机抽取相应的样本进行问卷调查。各机构的样本数与相关信息见表 7.1。

---

① 陈诚诚. 老年人长期照护等级评估工具发展综述[J]. 中国医疗保险,2017(4):8-11.

表 7.1 调查的各机构样本结构

机构名称	入住人数	样本数（女性占比）	平均年龄（年龄范围）	平均护理费用(元)	自评健康均值	平均患慢性病数量
福利中心	1317	346 (64.8%)	85 (59～103)	934.83	3.16	2.08
爱心医院	526	141 (53.9%)	81 (57～95)	880.85	2.45	3.22
绿康老年康复医院	500	96 (59.4%)	77 (30～98)	1793.75	2.76	2.69
残疾人托管中心	338	98 (40.4%)	54 (22～93)	1250.00	1.26	1.75
随园嘉树	615	115 (60.87%)	83 (56～103)	2804.81	3.33	2.66
清波街道卫生服务中心	80	54 (61.1%)	81 (70～99)	1685.26	2.61	2.44
南星街道卫生服务中心	96	75 (70.7%)	83 (60～95)	2730.00	2.16	3.67
随园杭钢智汇坊	27	24 (75.0%)	72 (18～97)	1388.13	3.83	2.00
府苑新村智汇坊	28	14 (71.5%)	79 (69～92)	3369.57	3.71	2.07

注：随园嘉树作为养老社区，合并了随园护理院和老年公寓的样本。这里的平均护理费用情况仅包含护理费，不含床位费、餐费等。

调查所采用的问卷为《上海市老年照护统一需求评估调查表》，包括基本信息、日常生活活动能力（15 项）、工具性日常生活活动能力（3 项）、认知能力（16 分）。该调查表所使用的认知能力测量仅对时空定向、瞬间记忆和短时记忆进行评价，不包括注意力、计算力、语言能力等，不是完整的简易智力状态检查量表（MMSE）。此外，调查表还包括情绪状况、精神状态、抑郁程度、疾病诊断等模块，项目组还增加了"摔倒"和"在本机构的护理级别"等变量。

访问员队伍由经过严格培训的研究生和高年级本科生组成,采取访问员问、老年人回答的方式进行,如果老年人因身体状况无法回答,则由专职护理员代答。问卷经过双盲录入上海需求评估系统,由系统计算被访者的最终评分。

2. 研究发现

(1)样本特征

在 1024 个样本中,女性占 62%,平均年龄 80 岁,超过 60% 的老年人年龄在 80 岁及以上,最高年龄达 103 岁(见图 7.3 和表 7.2)。被访者平均受教育年限为 6.62 年,介于小学到初中的水平,其中约有四分之一的老年人未接受过学校教育。在经济收入方面,83% 的被访者有养老金收入,仅有 9% 的老年人来自低保或低收入家庭。在婚姻状况方面,有 37% 的被访者有配偶并且配偶健在,即多数老年人的配偶去世。被访老年人平均尚在子女数为 2.4 人,有 66% 的老年人有 2~4 个子女,也有 8% 的老年人没有子女或子女均去世,这些老年人更可能是那些受教育程度低,健康状况和家庭经济状况差,能够获得来自家庭的物质或精神支持少的老年人,他们需要得到更多的社会关注。多数老年人能够获得家人足够的物质和精神支持,但也有 14% 缺乏家庭支持。

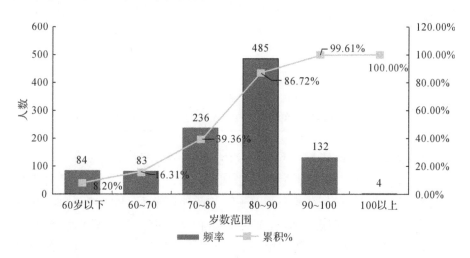

图 7.3　被访老年人年龄分布图

表 7.2 样本描述性统计表

变量类别	变量名称	变量定义	样本量	均值	标准差	最小值	最大值
人口特征	性别	男性=1,女性=0	1024	0.38	0.48	0	1
	年龄	周年数	1024	79.69	13.03	18	103
	户籍	城市=1,农村=0	1024	0.9	0.29	0	1
	受教育年限	通过教育程度转化	1024	6.62	6.61	0	15
家庭特征	是否是低保低收入人群	是低保低收入家庭=1	1024	0.09	0.29	0	1
	主要经济来源	退休金=1	1024	0.83	0.38	0	1
		子女补贴=1	1024	0.07	0.26	0	1
		亲友资助=1	1024	0.03	0.17	0	1
		其他补贴=1	1024	0.07	0.25	0	1
	现居住场所	养老院或类似机构=1	1024	0.36	0.48	0	1
		护理院或类似机构=1	1024	0.18	0.38	0	1
		医院或类似机构=1	1024	0.36	0.48	0	1
	是否有配偶	有配偶并且配偶还健在=1	1024	0.37	0.48	0	1
	子女人数	尚在子女人数	1024	2.4	1.5	0	20
	家庭支持	家人能够提供足够的物质和情感支持	1024	0.78	0.41	0	1

老年人自评健康较差,17%和21%的老年人评价自己的身体健康状况为"差"和"很差"。被访者慢性病患病率为94.8%,人均患2.47种慢性病,患病率排名前三位的是高血压(56.7%)、冠心病(23.3%)和糖尿病(20.2%);老年痴呆症患病率为17.77%,帕金森综合征患病率为4.39%(图7.4)。老年人辅助工具使用率为80.9%,使用率在25%以上的辅助工具是眼镜、尿/便垫、轮椅、假牙,其次是拐杖(16.79%)和防褥疮垫(16.41%)(图7.5)。过去两年内平均摔倒次数为0.27次,其中需要治疗

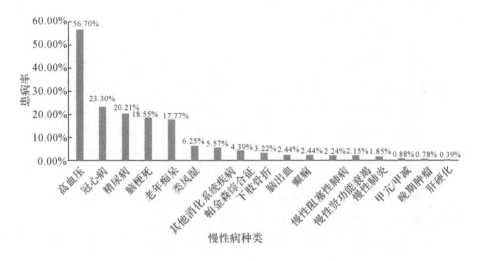

图 7.4　慢性病病种分布图

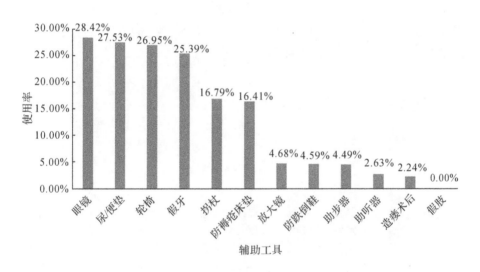

图 7.5　辅助工具使用分布图

的次数为 0.13 次。社会医疗保险的覆盖率为 92%，月平均护理费用为
1634 元。

（2）失能、失智等级评定

老年人基本生活活动能力、工具性日常生活能力的测量分别由 15 道
和 3 道题目构成，每道题目从"完全不需要帮助"、"能够独立完成"至"完全

需要帮助"或"无法完成"5 个选项,选项 1～5 分别表示该项能力的失能程度由低到高。基本日常生活能力项目包括卧位状态中左右翻身、坐凳椅、刷牙洗脸、食物摄取等是否需要帮助,工具性日常生活能力的衡量包括上下楼、外出、金钱管理是否需要帮助。得分的计算方法是根据老年人在每个项目的失能状况 1～5 进行分值 0～4 的转化,即如果老年人在某个项目的失能状况是 1"完全不需要帮助",则该项目得分为 0;如果老年人在某个项目的失能状况是 5"完全需要帮助"或无法完成,则该项目得分为 4。通过对每个项目计算得分并加总,便可以得到老年人的 ADLs 和 IADLs 总分。如果总得分为 0,表示该老年人完全自理,得分越高表明老年人的失能状况越严重,ADLs 满分为 60 分,IADLs 满分为 12 分。

图 7.6 显示,有 47% 的老年人 ADLs 得分在 10 分以下,并且其中有285 位老年人 ADLs 得分为 0。但也有接近 25% 的老年人 ADLs 得分在50 分以上,处于重度失能或者完全失能的状态。老年人的 IADLs 得分情况则普遍较差,超过 50% 的老年人 IADLs 得分在 9 分及以上,这表明他们的工具性日常生活活动能力较差。

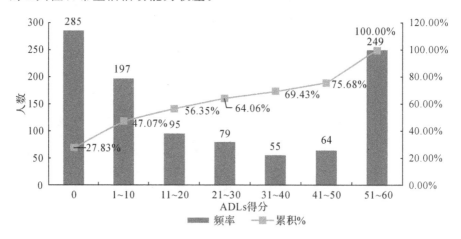

图 7.6　被访者身体功能能力得分分布图

认知能力测量采用了简化的 MMSE 量表,由 4 道题目构成,总分为16 分,得分越高表明老年人的认知能力越好。从图 7.7 可见,认知能力呈现两极分化的态势,有 47% 的老年人认知能力得分在 5 分及以下(其中37% 得分为 0 分),41% 的老年人认知能力得分在 11 分及以上(其中 22%

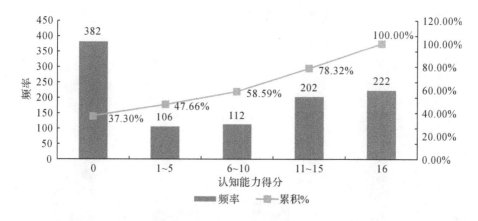

图 7.7　老年人认知能力得分分布图

得分为 16 分）。

　　关于失能等级评定，本书通过上海市长期照护统一需求评估计算机系统计算得到六个等级，从 0 至 5 表明失能状况越来越严重。图 7.8 显示了计算机评估结果，401 个样本完全自理，340 名老年人重度失能，为 5 级。

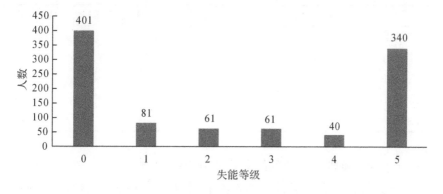

图 7.8　计算机输出的失能等级分布

　　基于计算机计算的复杂性和不易操作性，本书进一步根据失能（ADLs＋IADLs 得分）、失智得分，采用迭代聚类分析的方法进行分级评价。聚类分析指将物理或抽象对象的集合分组为由类似的对象组成的多个类的分析过程。聚类结果见图 7.9，共聚类成 4 个等级。表 7.3 和图 7.10 显示聚类等级与身体功能能力、认知能力具有较强的相关性，其中与 ADLs 得分相关性高达 0.98。从散点图来看,聚类分级与身体功能能力呈高度线性相关,且不同聚类等级的身体功能能力得分区间重叠部分少,"同分异级"的情况很少,表明聚类结果具有较高信效度。

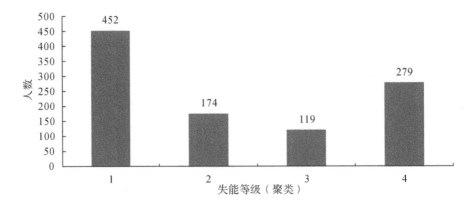

图 7.9　迭代聚类等级分布图

表 7.3　聚类结果与 ADLs、IADLs、认知能力得分的相关系数表

	聚类类别	ADLs	IADLs	ADLs+IADLs	认知得分
聚类类别	1.0000				
ADLs	0.9781	1.0000			
IADLs	0.8461	0.8088	1.0000		
ADLs+IADLs	0.9825	0.9962	0.8572	1.0000	
认知能力得分	0.7255	0.6969	0.7378	0.7202	1.0000

(3)身体功能能力各项目的关系分析

过于复杂的系统并不利于实务操作,本书基于科学、可操作的原则,分析了等级评定、认知能力与身体功能项目的相关系数,某功能项目与总分的相关系数越高,表明该功能的丧失有可能导致失能、失智等级的提高。在雷达图 7.11 中,各功能项目与计算机评级和聚类评级的相关系数呈现一致性,但在部分项目上,如卧位翻身、进食、刷牙/漱口、洗脸/洗手等,聚类等级与项目的相关系数略微比计算机评级的相关系数高。从排序表可见,穿/脱裤子、穿/脱上衣与使用厕所等项目与失能评级相关系数较高,而大便是否失禁,小便是否失禁,金钱管理等项目与失能评级相关系数较低。

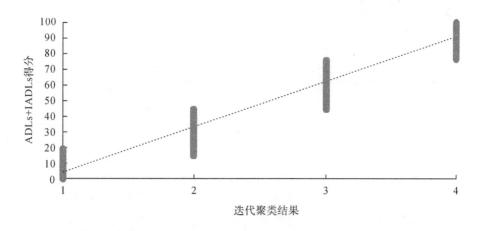

图 7.10　迭代聚类结果与身体功能能力得分散点图

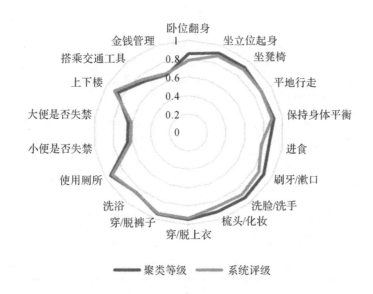

图 7.11　等级评定与身体功能能力各项目相关系数雷达图

（4）认知能力对身体功能影响的模型分析

评定工具整合的前提是探究失能和失智的确相互影响，且具有因果关系。本书在控制了年龄、性别、户籍、受教育水平、是否为低保家庭、自评健康、慢性病患病种数、是否有配偶、存活子女人数等因素基础上，通过建立线性回归模型来探究认知和身体功能能力的关系,结果见表7.4。认知能力显著影响身体功能,当认知衰退时身体功能也会显著恶化。

表 7.4 OLS 回归结果:认知对身体功能能力的影响

变量	模型一 以失能状况为因变量	模型二 以失能失智总分为因变量
认知功能	3.45***(0.13)	
年龄	0.18***(0.07)	0.63***(0.09)
性别	0.22(1.66)	3.86(2.36)
户籍	−4.76*(2.72)	−8.39**(3.86)
受教育年限	0.04(0.17)	−1.56***(0.23)
是否是低收入家庭	2.83(2.88)	10.09**(4.07)
自评健康	−5.49***(0.77)	−15.55***(0.99)
患慢性病数	2.67***(0.54)	2.95***(0.76)
是否有配偶	4.06**(1.69)	0.10(2.40)
子女人数	1.54***(0.60)	1.23(0.86)
R^2	0.5686	0.3239

注:***、**、*分别表示在1%、5%、10%的水平上显著。

本书进一步按照样本的认知能力得分状况分为"无认知问题"组和"有认知问题"组,分别进行多元回归分析,结果如表7.5所示。两组最显著的差异在于,年龄对无认知问题的老年人来说影响不显著,但对有认知问题的老年人具有显著影响。当无认知问题时,年龄的增加不会显著造成身体功能的衰退,但当随着老年人出现认知衰退后,年龄的提高会显著恶化老年人的身体功能能力。

表 7.5 认知分组的身体功能能力回归模型结果

变量	无认知问题 (失智得分为0)	有认知问题 (失智得分不为0)
年龄	−0.03(0.11)	0.52***(0.11)
性别	7.20***(2.40)	−0.32(2.48)
户籍	−6.27(5.05)	−7.65**(3.81)
教育年限	−0.82***(0.25)	−0.74***(0.25)

续表

变量	无认知问题 （失智得分为 0）	有认知问题 （失智得分不为 0）
是否是低收入家庭	5.32(6.19)	7.03*(3.99)
自评健康	−2.61**(1.11)	−13.44***(1.06)
患慢性病数	1.93**(0.77)	3.63***(0.79)
是否有配偶	−2.86(2.30)	4.14(2.57)
子女人数	2.16*(1.13)	0.85(0.85)
R^2	0.2081	0.2491

注：***、**、* 分别表示在 1%、5% 和 10% 的水平上显著。

本书进一步在模型中加入了认知能力与年龄的交叉项，结果如表 7.6
所示。在没有加入交叉项的模型中，认知能力和年龄都会显著地影响老年
人的身体功能状况。当在模型中加入认知和年龄的交叉项之后，交叉项也
是显著的，这说明年龄对身体功能的影响会受到认知能力的影响，对有认
知问题的老年人来说，年龄对失能的影响效应更加显著。这证明年龄是认
知能力影响身体机能的调节变量。

表 7.6　加入交叉项的 OLS 回归结果

变量	无交叉型	有交叉型
认知功能	24.51***(2.53)	−0.35(14.98)
年龄	0.37***(0.09)	0.13(0.17)
性别	1.81(2.02)	2.16(2.04)
户籍	−8.02**(3.30)	−7.83**(3.30)
教育	−0.77***(0.20)	−0.77***(0.20)
是否是低收入家庭	5.81*(3.51)	6.23*(3.52)
自评健康	−11.14**(0.87)	−11.18***(0.87)
慢性病数量	3.06***(0.65)	3.14***(0.65)
配偶	3.22(2.07)	3.18(2.07)
孩子数量	1.24*(0.74)	1.20(0.73)
年龄×认知		0.31*(0.18)
R^2	0.3610	0.3628

注：***、**、* 分别表示在 1%、5%、10% 的水平上显著。

四、建立失能失智整合评估标准

1. 建立部门统一、机构统一的整合照护需求评估标准

无论是政府部门还是医疗和养老服务机构，均亟须建立统一的整合照护需求评估标准。目前，由于部门分割而造成的多评估标准在长期照护保障和服务给付中遇到较大的碎片化问题。比如在桐庐长期护理保险的实施中，遇到重度残疾人（双腿截瘫）申请待遇，但由于辅助工具（假肢）的使用，功能评价标准评定为可以独立生活。这表明标准的不统一已经影响到资源的优化配置和福利待遇的统一安排。在该方面，我们可以借鉴国际的先进经验，比如广泛应用的国际化居民评估工具 interRAI（international resident assessment instruments）①。interRAI 具有统一的临床概念和评估编码，可以做到一次评估、多次使用。一方面，在同一个医疗机构，基本信息等评估项目不需要重复进行，通常评估的时段可以选择在初次入院时、出院前、每季度或病情变化时；另一方面，因为有统一的编码，当被评估者在不同医疗机构或照护地点转诊时，部分核心评估的项目亦不用重复进行②。

借鉴国内外经验，本书作者联合杭州市人社、民政和卫计部门，在部门之间达成共识的基础上制定了《杭州市长期照护统一需求评估标准体系》（杭人社发〔2018〕262 号）③。该评定办法在各部门之间共享基础信息编码，又兼顾差别性，具体包括身体功能能力、认知状况、精神状态、抑郁筛查、疾病诊断、医疗护理需求等多个模块，各部门可以选择相应模块，各取所需。

---

① 概念介绍：Morris J N, Belleville-Taylor P, Fries B E, et al. InterRAI long-term care facilities (LTCF) assessment form and user's manual. version9.1［EB/OL］.（2021-4-20）［2021-4-20］. http://catalog. interRAI. org/LTCF-long-term-care-facilities-manual-australian.

② 何帆，谢海雁，裴晓梅. 国际化居民评估工具及其在长期照护中的应用［J］. 协和医学杂志，2016,7(2):132-135.

③ 杭州市民政局. 杭州市民政局等四部门关于印发《杭州市老年人能力评估管理办法（试行）》的通知［EB/OL］.（2021-4-20）［2021-4-20］. http://www. hangzhou. gov. cn/art/2019/4/25/art_1510981_18100. html.

2. 建立科学、可操作的失能、失智整合照护需求评估标准

通过大量的文献梳理和数据分析,本书发现失能和失智相互影响。在功能评价中一定要引入失智评价标准,且构建失能与失智相关的内在逻辑,建立失能、失智整合的长期照护需求评估标准。而且,该评价标准要注重可操作性,不宜复杂。这需要学者通过科学研究,找寻具体功能能力项目与等级评价的关系,比如在日本长期照护保险制度的评价系统中,"无法站立"即基本可以判定部分失能,"无法排便排尿"基本可以判定中重度失能。关于生活自理能力的评价可以按照完成难度设置不同的顺序,且赋予不同的权重,将失能评定标准从复杂的系统向简单可操作转变。

3. 建立从身体功能能力评价向服务需求评价过渡的服务需求设计

目前,在我国长期照护需求评估中,无论是业界还是学界,多关注老年人身体功能能力和健康水平的评价,但十分缺乏服务时间、服务项目包、服务方案的需求评估和设计。无论是长期护理保险制度还是养老服务体系,均亟须建立服务需求评估系统。在这个意义上,探索认知能力与身体功能的关系十分重要,可以通过服务干预来改善认知状况,进一步延缓功能衰退的进程,提高老年人独立生活的能力和尊严。

第四节　整合照护的一个路径:老年社区康复服务①

随着人口结构趋于老龄化,越来越多的老年人将因衰老而出现功能障碍。2015年全球疾病负担研究显示,23%疾病负担与老年人慢性病有关②,慢性病已成为威胁老年人健康的重要因素。衰老和慢性病相互作

---

① 本节内容详见:史珈铭,刘晓婷.老年人社区康复服务需求及其影响因素[J].中国康复理论与实践,2021,27(3):334-340.

② Vos T, Allen C, Arora M, et al. Global, regional, and national incidence, prevalence, and years lived with disability for 310 diseases and injuries, 1990-2015: A systematic analysis for the Global Burden of Disease Study 2015[J]. The Lancet, 2016, 388(10053): 1545-1602.

用,对老年人身体功能产生更加消极的影响①。作为整合照护的重要实现路径,康复是通过个体与环境相互作用来保持或恢复因疾病、损伤等原因而降低的身体功能的过程②,与健康促进、预防、治疗和姑息治疗共同构成完整的健康服务体系③。对于存在功能障碍的个体,康复在实现个体功能最大化、改善健康状况、提高生活质量的同时,还能减少住院时间,节约医疗和护理费用④。社区提供的康复服务能在保持既有社会网络的同时,帮助老年人在熟悉的环境中进行功能恢复训练,并有效地节约公共医疗资源⑤,兼具健康效益和经济效益⑥。已有文献探究了残疾人康复服务需求的影响因素⑦,但对老年人群体康复服务需求的影响因素的研究还是空白。

一、老年人社区康复服务需求分析框架

安德森健康模型是公共卫生领域探究个体因素与健康服务关系的经典理论模型⑧,已经被用于国内老年人机构养老意愿、长期照护服务利用和社区健康管理利用行为的影响因素研究中⑨,对个体的健康服务需求和利用有良好的解释效力。该模型认为,个体的倾向因素、使能因素和需求

---

① Tinetti M E, Bogardus Jr S T, Agostini J V. Potential pitfalls of disease-specific guidelines for patients with multiple conditions[J]. New England Journal of Medicine, 2004, 351(27): 2870-2874.

② World Health Organization & World Bank. World report on disability[EB/OL]. (2011-12-14) [2021-4-20]. https://www. who. int/teams/noncommunicable-diseases/sensory-functions-disability-and-rehabilitation/world-report-on-disability.

③ Nicosia F, Bonometti F, Ghisla M K, et al. Predictors of survival within 2 years of inpatient rehabilitation among older adults[J]. European Journal of Internal Medicine, 2012, 23(6): 519-523.

④ 方国恩.学习推广世卫组织康复指南,发展中国康复医疗服务[J].中国康复理论与实践,2020,26(1):15.

⑤ World Health Organization. WHO Handbook for Guideline Development (2th ed.)[M]. Geneva: World Health Organization, 2014.

⑥ 邱卓英,韩纪斌,李沁燚,等.学习应用 ICF 和《社区康复指南》促进中国社区康复发展[J].中国康复理论与实践,2014,20(9):801-804.

⑦ 程云飞,赵艺皓,郑晓瑛.不同残疾类型成年人的社会经济状况与康复服务利用的相关性[J].中国康复理论与实践,2019,25(3):367-372.

⑧ 陈英耀,王立基,王华.卫生服务可及性评价[J].中国卫生资源,2000,3(6):279-281.

⑨ 彭希哲,宋靓珺,黄剑焜.中国失能老人长期照护服务使用的影响因素分析——基于安德森健康行为模型的实证研究[J].人口研究,2017(4):46-59.

因素共同作用于健康服务的选择。倾向因素指个体寻求健康服务的社会文化特征;使能因素是获得健康服务的能力在个体、家庭和社区方面的体现;需求因素指个体的健康情况。《社区康复指南》是世界卫生组织等机构于2010年发布的指导社区康复工作的操作性工具,包括健康、教育、谋生、社会和赋能5个模块。该指南以包容性发展的方法,旨在实现老年人和残疾人等边缘群体的社会融合[①]。本书使用2016年中国老年社会追踪调查数据,基于安德森健康模型和世界卫生组织《社区康复指南》构建分析框架,从倾向因素、使能因素和需求因素三个方面探究影响我国老年人社区康复服务需求的因素。分析框架如图7.12所示。

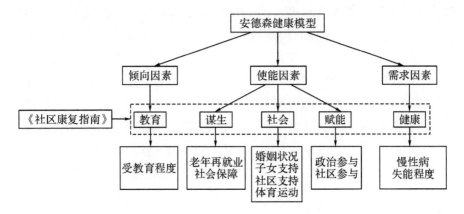

图7.12　基于安德森健康模型和《社区康复指南》构建的分析框架

二、样本选择与研究方法

1. 样本选择

研究样本的数据来自于2016年中国老年社会追踪调查(CLASS),这是由中国人民大学组织开展的一项公开的全国大型社会调查,主要采用分层多阶段概率抽样的方法,覆盖全国28个省、自治区和直辖市,以县级为初级抽样范围,村、居委会为次级抽样范围,以年满60周岁的老年人为调

---

① World Health Organization, UNESCO, International Labor Organization & International Disability Development Consortium. Community Rehabilitation Guidelines: Community-based Rehabilitation Guidelines[M]. Geneva: World Health Organization, 2010.

研对象,共计获得样本 11472 个。该数据调查了老年人对于社区康复训练和康复辅具租用的需求和使用情况。

　　因变量是老年人的社区康复服务需求,老年人对于社区康复训练和康复辅具租用中的至少一项有需求,即视为存在社区康复服务需求。本研究的自变量包括三个部分:(1)倾向因素:包括老年人的受教育程度;(2)使能因素:包括谋生模块的老年再就业、个体收入和养老金,社会模块的婚姻状况、子女经济支持、参加体育运动以及社区在上门护理、上门看病、免费体检和健康讲座方面的支持,赋能模块的参与村(居)委会选举等政治生活和参与陪伴聊天、环境保护、治安巡逻和调解纠纷等社区活动;(3)需求因素:包括老年人的失能程度和患慢性病情况,其中,老年人的失能程度参照既有研究的评定方法[①],基本日常生活活动能力中有 3 项及以上活动无法完成的是完全失能,有 1～2 项无法完成的是相对失能,其余为完全自理。慢性病中除了"是否患有慢性病"这一变量之外,考虑到不同慢性病对老年人身体功能以及康复需求的影响并不一致,将常见的 23 种慢性病纳入自变量中来探究其对于康复需求的影响。各变量的定义见表 7.7。

表 7.7　变量定义与描述性统计分析

变量类别	变量定义		统计值（%）	不同特征老年人的康复需求		
				在康复需求中的占比（%）	χ^2	p 值
因变量	康复训练需求	否	89.74			
		是	10.26			
	康复辅具租用需求	否	90.96			
		是	9.04			
	总的康复服务需求	否	88.93			
		是	11.07			

　　① 王琼.城市社区居家养老服务需求及其影响因素——基于全国性的城市老年人口调查数据[J].人口研究,2016(1):98-112.

续表

变量类别		变量定义		统计值（%）	不同特征老年人的康复需求		
					在康复需求中的占比（%）	χ^2	p 值
倾向因素	教育	教育程度	小学及以下	67.23	10.45	7.637	＜0.001
			初中及以上	32.77	12.44		
	谋生	老年再就业	否	87.26	11.10	0.071	0.790
			是	12.74	10.85		
		个体经济收入	0～20000 元	51.19	9.53	24.676	＜0.001
			20000 元以上	48.81	12.67		
		养老金	否	27.40	8.91	17.654	＜0.001
			是	72.60	11.88		
		婚姻状况	无配偶	28.72	11.31	0.244	0.618
			有配偶	71.28	10.97		
		子女经济支持	否	64.12	10.08	17.355	＜0.001
			是	35.88	12.82		
使能因素	社会	社区上门护理服务	否	98.56	10.32	386.092	＜0.001
			是	1.44	62.24		
		社区上门看病服务	否	97.48	10.14	332.802	＜0.001
			是	2.52	46.80		
		社区免费体检服务	否	75.41	9.03	128.093	＜0.001
			是	24.59	17.31		
		社区健康讲座	否	96.10	10.34	130.763	＜0.001
			是	3.90	28.94		
	赋能	体育运动	否	83.59	10.84	2.294	0.130
			是	16.41	12.15		
		参与政治生活	否	49.54	10.12	8.853	0.003
			是	50.46	12.00		
		参与社区活动	否	83.52	9.50	126.176	＜0.001
			是	16.48	19.03		
需求因素	健康	失能程度	完全自理	84.22	10.13	106.215	＜0.001
			相对失能	10.72	11.85		
			完全失能	5.05	24.95		
		慢性病	否	43.77	10.69	1.082	0.040
			是	56.23	11.35		

2. 研究方法

本研究采用 SPSS22.0 进行统计分析,使用多重响应交叉列联表的方法对老年人社区康复服务的需求现状进行分析;通过 Logistic 回归模型分析老年人社区康复服务需求的影响因素。

三、老年人社区康复服务需求现状与影响因素

1. 老年人社区康复服务需求的现状

老年人对社区康复服务具有一定的需求,其中包括康复训练需求(10.26%)、康复辅具租用需求(9.04%)、总的康复服务需求(11.07%)。然而,实际使用过社区康复服务的老年人比率很低,各项康复服务的使用率均不足 1%。有需求的使用率是在有康复服务需求的老年人中实际使用了康复服务的比率,能直观地体现老年人康复服务需求的满足程度。从这一指标来看,有需求的满足率不足 7%,绝大多数老年人的康复服务需求未得到满足,见表 7.8。

表 7.8 老年人社区康复服务的需求和使用现状

项 目	需求(%)	使用率(%)	有需求的使用率(%)
康复训练	10.26	0.79	5.80
康复辅具租用	9.04	0.72	5.13
总的康复服务	11.07	0.94	6.75

表 7.8 对不同特征老年人的社区康复服务需求进行分析。在倾向因素中,初中及以上教育程度的老年人(12.44%)有更高比率的康复服务需求。在使能因素中,个体经济收入更高的老年人(12.67%)、享有养老金的老年人(11.88%)、子女给予过经济支持的老年人(10.08%)、使用过各项社区医疗服务以及参与过政治生活(12.00%)和社区活动(19.03%)的老年人有更高比率的社区康复服务需求。在需求因素中,完全失能(24.95%)和患有慢性病(11.35%)的老年人有更高的康复服务需求。

2. 老年人社区康复服务需求的影响因素分析

为了探究老年人社区康复服务需求的影响因素,依次将倾向因素、使

能因素和需求因素纳入研究模型中。在倾向因素方面,教育对老年人社区康复服务需求有显著影响,初中及以上老年人的康复服务需求是小学及以下老年人的 1.299 倍(OR=1.299)。在使能因素方面,谋生模块中老年人经济收入越高以及享有养老金收入,社区康复服务需求越大(OR$_{收入}$=1.245,OR$_{养老金}$=1.337);社会模块中有子女经济支持以及使用过社区各项健康支持服务老年人的社区康复需求会显著提高(OR$_{子女}$=1.236,OR$_{护理}$=4.786,OR$_{看病}$=2.537,OR$_{体检}$=1.632,OR$_{讲座}$=1.547),而配偶因素和参与体育运动对老年人社区康复服务需求的影响并不显著。在需求因素方面,失能程度越高的老年人对于社区康复服务的需求越高,完全失能老年人的需求是完全自理老年人的 2.336 倍(OR=2.336);患有慢性病的老年人也会显现出更高的康复服务需求(OR=1.209)。在慢性病的具体种类上,患有糖尿病、脑血管疾病、颈椎和腰椎疾病以及老年痴呆症的老年人的康复需求会显著提高(OR$_{糖尿病}$=1.516,OR$_{脑血管疾病}$=1.628,OR$_{颈腰椎病}$=1.263,OR$_{老年痴呆症}$=1.846)。见表 7.9。

表 7.9　老年人社区康复服务需求的 logistic 回归分析结果

变量类别		变量(参照变量)	B(SE)	OR	95%CI	P 值
倾向因素	教育	教育程度(小学及以下)	0.261(0.108)	1.299	1.102,1.469	0.040
		老年再就业(否)	−0.219(0.173)	0.803	0.600,1.178	0.314
	谋生	个体经济收入(0～20000 元)	0.219(0.07)	1.245	1.082,1.428	0.002
		养老金(否)	0.290(0.082)	1.337	1.138,1.570	<0.001
		婚姻状况(无配偶)	0.007(0.080)	1.007	0.861,1.178	0.932
		子女经济支持(否)	0.212(0.069)	1.236	1.078,1.416	0.002
使能因素	社会	社区上门护理服务(否)	1.566(0.234)	4.786	3.024,7.573	<0.001
		社区上门看病服务(否)	0.931(0.183)	2.537	1.771,3.633	<0.001
	赋能	社区免费体检(否)	0.490(0.076)	1.632	1.405,1.896	<0.001
		社区健康讲座(否)	0.437(0.142)	1.547	1.172,2.043	0.002
		体育运动(否)	−0.045(0.139)	0.956	0.761,1.307	0.997
		参与政治生活(否)	−0.019(0.105)	0.981	0.808,1.219	0.942
		参与社区活动(否)	0.495(0.129)	1.640	1.124,2.135	<0.001

续表

变量类别		变量(参照变量)	B(SE)	OR	95%CI	P 值
需求因素	健康	失能(完全自理)				
		相对失能	0.109(0.109)	1.115	0.901,1.381	0.317
		完全失能	0.849(0.130)	2.336	1.811,3.014	<0.001
		患慢性疾病(否)	0.205(0.100)	1.209	1.004,1.652	0.040
		患糖尿病(否)	0.416(0.113)	1.516	1.215,1.892	<0.001
		患脑血管疾病(否)	0.487(0.127)	1.628	1.269,2.088	<0.001
		患颈腰椎疾病(否)	0.233(0.114)	1.263	1.009,1.580	0.041
		患老年痴呆症(否)	0.613(0.298)	1.846	1.030,3.309	0.040

注:由于篇幅所限,回归结果不显著的 19 种慢性病未呈现在表格中,包括高血压、冠心病、肾脏疾病、肝脏疾病、结核病、类风湿、关节炎、乳腺疾病、生殖系统疾病、前列腺疾病、泌尿系统疾病、青光眼和白内障、癌症、骨质疏松、呼吸道疾病、神经系统疾病、消化道疾病、帕金森综合征、耳聋。

四、老年社区康复服务体系建设

研究发现,我国老年人社区康复服务需求为 11.07%,然而,各项社区康复服务的实际使用率却不足 1%,有需求的使用率低于 7%。这一方面反映出我国老年人社区康复服务的供给不足,并且供给与需求的适配性存在问题[1];另一方面,绝大多数康复服务需要老年人自费使用,经济收入可能会限制老年人对于康复服务的实际使用[2]。这启示相关主体在精准把握社区康复服务需求的目标群体,提供有针对性的老年社区康复服务的同时,还应该考虑如何降低老年人享受康复服务的经济门槛,将更多的老年人纳入社区康复服务体系中。

在 Logistic 回归模型的倾向因素中,老年人的教育程度能够显著预测其社区康复需求,这与针对残疾人的研究结论一致[3]。可能的原因是教育

---

[1] 杨宇航,韩闻文,汤莉娅,等.长春市养老机构康复服务供给现状研究[J].中国康复医学杂志,2020,35(3):333-337.

[2] 邱卓英,郭键勋,李伦.健康服务体系中的康复[J].中国康复理论与实践,2020,26(1):1-14.

[3] i. 白先春,凌亢,孙计领,等.江苏省残疾人康复需求的影响因素分析[J].中国康复理论与实践,2018,24(2):237-244. ii. 高嘉敏,郑晓瑛.中国老年人视听残疾患病和康复服务利用现状及其影响因素分析[J].中国公共卫生,2019(7):1-5.

程度越高的老年人会有更强的健康意识,并更加重视功能健康,这会增加其对于社区康复服务的需求。需要强调的是,本书主要关注了正式教育对于老年人社区康复服务需求的影响,而根据《社区康复指南》,教育还包括非正规教育和终生学习。这些形式更加灵活的补充教育,由于更具现实操作性和理论意义,可能也会对老年人的社区康复服务需求产生显著影响,应该受到社区康复理论和实践的关注。

在 Logistic 回归模型的使能因素中,经济条件、社区健康支持服务和社区参与分别对应《社区康复指南》的谋生、社会和赋能模块,是影响老年人社区康复服务需求的约束条件。首先,个人经济收入、享有养老金和子女经济支持等经济条件能够显著影响老年人的康复服务需求,这与针对残疾人的研究结论一致[1]。主要原因是我国目前还没有形成完善的康复服务体系,财政支持力度相对较小[2],康复服务的需求和使用主要取决于个人对于自身和家庭经济状况的综合考量,经济条件较好的老年人对于康复服务的需求会更强烈,而广大有潜在需求的中低收入老年人却可能因无法支付康复费用而隐藏这种需求。因此,应该尽快完善康复服务体系,通过将康复服务纳入公共卫生体系或者医疗保障体系的方式来降低老年人享受康复服务的经济成本。其次,使用过各种社区健康支持服务的老年人会有更高的社区康复服务需求。这一方面是因为提供了其他医疗服务的社区很有可能会更加重视老年人康复服务需求,进而提供实在的社区康复服务;另一方面,老年人在使用各种社区健康支持服务的过程中能够增强健康观念,并意识到社区康复对于身体功能恢复的重要意义,这些都会增加老年人对于社区康复服务的需求。最后,参与过社区活动的老年人会有更高的社区康复服务需求。《社区康复指南》的赋能模块强调边缘群体不仅是服务的接收者,也是服务的贡献者。包括陪伴聊天、环境保护、治安巡逻和调解纠纷在内的社区活动参与,一方面能够激发老年人的社区归属感和生命意义感等积极意识,另一方面还能提高老年人的参与、决策、控制和行

①　鲁心灵,李欣,邱卓英,等.精神残疾人康复需求与康复服务发展状况研究[J].中国康复理论与实践,2018,24(11):1252-1256.

②　邱卓英,郭键勋,杨剑,等.康复2030:促进实现《联合国2030年可持续发展议程》相关目标[J].中国康复理论与实践,2017,23(4):373-378.

动能力。在这些积极结果的综合作用下,老年人可能会具有更强的意识和能力去寻求社区康复服务,以实现功能健康的最优化。

在 Logistic 回归模型的需求因素中,健康状况是老年人社区康复服务需求的约束条件。首先,失能程度对社区康复服务需求的影响存在门槛效应,即相对失能和完全自理的老年人在康复服务需求上不存在显著差异,而完全失能老年人的康复服务需求是前者的 2.336 倍。完全失能意味着身体功能的极大损伤,这会导致老年人产生诸多生理和心理健康问题,甚至诱发老年自杀。在医疗技术无法完全改善失能状况的前提下,通过康复恢复完全失能老年人的部分身体功能,对于提高晚年的生活质量具有重要意义。其次,患有慢性病的老年人身体功能也会存在损伤,对于康复的需求会相对提升,这与既有研究结果一致①。在慢性病的具体种类上,只有患糖尿病、脑血管疾病、颈椎和腰椎疾病、老年痴呆症老年人的社区康复服务需求会有显著提升。这是因为糖尿病患者的高血糖会导致身体组织的慢性损伤,脑血管疾病会引发脑组织缺血或出血性意外,颈椎和腰椎疾病会引发身体部位的持续疼痛,而老年痴呆症患者会出现认知功能障碍,这些疾病无法彻底治愈,并且都会直接导致老年人出现功能障碍,影响其日常生活能力。因此,不同慢性病对身体功能以及对康复需求的影响并不一致,慢性病一刀切式的划分不利于资源的优化配置,应该重点关注糖尿病、脑血管疾病、颈椎和腰椎疾病以及老年痴呆症等对老年患者身体功能的影响,并积极满足老年患者差别化的康复服务需求。

康复所追求的功能健康是世界卫生组织继死亡率和发病率之后所提倡的第三项全球居民健康指标②。健康老龄化是老年人在生理、心理和社会功能方面的健康状态③,势必要求保障老年人的身体功能处于最优状

---

① Stucki G, Bickenbach J, Gutenbrunner C, et al. Rehabilitation: The health strategy of the 21st century[J]. Journal of Rehabilitation Medicine, 2018, 50(4): 309-316.

② Cieza A. Rehabilitation the health strategy of the 21st century, really? [J]. Archives of Physical Medicine and Rehabilitation, 2019, 100(11): 2212-2214.

③ 邹沧萍,姜向群."健康老龄化"战略刍议[J].中国社会科学,1996(5):52-64.

态。因此,针对老年人的社区康复服务是实现健康老龄化的重要途径[①]。本书探究了老年人社区康复服务需求现状及其影响因素。研究发现,我国老年人存在一定的社区康复服务需求,但是康复服务使用率和需求的满足程度都非常低,这说明老年社区康复服务供给不足,并且供给与需求之间存在不适配。与《社区康复指南》中的 5 个模块相对应,教育程度、经济条件、社区健康支持服务、社区参与和健康状况是影响老年人康复服务需求的约束条件,这也说明《社区康复指南》对于老年人的社区康复服务需求具有良好的解释效力。未来在我国老年康复事业发展的过程中,应根据《社区康复指南》,有针对性地为老年人提供精准的社区康复服务,积极改善老年人的功能健康,以包容性发展的方法实现老年人的社会融合。与此同时,尤其需要尽快将我国的康复服务整合到公共卫生或医疗保障体系之中,降低老年人享受康复服务的经济成本。

第五节　本章小结

我们在老龄化社会中关注老年人的健康公平问题,不仅需要在医疗保障制度改革中提高弱势老年人群体的医疗健康福利,还要关注老年人的失能失智风险。有效整合医疗和养老服务资源,已经成为满足老年人多层次、多样化健康养老需求的题中之义。推进整合照护的政策与服务体系建设,促进整合照护的体制机制创新,是贯彻落实积极应对人口老龄化的国家战略和"健康中国 2030"规划纲要的必经之路。与此同时,我们要面对并克服整合照护面临的问题与挑战,尤其是在部门分割、条块分割的管理体制下,如何推动协调合作;如何提升基层医护人员开展整合照护的内在动力与服务能力;如何提高服务与需求的匹配度,促进精准施策;以及如何拓展筹资渠道和经费来源,确保整合照护制度的可持续性等方面(见第一节)。

[①]　i. Yee-Melichar D, Boyle A R, Wanek L J, et al. Geriatric rehabilitation and resilience from a cultural perspective[J]. Geriatric Nursing, 2014, 35(6): 451-454. e9. ii. Bean J F, Orkaby A R, Driver J A. Geriatric rehabilitation should not be an oxymoron: A path forward[J]. Archives of Physical Medicine and Rehabilitation, 2019, 100(5): 995-1000.

　　我国正在进行的医养结合实践,虽然还没有成熟的模式,但是也为整合照护的推进提供了可借鉴的路径探索。杭州市江干区的医养护一体化模式在体制机制和信息化平台建设中取得的成绩,可以为其他地区提供宝贵的经验(见第二节)。

　　在整合照护的保障与服务体系建设中,首要环节是统一需求评估工具和系统的建立。本章第三节基于在杭州开展的调查数据分析,提出了部门统一、机构统一,并涵盖失能失智逻辑关系的整合照护需求评估标准。在服务模式方面,本章第四节基于老年社区康复服务需求与影响因素分析,提出了如何通过康复服务体系建设实现整合照护的可行路径。未来,我们应该以问题为导向,继续深化医疗与照护的融合,在"十四五"期间建立起适合国情的整合照护体系,切实提高老年人的福祉和健康公平。

参考文献

[1] 白先春,凌亢,孙计领,等. 江苏省残疾人康复需求的影响因素分析[J]. 中国康复理论与实践,2018,24(2):237-244.

[2] 曹军. 完善农村医疗保障体系的路径研究[D]. 昆明:云南大学,2011.

[3] 曹艳芳. H市县域医共体建设问题与对策[D]. 合肥:安徽大学,2018.

[4] 陈诚诚. 老年人长期照护等级评估工具发展综述[J]. 中国医疗保险,2017(4):8-11.

[5] 陈莉,刘鸣江,伍洲颂,等. 基于新医改背景下构建区域医疗联合体的实践与思考[J]. 现代医院,2020,20(2):179-181.

[6] 陈英耀,王立基,王华. 卫生服务可及性评价[J]. 中国卫生资源,2000,3(6):279-281.

[7] 陈醉,宋泽,张川川. 医药分开改革的政策效果——基于医疗保险报销数据的经验分析[J]. 金融研究,2018(10):72-88.

[8] 成梅. 以生命历程范式浅析老年群体中的不平等现象[J]. 人口研究,2004(3):44-51.

[9] 程令国,张晔,沈可. 教育如何影响了人们的健康?——来自中国老年人的证据[J]. 经济学(季刊),2015,14(1):305-330.

[10] 程令国,张晔. "新农合":经济绩效还是健康绩效?[J]. 经济研究,2012,47(1):120-133.

[11] 程念,汪早立. 典型地区医联体模式与成效对比研究[J]. 中国卫生经济,2018,37(7):12-15.

[12] 程永宏.改革以来全国总体基尼系数的演变及其城乡分解[J].中国社会科学,2007(4):45-60,205.

[13] 程云飞,赵艺皓,郑晓瑛.不同残疾类型成年人的社会经济状况与康复服务利用的相关性[J].中国康复理论与实践,2019,25(3):367-372.

[14] 迟沫涵,尚杰,孙涛.我国城乡卫生服务体系纵向整合的路径依赖研究[J].中国卫生经济,2014,33(8):8-10.

[15] 戴卫东."社会性住院"现象及其干预路径:一个文献分析[J].安徽师范大学学报(人文社会科学版),2015,43(1):45-51.

[16] 戴卫东.长期护理保险:中国养老保障的理性选择[J].人口学刊,2016,38(2):72-81.

[17] 邓大松,李玉娇.医养结合养老模式:制度理性、供需困境与模式创新[J].新疆师范大学学报(哲学社会科学版),2018,39(1):107-114,2.

[18] 邓大松,杨红燕.老龄化趋势下基本医疗保险筹资费率测算[J].财经研究,2003(12):39-44.

[19] 董红亚.养老服务视角下医养结合内涵与发展路径[J].中州学刊,2018(1):59-64.

[20] 杜创.动态激励与最优医保支付方式[J].经济研究,2017,52(11):88-103.

[21] 杜乐勋.医疗卫生绿皮书:中国医疗卫生发展报告[M].北京:社会科学文献出版社,2006.

[22] 杜鹏,李兵,李海荣."整合照料"与中国老龄政策的完善[J].国家行政学院学报,2014(3):86-91.

[23] 方黎明.新型农村合作医疗和农村医疗救助制度对农村贫困居民就医经济负担的影响[J].中国农村观察,2013(2):80-92.

[24] 高嘉敏,郑晓瑛.中国老年人视听残疾患病和康复服务利用现状及其影响因素分析[J].中国公共卫生,2019(7):1-5.

[25] 高建民,嵇丽红,闫菊娥,等.三种医疗保障制度下居民卫生服务可及性分析[J].中国卫生经济,2011,30(2):19-21.

[26] 顾昕.公共财政转型与政府卫生筹资责任的回归[J].中国社会科学,2010(2):103-120.

[27] 顾昕.财政制度改革与浙江省县域医共体的推进[J].治理研究,2019,35(1):12-20.

[28] 顾昕.走向全民健康保险:论中国医疗保障制度的转型[J].中国行政管理,2012(8):64-69.

[29] 郭平,陈刚.2006年中国城乡老年人口状况追踪调查数据分析[M].北京:中国社会出版社,2008:4-9.

[30] 国家卫生计生委统计信息中心.第五次国家卫生服务调查分析报告[M].北京:中国协和医科大学出版社,2013.

[31] 何帆,谢海雁,裴晓梅.国际化居民评估工具及其在长期照护中的应用[J].协和医学杂志,2016,7(2):132-135.

[32] 何文炯,徐林荣,傅可昂,等.基本医疗保险"系统老龄化"及其对策研究[J].中国人口科学,2009(2):74-83,112.

[33] 何文炯,杨一心,刘晓婷,等.社会医疗保险纵向平衡费率及其计算方法[J].中国人口科学,2010(3):88-94,112.

[34] 何文炯.从"广覆盖"到"全覆盖"——中国社会医疗保险三大关键[J].中国医疗保险,2013(2):11-13.

[35] 胡宏伟,邓大松.新历史学派对我国医疗改革设想的启示[J].天水行政学院学报,2008(1):35-38.

[36] 胡宏伟,张小燕,赵英丽.社会医疗保险对老年人卫生服务利用的影响——基于倾向得分匹配的反事实估计[J].中国人口科学,2012(2):57-66,111-112.

[37] 胡宏伟,刘国恩.城镇居民医疗保险对国民健康的影响效应与机制[J].南方经济,2012(10):186-199.

[38] 胡洪曙,鲁元平.收入不平等、健康与老年人主观幸福感——来自中国老龄化背景下的经验证据[J].中国软科学,2012,11:41-56.

[39] 胡荣.社会经济地位与网络资源[J].社会学研究,2003,5:58-69.

[40] 黄枫,吴纯杰.中国医疗保险对城镇老年人死亡率的影响[J].南开经济研究,2009(6):126-137.

[41] 黄枫,甘犁.过度需求还是有效需求?——城镇老人健康与医疗保险的实证分析[J].经济研究,2010,45(6):105-119.

[42] 黄胜利.当前县域医共体建设存在问题及对策思考[J].中国农村卫生事业管理,2019,39(12):838-841.

[43] 江海霞,郑翩翩,高嘉敏,等.老年长期照护需求评估工具国际比较及启示[J].人口与发展,2018,24(3):65-73,84.

[44] 景天魁.底线公平与社会保障的柔性调节[J].社会学研究,2004(6):32-40.

[45] 景天魁.创新福利模式、优化社会管理[J].社会学研究,2012,27(4):1-9,241.

[46] 李芬,白雪,陈多,等.对整合卫生服务内涵与关键举措的思考[J].卫生经济研究,2019,36(3):9-12.

[47] 李华才.依托信息化,创建医养结合服务新模式[J].中国数字医学,2015,10(12):1.

[48] 李玲,徐扬,陈秋霖.整合医疗:中国医改的战略选择[J].中国卫生政策研究,2012,5(9):10-16.

[49] 廖藏宜,闫俊.我国医保支付方式的改革历程及发展趋势[J].中国人力资源社会保障,2019(6):13-15.

[50] 林伟龙,代涛,朱晓丽.安徽省天长市县域医联体改革实践分析[J].中国卫生经济,2017,36(4):74-77.

[51] 刘柏惠,俞正,寇恩.老年人社会照料和医疗服务利用的不均衡分析[J].中国人口科学,2012(3):86-95,112.

[52] 刘国恩,蔡春光,李林.中国老人医疗保障与医疗服务需求的实证分析[J].经济研究,2011,46(3):95-107,118.

[53] 刘双,王芳,田淼淼,等.县域医共体对新农合参合居民就诊流向的影响分析——以安徽省定远县为例[J].中国卫生政策研究,2018,11(4):45-49.

[54] 刘晓婷,惠文.省级公立医院补偿机制改革对医保基金支出和个

人负担的影响[J].公共行政评论,2015,8(5):30-49,186-187.

[55] 刘晓婷,黄洪.医疗保障制度改革与老年群体的健康公平——基于浙江的研究[J].社会学研究,2015,30(4):94-117,244.

[56] 刘晓婷,杨一心.基本医疗保险最低缴费年限研究[J].中国卫生经济,2010,29(4):17-20.

[57] 鲁心灵,李欣,邱卓英,等.精神残疾人康复需求与康复服务发展状况研究[J].中国康复理论与实践,2018,24(11):1252-1256.

[58] 罗楚亮,李实,岳希明.中国居民收入差距变动分析(2013—2018)[J].中国社会科学,2021(1):33-54,204-205.

[59] 马超,赵广川,顾海.城乡医保一体化制度对农村居民就医行为的影响[J].统计研究,2016,33(4):78-85.

[60] 马超,顾海,孙徐辉.参合更高档次的医疗保险能促进健康吗?——来自城乡医保统筹自然实验的证据[J].公共管理学报,2015,12(2):106-118,157-158.

[61] 马长山.公共政策合法性供给机制与走向——以医改进程为中心的考察[J].法学研究,2012,34(2):20-36.

[62] 孟庆国,胡鞍钢.消除健康贫困应成为农村卫生改革与发展的优先战略[J].中国卫生资源,2000(6):245-249.

[63] 潘杰,雷晓燕,刘国恩.医疗保险促进健康吗?——基于中国城镇居民基本医疗保险的实证分析[J].经济研究,2013,48(4):130-142,156.

[64] 潘杰,秦雪征.医疗保险促进健康吗?——相关因果研究评述[J].世界经济文汇,2014(6):60-70.

[65] 潘茂华,梁增文,吴祖善,等.广西上林县县域医共体建设实践与思考[J].中国卫生产业,2020,17(3):114-117.

[66] 彭希哲,宋靓珺,黄剑焜.中国失能老人长期照护服务使用的影响因素分析——基于安德森健康行为模型的实证研究[J].人口研究,2017(4):46-59.

[67] 彭希哲,宋靓珺,茅泽希.中国失能老人问题探究——兼论失能评估工具在中国长期照护服务中的发展方向[J].新疆师范大学

学报(哲学社会科学版),2018,39(5):102-118,2.

[68] 齐良书,李子奈.与收入相关的健康和医疗服务利用流动性[J].经济研究,2011,46(9):83-95.

[69] 秦立建,杨倩,黄奕祥.农民工基本医疗保险异地转接研究述评[J].中国卫生经济,2015,34(2):17-20.

[70] 邱卓英,郭键勋,李伦.健康服务体系中的康复[J].中国康复理论与实践,2020,26(1):1-14.

[71] 邱卓英,郭键勋,杨剑,等.康复2030:促进实现《联合国2030年可持续发展议程》相关目标[J].中国康复理论与实践,2017,23(4):373-378.

[72] 邱卓英,韩纪斌,李沁燚,等.学习应用ICF和《社区康复指南》促进中国社区康复发展[J].中国康复理论与实践,2014,20(9):801-804.

[73] 饶克勤.中国城市居民医疗服务利用影响因素的研究——四步模型法的基本理论及其应用[J].中国卫生统计,2000(2):7-10.

[74] 人力资源和社会保障部、社会保险事业管理中心.医疗保险付费方式改革经办管理[M].北京:中国劳动社会保障出版社,2013.

[75] 任志江,苏瑞珍.农村医疗保障制度反贫困的传导机理、当前困境与对策创新[J].理论探索,235(1):116-123.

[76] 申丽君,黄成凤,李乐乐,等.县域医共体模式的探索与实践——以安徽省天长市为例[J].卫生经济研究,2018(12):7-11.

[77] 申曙光.政府责任与医疗弱势群体的医疗保障[J].学海,2006(1):39-46.

[78] 沈政.新农合对农户因病致贫的缓解效果研究——基于生存分析视角[J].西部经济管理论坛,2018,29(1):53-62.

[79] 史珈铭,刘晓婷.老年人社区康复服务需求及其影响因素[J].中国康复理论与实践,2021,27(3):334-340.

[80] 宋澜,王超.从覆盖到发展:医养结合养老模式三步走战略[J].求实,2016(9):62-69.

[81] 宋晓梧.建国60年我国医疗保障体系的回顾与展望[J].中国卫

生政策研究,2009,2(10):6-14.

[82] 苏丽丽,侯静静,黄晓光,等.县域紧密型医联体的建设与发展研究——以江苏连云港赣榆区实践为例[J].卫生经济研究,2020,37(3):36-37,41.

[83] 孙洁.长期护理保险受益资格评估机制探析[J].中国医疗保险,2018(9):13-17.

[84] 孙锟.新华—崇明区域医疗联合体建设实践与思考[J].中国医院,2018,22(11):21-23.

[85] 唐文熙,魏来,张亮.支付方式与卫生服务体系整合:一个国内外实践与研究进展评述[J].中国卫生经济,2016,35(5):32-34.

[86] 王甫勤.社会流动有助于降低健康不平等吗?[J].社会学研究,2011(2):78-101.

[87] 王俊,昌忠泽,刘宏.中国居民卫生医疗需求行为研究[J].经济研究,2008(7):105-117.

[88] 王琼.城市社区居家养老服务需求及其影响因素——基于全国性的城市老年人口调查数据[J].人口研究,2016(1):98-112.

[89] 王曲,刘民权.健康的价值及若干决定因素:文献综述[J].经济学(季刊),2005(4):1-52.

[90] 王绍光,何焕荣,乐园.政策导向、汲取能力与卫生公平[J].中国社会科学,2005(6):101-120,207-208.

[91] 王绍光.大转型:1980年代以来中国的双向运动[J].中国社会科学,2008(1):129-148,207.

[92] 王绍光.祛魅与超越——反思民主、自由、平等、公民社会[M].香港:三联书店,2010.

[93] 王素英,张作森,孙文灿.医养结合的模式与路径——关于推进医疗卫生与养老服务相结合的调研报告[J].社会福利,2013(12):11-14.

[94] 王文婷,陈任,马颖,等.分级医疗背景下的安徽县域医疗服务共同体实施路径[J].中国卫生资源,2016,19(6):470-474.

[95] 王筱欣,江华.城乡之间社会保障社会公平感的调查评估——基

于山东、河南、安徽、重庆 4 省市的问卷调查[J].人口与经济,2010(6):33-39.

[96] 王延中.构建人人共享的发展型社会保障制度[C].载于:陈佳贵,王延中.社会保障绿皮书:中国社会保障发展报告.北京:社会科学文献出版社,2010,53-104.

[97] 王延中,龙玉其.中低收入群体医疗服务需求的特点、问题与对策——基于 1642 户中低收入家庭调查[J].中国卫生政策研究,2010,3(3):9-15.

[98] 卫生部统计信息中心.中国卫生服务调查研究:第三次国家卫生服务调查分析报告[M].北京:中国协和医科大学出版社,2004。

[99] 魏来,唐文熙,孙晓伟,等.医保支付和经济激励:整合的医疗服务系统形成的"引擎"[J].中国卫生经济,2013,32(5):35-38

[100] 吴联灿,申曙光.新型农村合作医疗制度对农民健康影响的实证研究[J].保险研究,2010(6):60-68.

[101] 乌日图.医疗保障制度国际比较[M].北京:化学工业出版社,2004.

[102] 邬沧萍,姜向群."健康老龄化"战略刍议[J].中国社会科学,1996(5):52-64.

[103] 吴蓓,徐勤.城市社区长期照料体系的现状与问题——以上海为例[J].人口研究,2007(3):61-70.

[104] 向国春,陈运山,李婷婷,等.健康扶贫与医疗救助衔接的挑战及探索[J].卫生经济研究,2019,36(4):10-12.

[105] 向国春,黄宵,徐楠,等.精准健康扶贫对完善全民医保政策的启示[J].中国卫生经济,2017,36(8):16-19.

[106] 向运华,曾飘.城乡居民医保制度整合后的成效、问题及对策[J].决策与信息,2020(4):55-62.

[107] 解垩.医疗保险与城乡反贫困:1989—2006[J].财经研究,2008,34(12):68-83.

[108] 解垩.与收入相关的健康及医疗服务利用不平等研究[J].经济研究,2009,44(2):92-105.

[109] 谢明明,王美娇,熊先军.道德风险还是医疗需求释放？——医疗保险与医疗费用增长[J].保险研究,2016(1):102-112.

[110] 徐洁,李树茁.生命历程视角下女性老年人健康劣势及累积机制分析[J].西安交通大学学报(社会科学版),2014,34(4):47-53,68.

[111] 薛新东.中国老年人健康不平等的演变趋势及其成因[J].人口与发展,2015,21(2):84-92.

[112] 杨翠迎,何文炯.社会保障水平与经济发展的适应性关系研究[J].公共管理学报,2004(1):79-85,96.

[113] 杨伟光,韩克庆,中国社会保障学40年(1978—2018)[M].北京:中央社会科学出版社,2018.

[114] 杨燕绥,廖藏宜.健康保险与医疗体制改革[M].北京:中央财政经济出版社,2018.

[115] 杨宇航,韩闻文,汤莉娅,等.长春市养老机构康复服务供给现状研究[J].中国康复医学杂志,2020,35(3):333-337.

[116] 杨振然,谭华伟,张培林,等.我国区域纵向医疗联合体医保支付改革:实践模式与政策路径[J].中国卫生资源,2018,21(2):127-132.

[117] 杨耀武,杨澄宇.中国基尼系数是否真的下降了？——基于微观数据的基尼系数区间估计[J].经济研究,2015,50(3):75-86.

[118] 叶晓梅,梁文艳.教育对中国老年人健康的影响机制研究——来自2011年CLHLS的证据[J].教育与经济,2017(3):68-76,96.

[119] 姚宇.控费机制与我国公立医院的运行逻辑[J].中国社会科学,2014(12):60-80,206.

[120] 尹红燕,谢瑞瑾,马玉龙,等.安徽省医共体模式的探索和实践[J].中国卫生政策研究,2017,10(7):28-32.

[121] 郁建兴,涂怡欣,吴超.探索整合型医疗卫生服务体系的中国方案——基于安徽、山西与浙江县域医共体的调查[J].治理研究,2020,36(1):5-15,2.

[122] 袁宗蔚.保险学——危险与保险(增订34版)[M].北京:首都经济贸易大学出版社,2000:707-708.

[123] 曾光.中国公共卫生与健康新思维[M].北京:人民出版社,2006.

[124] 张晖,许琳.需求评估在长期护理保险中的作用及实施[J].西北大学学报(哲学社会科学版),2016,46(5):124-131.

[125] 张举国.城乡医疗保障制度统筹发展研究[M].北京:中国社会科学出版社,2016.

[126] 张平.县域医共体建设的浙江承载[J].卫生经济研究,2018(12):3-6.

[127] 张榕榕,王萱萱,李志光,等.江苏省医联体发展的实践与思考[J].中国医院管理,2020,40(1):18-22.

[128] 张毓辉,万泉,柴培培,等.我国基本医疗保险基金筹集与配置使用情况分析[J].中国医疗保险,2021(3):18-23.

[129] 章平.县域医共体:要打通"关键路径"[J].中国卫生,2019(3):82-83.

[130] 赵德余.政策制定中的价值冲突:来自中国医疗卫生改革的经验[J].管理世界,2008(10):41-52.

[131] 赵庆,刘贤亮,牛淑珍,等.慢性病患者医院—社区联动延续护理质量指标的研究进展[J].中华护理杂志,2018,53(11):1386-1390.

[132] 赵晓芳.积极老龄化视角下的"医养结合":理念、逻辑与路径[J].社会福利(理论版),2019(12):22-30.

[133] 郑功成.中国医疗保障发展报告(2020):新机构、新成就、新挑战与新前景[M].北京:社会科学文献出版社,2020.

[134] 周钦,田森,潘杰.均等下的不公——城镇居民基本医疗保险受益公平性的理论与实证研究[J].经济研究,2016,51(6):172-185.

[135] 周显葆.福建三明打造紧密型医联体[J].中国卫生,2018(1):42.

[136] 朱凤梅,苗子强. 老龄化背景下"医养结合"的内涵、现状及其困境[J]. 中国卫生经济,2018,37(3):11-15.

[137] 朱恒鹏. 医疗体制弊端与药品定价扭曲[J]. 中国社会科学,2007(4):89-103,206.

[138] 朱亚珍,朱凌燕,许燕玲. 社区卫生站护士对医院—社区—家庭慢性病一体化管理体验的质性研究[J]. 中华护理杂志,2018,53(5):528-532.

[139] 总报告起草组,李志宏. 国家应对人口老龄化战略研究总报告[J]. 老龄科学研究,2015,3(3):4-38.

[140] Aday L A, Andersen R M. Equity of access to medical care: A conceptual and empirical overview[J]. Medical Care, 1981, 4-27.

[141] Aggarwal A. Impact evaluation of India's 'Yeshasvini' community-based health insurance programme[J]. Health Economics, 2010, 19(S1): 5-35.

[142] Anand S. The concern for equity in health[C]//Anad S, Peter F, Sen A. Public Health Ethics and Equity. New York: Oxford University Press, 2004: 15-20.

[143] Andersen R, Newman J F. Societal and individual determinants of medical care utilization in the United States[J]. Milbank Quarterly, 2005, 83 (4).

[144] Angel R J, Frisco M L. Self-assessments of health and functional capacity among older adults[C]//Skinner J H. Multicultural Measurement in Older Populations. New York: Springer, 2002: 129-146.

[145] Arneson R J. Equality and equal opportunity for welfare[J]. Philosophical Studies, 1989, 56(1): 77-93.

[146] Arrow K. Uncertainty and the welfare economics of medical care[J]. American Economic Review, 1963, 53(5): 941-973.

[147] Baker E H. Socioeconomic status, definition [J]. The Wiley

Blackwell Encyclopedia of Health, Illness, Behavior, and Society, 2014: 2210-2214.

[148] Bartali B, Frongillo E A, Bandinelli S, et al. Low nutrient intake is an essential component of frailty in older persons[J]. The Journals of Gerontology Series A: Biological Sciences and Medical Sciences, 2006, 61(6): 589-593.

[149] Bartley M, Blane D. Inequality and social class[C]//Scambler G. Sociology as Applied to Medicine (6th ed.). London: Elsevier, 2008: 115-132.

[150] Barzilay J I, Blaum C, Moore T, et al. Insulin resistance and inflammation as precursors of frailty: The Cardiovascular Health Study[J]. Archives of Internal Medicine, 2007, 167 (7): 635-641.

[151] Bean J F, Orkaby A R, Driver J A. Geriatric rehabilitation should not be an oxymoron: A path forward[J]. Archives of Physical Medicine and Rehabilitation, 2019, 100 (5): 995-1000.

[152] Bennett S J, Perkins S M, Lane K A, et al. Social support and health-related quality of life in chronic heart failure patients [J]. Quality of Life Research, 2001, 10(8): 671-682.

[153] Berger M C, Messer J. Public financing of health expenditures, insurance, and health outcomes[J]. Applied Economics, 2002, 34 (17): 2015-2113.

[154] Blau P M, Duncan O D. The American Occupational Structure [M]. New York: The Free Press, 1967.

[155] Braveman P, Gruskin S. Defining equity in health[J]. Journal of Epidemiology & Community Health, 2003, 57 (4): 254-258.

[156] Braveman P. Health disparities and health equity: Concepts and measurement[J]. Annual Review of Public Health, 2006,

27：167-194.

[157] Broadhead W E, Kaplan B H, James S A, et al. The epidemiologic evidence for a relationship between social support and health[J]. American Journal of Epidemiology, 1983, 117(5)：521-537.

[158] Buchman A S, Boyle P A, Wilson R S, et al. Frailty is associated with incident Alzheimer's disease and cognitive decline in the elderly[J]. Psychosomatic Medicine, 2007, 69 (5)：483-489.

[159] Burnham K P, Anderson D R. Practical use of the information-theoretic approach [C]//Model Selection and Inference. Springer, New York, NY, 1998：75-117.

[160] Byrne B M, Campbell T L. Cross-cultural comparisons and the presumption of equivalent measurement and theoretical structure：A look beneath the surface[J]. Journal of Cross-Cultural Psychology, 1999, 30(5)：555-574.

[161] Card D, Dobkin C, Maestas N. The impact of nearly universal insurance coverage on health care utilization：Evidence from Medicare[J]. The American Economic Review, 2004, 98 (5)：2242-2258.

[162] Chen Y & Jin G Z. Does health insurance coverage lead to better health and educational outcomes? Evidence from rural China[J]. Journal of Health Economics, 2012, 31(1)：1-14.

[163] Cheng T, Selden M. The origins and social consequences of China's hukou system[J]. The China Quarterly, 1994, 139：644-668.

[164] Chiappori P A, Durand F, Geoffard P Y. Moral hazard and the demand for physician services：First lessons from a French natural experiment[J]. European Economic Review, 1998, 42 (3-5)：499-511.

［165］ Cieza A. Rehabilitation the health strategy of the 21st century, really? ［J］. Archives of Physical Medicine and Rehabilitation，2019，100(11)：2212-2214.

［166］ Cohen S. Social relationships and health［J］. American Psychologist，2004，59 (8)：676-684.

［167］ Colchero F，Rau R，Jones O R，et al. The emergence of longevous populations ［J］. Proceedings of the National Academy of Sciences，2016，113(48)：E7681-E7690.

［168］ Crocker L. Equality，solidarity，and Rawls' maximin［J］. Philosophy & Public Affairs，1977，262-266.

［169］ Cuellar A E，Wiener J M. Can social insurance for long-term care work? The experience of Germany：Germany may be the only country in which most of the beneficiaries and the money are in community-based long-term care settings［J］. Health Affairs，2000，19(3)：8-25.

［170］ Culyer A J，Wagstaff A. Equity and equality in health and health care［J］. Journal of Health Economics，1993，12(4)：431-457.

［171］ Currie J，Gruber J. Health insurance eligibility，utilization of medical care，and child health［J］. The Quarterly Journal of Economics，1996，111(2)：431-466.

［172］ Currie J，Lin W，Meng J. Addressing antibiotic abuse in China：An experimental audit study ［J］. Journal of Development Economics，2014，110：39-51.

［173］ Currie J，Lin W，Zhang W. Patient knowledge and antibiotic abuse：Evidence from an audit study in China［J］. Journal of Health Economics，2011，30(5)：933-949.

［174］ Curry N，Ham C. Clinical and Service Integration：The Route to Improve Outcomes［R］. London：The Kings Fund，2010.

［175］ Cutler D M，Vigdor E R. The impact of health insurance on

health: Evidence from people experiencing health shocks[J].
NBER Working Paper, 2005: 16417.

[176] Cutler D M, Zeckhauser R J. The Anatomy of Health
Insurance[M]//Handbook of Health Economics. Elsevier,
2000, 1: 563-643.

[177] Daniels N, Kennedy B, Kawachi I. Health inequality or why
justice is good for our health[J]. Daedalus, 1999, 128 (4):
215-251.

[178] Davies P. Sociological approaches to health outcomes[C]//
Macbeth H M. Health Outcomes: Biological, Social, and
Economic Perspectives. Oxford: Oxford University Press,
1996: 94-139.

[179] Decker S L, Rentier D K. How much might universal health
insurance reduce socioeconomic disparities in health? [J].
Applied Health Economics and Health Policy, 2004, 3(4):
205-216.

[180] Diehr P, Yanez D, Ash A, et al. Methods for analyzing health
care utilization and costs[J]. Annual Review of Public Health,
1999, 20(1): 125-144.

[181] Dirckx J H. Concise dictionary of modern medicine[J].
Journal of American Medical Association, 2006, 296 (1): 101-
102.

[182] Donabedian A. Evaluating the quality of medical care[J]. The
Milbank Memorial Fund Quarterly, 1966, 44(3): 166-206.

[183] Dranove D. Health Care Markets, Regulators, and Certifiers
[M]//Handbook of Health Economics. Elsevier, 2011, 2:
639-690.

[184] Dworkin R. What is equality? Part 1: Equality of welfare[J].
Philosophy & Public Affairs, 1981, 10 (3): 185-246.

[185] Dworkin R. What is equality? Part 2: Equality of resources

［J］. Philosophy and Public Affairs, 1981, 10 (4): 283-345.

［186］ Ekerdt D J, Bosse R, LoCastro J S. Claims that retirement improves health［J］. Journal of Gerontology, 1983, 38(2): 231-236.

［187］ Ellis R P, McGuire T G. Optimal payment systems for health services［J］. Journal of Health Economics, 1990, 9 (4): 375-396.

［188］ Ellis R P, McGuire T G. Provider behavior under prospective reimbursement: Cost sharing and supply［J］. Journal of Health Economics, 1986, 5(2): 129-151.

［189］ Evans D B, Etienne C. Health systems financing and the path to universal coverage ［J］. Bulletin of World Health Organization, 2010(88):42-43.

［190］ Evans R G. Supplier induced demand: Some empirical evidence and implications［M］. London: Macmillan UK, 1974.

［191］ Fan H, Yan Q, Coyte P C, et al. Does public health insurance coverage lead to better health outcomes? Evidence from Chinese adults［J］. INQUIRY: The Journal of Health Care Organization, Provision, and Financing, 2019, 56: 0046958019842000.

［192］ Fang H, Chen J, Rizzo J A. Explaining urban-rural health disparities in China［J］. Medical Care, 2009: 1209-1216.

［193］ Feinstein J S. The relationship between socioeconomic status and health: A review of the literature［J］. Milbank Quarterly, 1993, 71: 279-322;

［194］ Feng L, Nyunt M S Z, Gao Q, et al. Physical frailty, cognitive impairment, and the risk of neurocognitive disorder in the Singapore Longitudinal Ageing Studies ［J］. The Journals of Gerontology: Series A, 2017, 72(3): 369-375.

［195］ Fernández-Olano C, Hidalgo J D L T, Cerdá-Díaz R, et al.

Factors associated with health care utilization by the elderly in a public health care system[J]. Health Policy, 2006, 75 (2): 131-139.

[196] Finkelstein A, McKnight R. What did Medicare do? The initial impact of Medicare on mortality and out of pocket medical spending[J]. Journal of Public Economics, 2008, 92 (7): 1644-1668.

[197] Finkelstein A, Taubman S, Wright B, et al. The Oregon health insurance experiment: Evidence from the first year[J]. The Quarterly Journal of Economics, 2012, 127 (3): 1057-1106.

[198] Franks P, Clancy C M, Gold M R, et al. Health insurance and subjective health status: Data from the 1987 National Medical Expenditure survey[J]. American Journal of Public Health, 1993, 83(9): 1295-1299.

[199] Freeman J D, Kadiyala S, Bell J F, et al. The causal effect of health insurance on utilization and outcomes in adults: A systematic review of US studies [J]. Medical Care, 2008: 1023-1032.

[200] Fu X, Sun N, Xu F, et al. Influencing factors of inequity in health services utilization among the elderly in China [J]. International Journal for Equity in Health, 2018, 17(1): 1-10.

[201] Gandek B, Ware Jr J E. Methods for validating and norming translations of health status questionnaires: The IQOLA project approach[J]. Journal of Clinical Epidemiology, 1998, 51(11): 953-959.

[202] Gao J, Raven J H, Tang S. Hospitalisation among the elderly in urban China[J]. Health Policy, 2007, 84(2-3): 210-219.

[203] Giddens, A. The Constitution of Society: Outline of the Theory of Structuration[M]. Cambridge: Polity Press, 1984.

[204] Goddard M, Smith P. Equity of access to health care services: Theory and evidence from the UK [J]. Social Science & Medicine, 2001, 53(9): 1149-1162.

[205] Goldman N. Social inequalities in health: Disentangling the underlying mechanisms[J]. Annals of the New York Academy of Sciences, 2001, 954(1): 118-139.

[206] Grossman M. On the concept of health capital and the demand for health[J]. Journal of Political Economy, 1972,80(2):223-255.

[207] Guillemin F, Bombardier C, Beaton D. Cross-cultural adaptation of health-related quality of life measures: Literature review and proposed guidelines [J]. Journal of Clinical Epidemiology, 1993, 46(12): 1417-1432.

[208] Guralnik J M, Branch L G, Cummings S R, et al. Physical performance measures in aging research [J]. Journal of Gerontology, 1989, 44(5): M141-M146.

[209] Gwatkin D R, Michel G. The burden of disease among the global poor: Current situation, future trends, and implications for strategy [R]. Washington, DC: International Bank for Development and Reconstruction and World Bank, 2000.

[210] Gwatkin D R, Wagstaff A, Yazbeck A. Reaching the Poor with Health, Nutrition, and Population Services: What Works, What Doesn't, and Why [M]. World Bank Publications,2005.

[211] Gwatkin D R. Health inequalities and the health of the poor: what do we know? What can we do? [J]. Bulletin of the World Health Organization, 2000, 78, 3-18.

[212] Haas J S, Udvarhelyi S, Epstein A M. The effect of health coverage for uninsured pregnant women on maternal health and the use of cesarean section[J]. JAMA, 1993, 270(1): 61-

64.

[213] Hagenaars A J M, De Vos K, Zaidi M A. Poverty Statistics in the Late 1980s: Research Based on Micro-data [R]. Luxembourg: Office for Official Publications of the European Communities, 1994.

[214] Hanratty M J. Canadian national health insurance and infant health[J]. The American Economic Review, 86(1), 1996: 276-284.

[215] Hartley D. Rural health disparities, population health, and rural culture[J]. American Journal of Public Health, 2004, 94 (10): 1675-1678.

[216] Hawkes S, Buse K. Gender and global health: Evidence, policy, and inconvenient truths [J]. The Lancet, 2013, 381 (9879): 1783-1787.

[217] Hayek F A. The Constitution of Liberty [M]. London: Routledge, 1960.

[218] Heise L, Greene M E, Opper N, et al. Gender inequality and restrictive gender norms: Framing the challenges to health [J]. The Lancet, 2019, 393(10189): 2440-2454.

[219] Helgeson V S. Social support and quality of life[J]. Quality of Life Research, 2003, 12(1): 25-31.

[220] Henwood M. Through a Glass Darkly: Community Care and Older People[M]. London: The King's Fund,1992.

[221] Hickson G B, Altemeier W A, Perrin J M. Physician reimbursement by salary or fee-for-service: Effect on physician practice behavior in a randomized prospective study [J]. Pediatrics, 1987, 80(3): 344-350.

[222] Higgs P. Later life, health and society[C]//Scambler G. Sociology as Applied to Medicine (6th ed.). London: Elsevier, 2008: 176-189.

[223] Hoffman C, Paradise J. Health insurance and access to health care in the United States [J]. Annals of the New York Academy of Sciences, 2008, 1136(1): 149-160.

[224] Hopper E I, Coxon A. The American occupational structure, by Blau P M, Duncan O D. The British Journal of Sociology, 1968(4): 453-458.

[225] House J S, Kahn R L. Measurement and concepts of social support[C]//Cohen S, Syme S L. Social Support and Health. Orlando: Academic Press, 1985: 83-108.

[226] Huang J, Yuan L, Liang H. Which matters for medical utilization equity under universal coverage: Insurance system, region or ses [J]. International Journal of Environmental Research and Public Health, 2020, 17(11): 4131.

[127] Huguet N, Kaplan M S, Feeny D. Socioeconomic status and health-related quality of life among elderly people: Results from the joint Canada/United states survey of health [J]. Social Science & Medicine, 2008, 66 (4): 803-810.

[228] Jack C. The vascular hypothesis of Alzheimer's disease: Bench to bedside and beyond[J]. Neurodegenerative Diseases, 2010, 7(1-3): 116-121.

[229] Jian W, Lu M, Chan K Y, et al. Payment reform pilot in Beijing hospitals reduced expenditures and out-of-pocket payments per admission [J]. Health Affairs, 2015, 34 (10): 1745.

[230] Jiang Q, Yu B N, Ying G, et al. Outpatient prescription practices in rural township health centers in Sichuan Province, China[J]. BMC Health Services Research, 2012, 12(1): 1-9.

[231] Johnson R J, Wolinsky F D. The structure of health status among older adults: disease, disability, functional limitation, and perceived health [J]. Journal of Health and Social

Behavior, 1993: 105-121.

[232] Kahn R L. Aging and social support[C]//Riley M W. Aging from Birth to Death: Interdisciplinary Perspectives. Boulder, CO: Westview Press, 1979: 77-92.

[233] Kaplan B M, Toshima M T. The functional effects of social relationships on chronic illness and disability[C]//Sarason B R, Sarason I G, Pierce G R. Social Support: An Interactional View. New York: Wiley, 1990: 427-453.

[234] Kasl S V. Contributions of social epidemiology to study in psychosomatic medicine [C]//Kasl S V, Reichsman F. Advances in Psychosomatic Medicine: Epidemiologic Studies in Psychosomatic Medicine. Basel, Switzerland: Karger, 1977: 106-223.

[235] Kawachi I, Subramanian S V, Almeida-Filho N. A glossary for health inequalities [J]. Journal of Epidemiology and Community Health. 2002, 56(9): 647-652.

[236] Kim G, Kim H, Kim K N, et al. Relationship of cognitive function with B vitamin status, homocysteine, and tissue factor pathway inhibitor in cognitively impaired elderly: A cross-sectional survey[J]. Journal of Alzheimer's Disease, 2013, 33(3): 853-862.

[237] Kind P, Dolan P. The effect of past and present illness experience on the valuations of health states [J]. Medical Care, 1995: AS255-AS263.

[238] King G, Gakidou E, Imai K, et al. Public policy for the poor? A randomised assessment of the Mexican universal health insurance programme [J]. The Lancet, 2009, 373 (9673): 1447-1454.

[239] Krieger N, Williams D R, Moss N E. Measuring social class in US public health research: Concepts, methodologies, and

guidelines [J]. Annual Review of Public Health, 1997, 18 (1): 341-378.

[240] Langlois J A, Maggi S, Harris T, et al. Self-report of difficulty in performing functional activities identifies a broad range of disability in old age[J]. Journal of the American Geriatrics Society, 1996, 44(12): 1421-1428.

[241] Le Grand, J. Equity, health, and health care[J]. Social Justice Research, 1987, 1(3): 257-274.

[242] Lee S, O'Neil A, Park J, et al. Health insurance moderates the association between immigrant length of stay and health status[J]. Journal of Immigrant Minority Health, 2012, 14: 345-349.

[243] Lei X, Lin W. The New Cooperative Medical Scheme in rural China: Does more coverage mean more service and better health? [J]. Health Economics, 2009, 18(S2): S25-S46.

[244] Levy H, Meltzer D. What do we really know about whether health insurance affects health [J]. Health Policy and the Uninsured, 2004: 179-204.

[245] Li J, Shi L, Liang H, et al. Urban-rural disparities in health care utilization among Chinese adults from 1993 to 2011[J]. BMC Health Services Research, 2018, 18(1): 1-9.

[246] Linhorst D M. A review of the use and potential of focus groups in social work research[J]. Qualitative Social Work, 2002, 1 (2): 208-228.

[247] Liu Y, Rao K, Wu J, et al. China's health system performance[J]. The Lancet, 2008, 372(9653): 1914-1923.

[248] Lowry D, Xie Y. Socioeconomic status and health differentials in China: Convergence or divergence at old age? [R]. Population Studies Center Research Report, 2009.

[249] Lu F. Insurance coverage and agency problems in doctor

prescriptions: Evidence from a field experiment in China[J].
Journal of Development Economics, 2014, 106: 156-167.

[250] Luborsky M R, Rubinstein R L. Sampling in qualitative
research: Rationale, issues, and methods[J]. Research on
Aging, 1995, 17 (1): 89-113.

[251] Lynch J, Kaplan G. Socioeconomic position[C]//Berkman L
F, Kawachi I. Social Epidemiology. New York: Oxford
University Press, 2000: 12-35.

[252] Ma C A. Health care payment systems: Cost and quality
incentives[J]. Journal of Economics & Management Strategy,
1994, 3(1): 93-112.

[253] Ma C T A, McGuire T G. Optimal health insurance and
provider payment[J]. The American Economic Review, 1997:
685-704.

[254] MacDougall C, Fudge E. Planning and recruiting the sample
for focus groups and in-depth interviews [J]. Qualitative
Health Research, 2001, 11 (1): 117-126.

[255] Maggio M, Dall'Aglio E, Lauretani F, et al. The hormonal
pathway to cognitive impairment in older men[J]. The Journal
of Nutrition, Health & Aging, 2012, 16(1): 40-54.

[256] Magill R S. Focus groups, program evaluation, and the poor
[J]. Journal of Sociology and Social Welfare, 1993, 20 (1),
103-114.

[257] Manandhar M, Hawkes S, Buse K, et al. Gender, health and
the 2030 agenda for sustainable development [J]. Bulletin of
the World Health Organization, 2018, 96(9): 644.

[258] Manning W G, Newhouse J P, Duan N, et al. Health
insurance and the demand for medical care: Evidence from a
randomized experiment[J]. The American Economic Review,
1987: 251-277.

[259] Marmot M. Social causes of social inequalities in health[C]. //Anand S, Peter F, Sen A. Public Health, Ethics, and Equity. New York: Oxford University Press, 2006: 37-61.

[260] Marshall C, Rossman G B. Designing Qualitative Research (5th ed.) [M]. Los Angeles: Sage, 2011.

[261] Marshall T H. Citizenship and social class[C]//Shafir G. The Citizenship Debates: A Reader. Minneapolis, MN: University of Minnesota Press, 1998: 93-112.

[262] McGuire T G, Pauly M V. Physician response to fee changes with multiple payers[J]. Journal of Health Economics, 1991, 10(4): 385-410.

[263] McGuire T G. Physician agency[J]. Handbook of Health Economics, 2000, 1: 461-536.

[264] McWilliams J M, Zaslavsky A M, Meara E, et al. Health insurance coverage and mortality among the near-elderly[J]. Health Affairs, 2004, 23(4): 223-233.

[265] Mezuk B, Edwards L, Lohman M, et al. Depression and frailty in later life: a synthetic review [J]. International Journal of Geriatric Psychiatry, 2012, 27(9): 879-892.

[266] Minichiello V, Aroni R, Timewell E, et al. In-depth Interviewing: Research People[M]. Melbourne, Australia: Longman Cheshire, 1990.

[267] Mirrlees J A. An exploration in the theory of optimum income taxation[J]. The Review of Economic Studies, 1971, 38(2): 175-208.

[268] Moreno-Serra R, Wagstaff A. System-wide impacts of hospital payment reforms: Evidence from Central and Eastern Europe and Central Asia[J]. Journal of Health Economics, 2010, 29(4): 585-602.

[269] Morse J M. Strategies for sampling [C]//Morse J M.

Qualitative Nursing Research: A Contemporary Dialogue. Newbury Park, CA: Sage, 1991: 127-145.

[270] Morse J M. The significance of saturation[J]. Qualitative Health Research, 1995, 5 (2): 147-149.

[271] Moss N, Krieger N. Measuring social inequalities in health [J]. Public Health Report, 1995, 110: 302-305.

[272] Mui A C, Shibusawa T. Asian American Elders in the Twenty-first Century: Key Indicators of Well-being[M]. New York: Columbia University Press, 2008.

[273] Muller M, Grobbee D E, Thijssen J H H, et al. Sex hormones and male health: Effects on components of the frailty syndrome[J]. Trends in Endocrinology & Metabolism, 2003, 14(6): 289-296.

[274] Napoles-Springer A M, Stewart A L. Use of health-related quality of life measures in older and ethnically diverse U. S. populations[C]//Skinner J H. Multicultural Measurement in Older Populations. New York: Springer: 2002: 189-196.

[275] Newsom J T, Schulz R. Social support as a mediator in the relation between functional status and quality of life in older adults[J]. Psychology and Aging, 1996, 11(1): 34.

[276] Nicosia F, Bonometti F, Ghisla M K, et al. Predictors of survival within 2 years of inpatient rehabilitation among older adults[J]. European Journal of Internal Medicine, 2012, 23 (6): 519-523.

[277] Nixon J, Ulmann P, The relationship between health care expenditure and health outcomes: Evidence and caveats for a causal link[J]. The European Journal of Health Economics, 2009, 7 (1): 7-18.

[278] Nozick R. Essays on Anarchy, States, and Utopia [M]. Totowa, NJ: Rowman & Littlefield, 1981.

[279] O'Donnell O，Propper C．Equity and the distribution of UK National Health Service resources［J］．Journal of Health Economics，1991，10(1)：1-19.

[280] O'Donnell O，Van Doorslaer E，Wagstaff A，et al．Analyzing Health Equity Using Household Survey Data：A Guide to Techniques and Their Implementation［R］．The World Bank，2007.

[281] Olsen E O，Rogers D L．The welfare economics of equal access ［J］．Journal of Public Economics，1991，45(1)：91-105.

[282] Paolucci F，Mentzakis E，Defechereux T，et al．Equity and efficiency preferences of health policy makers in China—A stated preference analysis［J］．Health Policy and Planning，2015，30(8)：1059-1066.

[283] Patton M Q．Qualitative Research and Evaluation Methods (3rd ed.)［M］．Thousand Oaks，CA：Sage，2002

[284] Pennebaker J W．The Psychology of Physical Symptoms［M］．New York：Springer-Verlag，1982.

[285] Peter F．Health equity and social justice［J］．Journal of Applied Philosophy，2001，159-170.

[286] Polanyi，K．The Great Transformation：The Political and Economic Origins of Our Time［M］．Boston：Bean Press，1957.

[287] Ramesh M，Wu X．Health policy reform in China：Lessons from Asia［J］．Social Science & Medicine，2009，68(12)：2256-2262.

[288] Raphael，B．Preventive intervention with the recently bereaved ［J］．Archives of General Psychiatry，1977，34(12)：1450-1454.

[289] Rawls J．A Theory of Justice［M］．Cambridge，MA：Harvard University Press，1971.

[290] Robertson D A, Savva G M, Kenny R A. Frailty and cognitive impairment—A review of the evidence and causal mechanisms [J]. Ageing Research Reviews, 2013, 12(4): 840-851.

[291] Roemer J E. Equality of opportunity: A progress report[J]. Social Choice and Welfare, 2002, 19(2): 455-471.

[292] Rook K S. Detrimental aspects of social relationships: Taking stock of an emerging literature[C]//Veiel O F, Baumann U. The Meaning and Measurement of Social Support. New York: Hemisphere Publishing Corporation, 1992: 157-171.

[293] Rosa Dias P. Inequality of opportunity in health: Evidence from a UK cohort study[J]. Health Economics, 2009, 18(9): 1057-1074.

[294] Rosano C, Marsland A L, Gianaros P J. Maintaining brain health by monitoring inflammatory processes: A mechanism to promote successful aging[J]. Aging and Disease, 2012, 3(1): 16.

[295] Ross C E, Mirowsky J. Does medical insurance contribute to socioeconomic differentials in health? [J]. The Milbank Quarterly, 2000, 78(2): 291-321.

[296] Ross L A, Sprague B N, Phillips C B, et al. The impact of three cognitive training interventions on older adults' physical functioning across 5 years[J]. Journal of Aging and Health, 2018, 30(3): 475-498.

[297] Rudkin L, Markides K S. Measuring the socioeconomic status of elderly people in health studies with special focus on minority elderly [C]//Skinner J H. Multicultural Measurement in Older Populations. New York: Springer, 2002: 53-68.

[298] Rudkin L, Markides K S. Measuring the socioeconomic status of elderly people in health studies with special focus on

minority elderly[J]. Journal of Mental Health and Aging, 2001, 7(1): 53-66.

[299] Schoen C, Doty M M. Inequities in access to medical care in five countries: Findings from the 2001 Commonwealth Fund International Health Policy Survey[J]. Health Policy, 2004, 67(3): 309-322.

[300] Sen A. Inequality Reexamined[M]. Cambridge, MA: Harvard University Press, 1992.

[301] Sen A. Why health equity?[J]. Health Economics, 2002, 11, 659-666.

[302] Shimada H, Park H, Makizako H, et al. Depressive symptoms and cognitive performance in older adults[J]. Journal of Psychiatric Research, 2014, 57: 149-156.

[303] Smart A, Smart J. Local citizenship: Welfare reform urban/rural status, and exclusion in China[J]. Environment and Planning A, 2001, 33(10): 1853-1869.

[304] Smith J P. Healthy bodies and thick wallets: The dual relation between health and economic status[J]. Journal of Economic Perspectives, 1999, 13(2): 145-166.

[305] Spoorenberg S L W, Uittenbroek R J, Middel B, et al. Embrace, a model for integrated elderly care: study protocol of a randomized controlled trial on the effectiveness regarding patient outcomes, service use, costs, and quality of care[J]. BMC Geriatrics, 2013, 13(1): 62.

[306] Starr P. The Social Transformation of American Medicine [M]. New York: Basic Books,1982.

[307] Stroebe W, Stroebe M S, Gergen K J, et al. The effects of bereavement on mortality: A socio-psychological analysis [C]//Eiser J R. Social Psychology and Behavioral Medicine. New York: Wiley, 1982: 527-561.

[308] Stucki G, Bickenbach J, Gutenbrunner C, et al. Rehabilitation: The health strategy of the 21st century[J]. Journal of Rehabilitation Medicine, 2018, 50(4): 309-316.

[309] Sun X, Jackson S, Carmichael G A, et al. Prescribing behaviour of village doctors under China's New Cooperative Medical Scheme[J]. Social Science & Medicine, 2009, 68 (10): 1775-1779.

[310] Thorne S. Data analysis in qualitative research[J]. Evidence Based Nursing, 2000, 3 (3): 68-70.

[311] Tinetti M E, Bogardus Jr S T, Agostini J V. Potential pitfalls of disease-specific guidelines for patients with multiple conditions[J]. New England Journal of Medicine, 2004, 351 (27): 2870-2874.

[312] Tobin J. On limiting the domain of inequality[J]. The Journal of Law and Economics, 1970, 13(2): 263-277.

[313] Townsend P. Poverty in the United Kingdom[M]. London: Penguin, 1979.

[314] Townsend P. The structured dependency of the elderly: A creation of social policy in the twentieth century[J]. Ageing & Society, 1981, 1(1): 5-28.

[315] Ungaro R, Federman A D. Restrictiveness of eligibility determination and Medicaid enrollment by low-income seniors [J]. Journal of Aging & Social Policy, 2009, 21(4): 338-351.

[316] Van Dijk C E, Van den Berg B, Verheij R A, et al. Moral hazard and supplier-induced demand: Empirical evidence in general practice [J]. Health Economics, 2013, 22 (3): 340-352.

[317] Vickrey W. Utility, strategy, and social decision rules[J]. The Quarterly Journal of Economics, 1960, 74(4): 507-535.

[318] Vos T, Allen C, Arora M, et al. Global, regional, and

national incidence, prevalence, and years lived with disability for 310 diseases and injuries, 1990-2015: A systematic analysis for the Global Burden of Disease Study 2015[J]. The Lancet, 2016, 388(10053): 1545-1602.

[319] Wagstaff A, Lindelow M. Can insurance increase financial risk?: The curious case of health insurance in China [J]. Journal of Health Economics, 2008, 27(4): 990-1005.

[320] Wagstaff A, Yip W, Lindelow M, et al. China's health system and its reform: A review of recent studies [J]. Health economics, 2009, 18(S2): S7-S23.

[321] Wagstaff A. Poverty and health sector inequalities [J]. Bulletin of the World Health Organization, 2002, 80: 97-105.

[322] Wagstaff A. Research on Equity, Poverty and Health Outcomes: Lessons from the Developing World [M]. Washington, DC: The World Bank, 2000.

[323] Wagstaff A, Van Doorslaer E. Equity in health care finance and delivery [C]//Culyer A, Newhouse J. North Holland Handbook in Health Economics. Amsterdam, Netherlands: North Holland, 2000: 1804-1862.

[324] Walker R. The dynamics of poverty and social exclusion[C]// Room G. Beyond the Threshold: The Measurement and Analysis of Social Exclusion. Policy Press, 1995: 102-128.

[325] Wan T T. Stressful Life Events, Social Support Networks and Gerontological Health [M]. Lexington, MA: Lexington Books, 1982.

[326] Wang H, Yip W, Zhang L, et al. Community-based health insurance in poor rural China: The distribution of net benefits [J]. Health Policy and Planning, 2005, 20(6): 366-374.

[327] Wang X, Sun X, Birch S, et al. People-centred integrated care in urban China[J]. Bulletin of the World Health Organization,

2018, 96(12): 843.

[328] Wang Y, Jiang Y, Li Y, et al. Health insurance utilization and its impact: Observations from the middle-aged and elderly in China[J]. PloS One, 2013, 8(12): e80978.

[329] Ware Jr J E, Gandek B. Overview of the SF-36 health survey and the international quality of life assessment (IQOLA) project[J]. Journal of Clinical Epidemiology, 1998, 51(11): 903-912.

[330] Warnecke R B, Johnson T P, Chávez N, et al. Improving question wording in surveys of culturally diverse populations [J]. Annals of Epidemiology, 1997, 7(5): 334-342.

[331] Whitehead M. Addressing health inequalities: Building on Peter Townsend's legacy[C]//Walker A, Sinfield A, Walker C. Fighting Poverty, Inequality and Injustice: A Manifesto Inspired by Peter Townsend, 2011: 175-192.

[332] Whitehead M. The concepts and principles of equity and health [J]. Health Promotion International, 1991, 6(3): 217-228.

[333] WHO. The World Health Report: Health System: Improving Performance[R]. Geneva: World Health Organization, 2000.

[334] Widmer P K. Does prospective payment increase hospital (in) efficiency? Evidence from the Swiss hospital sector[J]. The European Journal of Health Economics, 2015, 16 (4): 407-419.

[335] Wilkinson R G. "Variations" in health[J]. British Medical Journal, 1995, 311, 1177-1178.

[336] Willis K, Green J, Daly J, et al. Perils and possibilities: Achieving best evidence from focus groups in public health research[J]. Australian and New Zealand Journal of Public Health, 2009, 33 (2): 131-136.

[337] Wolinsky F D, Tierney W M. Self-rated health and adverse

health outcomes: An exploration and refinement of the trajectory hypothesis[J]. The Journals of Gerontology Series B: Psychological Sciences and Social Sciences, 1998, 53(6): S336-S340.

[338] World Health Organization, UNESCO, International Labor Organization & International Disability Development Consortium. Community Rehabilitation Guidelines: Community-based Rehabilitation Guidelines [M]. Geneva: World Health Organization, 2010.

[339] Wu B. Physician agency in China: Evidence from a drug-percentage incentive scheme [J]. Journal of Development Economics, 2019, 140: 72-89.

[340] Xiong X, Zhang Z, Ren J, et al. Impact of universal medical insurance system on the accessibility of medical service supply and affordability of patients in China[J]. PLoS One, 2018, 13 (3): e0193273.

[341] Yee-Melichar D, Boyle A R, Wanek L J, et al. Geriatric rehabilitation and resilience from a cultural perspective[J]. Geriatric Nursing, 2014, 35(6): 451-454. e9.

[342] Yi H, Miller G, Zhang L, et al. Intended and unintended consequences of China's zero markup drug policy[J]. Health Affairs, 2015, 34(8): 1391-1398.

[343] Yip W C M, Hsiao W C, Chen W, et al. Early appraisal of China's huge and complex health-care reforms [J]. The Lancet, 2012, 9818(379): 833-842.

[344] Yip W C M, Hsiao W C. Non-evidence-based Policy: How Effective Is China's New Cooperative Medical Scheme in Reducing Medical Impoverishment? [M]//Health Care Policy in East Asia: A World Scientific Reference: Volume 1: Health Care System Reform and Policy Research in China. 2020:

85-105.

[345] Yip W，Fu H，Chen A T，et al. 10 years of health-care reform in China：progress and gaps in universal health coverage[J]. The Lancet，2019，394(10204)：1192-1204.

[346] Yip W，Hsiao W C. The Chinese health system at a crossroads [J]. Health affairs，2008，27(2)：460-468.

[347] Zhang A，Nikoloski Z，Mossialos E. Does health insurance reduce out-of-pocket expenditure? Heterogeneity among China's middle-aged and elderly [J]. Social Science & Medicine，2017，190：11-19.

[348] Zhang D，Unschuld P U. China's barefoot doctor：Past，present and future[J]. Lancet，2008，372 (9653)：1865-1867.

[349] Zhang X，Dupre M E，Qiu L，et al. Urban-rural differences in the association between access to healthcare and health outcomes among older adults in China[J]. BMC Geriatrics，2017，17(1)：1-11.

后　记

本书完稿之际,恰逢《中共中央国务院关于支持浙江高质量发展建设共同富裕示范区的意见》发布,浙江省率先在全国开始了共同富裕示范区建设。共享与发展是共同富裕的核心,公平性又是实现共享与发展的基础。习近平总书记说,"没有全民健康就没有全面小康"[①],可见人民健康始终处于优先发展的战略地位。因为疾病是每个人所面临的基本风险,某些疾病影响患者生活质量甚至危及生命,还会导致家庭贫困。基本医疗保障制度是国家反贫困的一项基础性制度安排,也是实现共同富裕的重要手段之一。在过去20多年医疗保障制度的改革中,健康公平的重要性被不断强调,不同群体之间医疗保障权益差距不断缩小,这进一步推动了共同富裕的进程,促进了健康中国战略的顺利实施。

与此同时,我国正在加速进入老龄社会,《中华人民共和国国民经济和社会发展第十四个五年规划和2035年远景目标纲要》提出了积极应对人口老龄化的国家战略。面对规模庞大的老年人群体,如何提供公平有效的医疗保障与健康服务,使老年人共享经济社会发展的成果,已成为实现共同富裕目标的一个重要挑战。随着我国基本医疗保障制度覆盖面的扩大,我们已经实现了基本医疗保险的全覆盖,然而一次又一次的田野调查使我发现:尽管老年人都有了基本医疗保险,但是由于有限的保障水平和持续上涨的医疗费用,面对自付部分的大额医疗负担,许多老年人依然选择不

---

①　2016年8月,习近平总书记在全国卫生与健康大会上强调:没有全民健康,就没有全面小康。习近平指出,要把人民健康放在优先发展的战略地位,重点普及健康生活、优化健康服务、完善健康保障、建设健康环境、发展健康产业,加快推进健康中国建设,努力全方位、全周期保障人民健康,为实现"两个一百年"奋斗目标、实现中华民族伟大复兴的中国梦打下坚实健康基础。

看病或者放弃治疗。我国的医疗保障制度还需要从"人人享有"向"人人公平地享有"大踏步迈进。过去几年，我一直在思考，如何在医疗服务和医疗保障制度深化改革中，保障老年人群体的医疗健康权益，尤其是让弱势老年人在医疗保障资源和优质医疗服务资源的配置中，得到优先分享。

随着对健康公平理论研究的深入，我发现健康公平在医疗保障领域不止关乎基本医疗保险制度覆盖面的扩展和医疗服务可及性的提高，更关乎医疗服务的经济可承受性，同样医疗需求的人应该得到相同机会和质量的治疗，不因支付能力低而得不到救治。最终，健康公平的目标是提高健康水平，尽量缩小不同群体之间的健康差距，进而实现健康领域的共同富裕。在这个意义上，健康公平不只是机会的公平，更是过程和结果的公平，应该采取一种超越形式公平的实质公平观。于是，在诸多的公平理论中，我选择了罗尔斯的社会正义论作为理论基础，采取了"弱者优先"的底层视角。中国医疗保障领域的二元结构不只是城乡居民的权益差别，更是职工医保的参保对象（含改革前的公费医疗对象）和城乡居民医保参保者之间由身份差异所带来的保障待遇不公平，这是医疗保障制度领域不平衡、不充分发展所带来的深层矛盾，也是未来深化医疗保障制度改革的重点任务。

作为一位老龄健康领域的研究者，除了医疗保障问题本身的研究，近些年来我也承担了卫生健康部门委托的医改研究项目，观察并参与了基层医疗卫生服务体制改革、公立医院补偿机制改革以及医共体改革等过程，更深切地体会到了"三医联动"的迫切性和艰难性。如果医疗服务体制改革和药品流通体制改革不到位，将会降低医疗保障制度改革的效果，加剧健康领域的不公平。我们从大数据中看到了医共体带来基层就诊率的提高和医疗费用控制的成效，但是当我们深入分析不同参保群体的就医行为和医保基金流向的时候，却发现留下来的是城乡居民医保的参保老年人，而参加职工医保的离退休老年人仍然选择域外就诊，相应的医保基金也流向省城甚至省外的大医院，造成了"穷人补贴富人"的后果。这一研究发现促使我思考，医疗保障领域的公平性问题，不单纯取决于医保制度的设计和运行，医保、医疗和医药之间互相耦合、密不可分，健康公平的改善还需要三医的共同发力，不应该由医保背负超越它职责和能力的包袱，孤独地负重前行。

2016年,人力资源社会保障部办公厅《关于开展长期护理保险制度试点的指导意见》出台,率先在14个市和2个省试点开展长期护理保险制度;2021年初国家医保局、财政部《关于扩大长期护理保险制度试点的指导意见》出台,体现了国家希望通过社会保险的方式,在基本医疗保险的筹资框架下,解决失能失智老年人的照护问题。虽然医疗保险和长期护理保险在技术原理上不同,但是老年人健康公平的实现和老年福祉的提高,必定需要发展包括医疗服务和长期照护服务在内的整合照护模式,并通过多元共治,突破相关的体制机制壁垒。近几年来,我将较多的研究精力投入到长期照护领域,我看到了城乡老年群体之间巨大的养老服务差距,看到了不同区域之间照护资源分配的不公平,也在快速变化的中国社会中看到了家庭孝道观念的转型,以及家庭承担照料责任的无力感。后来,通过对长期护理保险试点地区的系统评估,我发现长期照护的政策意义不仅在于提高老年福祉,降低家庭照护负担,其实这一政策的实施还可以起到节约宝贵的医疗资源和减少医疗费用与医保基金支出的作用,让更多的老年人从医院的病床转到了养老机构的养老床位,这尤其保障了弱势老年人可以得到较好的照护,从而实现社会资源的优化配置。

也就是说,健康公平并不以牺牲效率为代价,我们在公平和效率的平衡中推动医疗保障和老年照护治理结构和治理体系的优化完善。我的这一研究原则深受导师何文炯教授的影响,本书也得到了他的大力支持。何老师是我进入社会保障研究领域的领路人,十五年来何老师亦师亦父般的指导和关怀,始终伴随在我研究和成长的每一个阶段。他"热心人冷眼看世界"的教诲,让我对健康公平的理解更加多元且客观。医疗保障制度在促进健康公平的同时,始终不能牺牲效率,不能违背"基本医保保基本"的初衷,健康公平应该始终建立在医疗保障制度的可持续运行基础之上。何老师还教会了我正直为人、善待他人,同时恪守自己做研究的底线,他一次次的鼓励和不遗余力的扶持,始终支持着我坚持谦卑为人、努力做事而从不敢动摇的决心。

本书的主体部分源自我的博士学位论文,因此本书还得到了我的博士阶段指导老师、香港中文大学社会工作系黄洪教授的指导。十年前,当我决定以老年人的健康公平为选题的时候,黄老师坚持让我在擅长的数据分析之外,补充质化研究方法,做一个混合研究。他带我走进研究场域,去倾听不同的利益主体对健康公平的理解与诉求,与我一遍遍讨论深度访谈中存在的问题,一次次探讨健康公平理论的发展。黄老师热心加耐心的指导,不仅帮助我顺利完成了学位论文,更让我看到了这一研究方向的魅力所在。黄老师长期对弱势群体的关注、悲天悯人的情怀与批判性的思考也深深影响了我,让我体会到了在规范的研究之上意义背后的价值使命,以及作为一个社会科学工作者的担当。

我要特别感谢为本书提供数据支持的中国老龄科学研究中心,以及浙江省诸多县(区、市)的医保部门、卫健部门和民政部门。我很幸运一直能够根植浙江做民生领域的研究,浙江民生领域各部门高超的治理能力和治理水平,为老龄和健康研究的展开提供了良好基础,我也很荣幸能够为浙江民生领域的改革完善贡献一份微薄的力量。我还要特别感谢我的访问对象和资料提供者们,基于学术伦理规范,本书虽然无法提及他们的名字,但是对他们的感激之情未曾稍减。记录他们的故事,同时也是我对自身成长的反思。在本书付梓之际,部分被访老年人已经离世,好几位被访者家属告诉我,他们很感激医保政策,解决了他们本无法负担的大额医疗费用,使得被访老年人得以持续治疗,延续了宝贵的生命。

本书从撰写到完成得到了我的同事、研究合作者、同窗好友和学生们的热心帮助。杨一心老师是我的师弟也是现在的同事,我们一直在一个团队中研究医疗保障和老龄健康问题,许多学术观点都在与一心的讨论中形成,一心也主动帮我承担了本书的校对工作,他对文字的精准把握也非常值得我学习。感谢香港中文大学的师兄弟们,包括刘军强、马高明、夏丽丽、陈岩燕、刘凯、时怡雯、陈伟等,他们在我博士论文写作阶段多次参与讨论,在研究和生活中给我诸多关怀。英国南安普顿大学老龄研究中心的Jane Falkingham 教授、Maria Evandrou 教授、Athina Vlachantoni 教授、冯志昕博士与我合作完成了多篇论文,他们拓展了我对健康公平的研究思路,也引起了我对老龄照护问题的研究兴趣,这些都成为本书的基础。此外,晓暮堂的研究生们也帮助我认真地做了书稿的校对工作,感谢黄铄翱、赵琦、史珈铭、刘子琦、刘璇、衡小甜、陈怡婷和章雨!感谢研究助理汤兆涵和李懂文,她们先后帮我承担了大量的行政工作,让我顺利完成书稿的写作。

　　古人学问无遗力，少壮工夫老始成。学术是一生的修行，虽然本书从初稿完成到修改定稿，经过了八年时间才出版，但作为我学术生涯的第一本专著，这只是我对老龄健康问题探究的起点。在过去一年多的时间里，新冠疫情席卷全球，让我们重新思考在新常态下的健康公平问题。老年人在这场疫情中，成为最易感人群，新的社会隔离和数字化转型也给老年福祉带来了新的挑战。我愿意继续观察并刻画未来的老龄社会图景，并持续描绘新常态下老年人的健康公平福祉，让老年人不因经济困难而看不起病，最终实现共同富裕。本书还可能存在一些不当和疏漏之处，还请读者不吝指正！

刘晓婷

2021 年 8 月 5 日

图书在版编目（CIP）数据

健康公平：医疗保障制度改革中的老年福祉 / 刘晓
婷著. —杭州：浙江大学出版社，2021.7
　　ISBN 978-7-308-21592-3

　　Ⅰ. ①健… Ⅱ. ①刘… Ⅲ. ①医疗保健制度—体制改
革—研究—中国 Ⅳ. ①R197.1

中国版本图书馆 CIP 数据核字（2021）第 140940 号

健康公平：医疗保障制度改革中的老年福祉

刘晓婷　著

责任编辑	余健波	
责任校对	何　瑜	
封面设计	周　灵	
出版发行	浙江大学出版社	
	（杭州市天目山路 148 号　邮政编码 310007）	
	（网址：http：//www.zjupress.com）	
排　　版	杭州好友排版工作室	
印　　刷	广东虎彩云印刷有限公司绍兴分公司	
开　　本	710mm×1000mm　1/16	
印　　张	20.5	
字　　数	327 千	
版 印 次	2021 年 7 月第 1 版　2021 年 7 月第 1 次印刷	
书　　号	ISBN 978-7-308-21592-3	
定　　价	78.00 元